T0195038

Kritisch hinterfragt

Die „Kritisch hinterfragt"-Reihe greift kontroverse und für die Gesellschaft relevante Themen aus psychologischer Sicht auf und entlarvt gängige Mythen und Vorurteile. Die Bandbreite der Themen kommt aus allen Teilgebieten der Psychologie. Jeder einzelne Band konzentriert sich auf ein spezielles psychologisches Themengebiet.

Um den Leser abzuholen und das Interesse aufrecht zu erhalten, sind an entscheidenden Stellen Fragen eingearbeitet. Die Inhalte sind wissenschaftlich fundiert, jedoch nicht nur informativ, sondern unterhaltsam und humorvoll in leicht verständlicher Sprache verfasst.

Bände in der Reihe „Kritisch hinterfragt":

Niklas, Mit Würfelspiel und Vorlesebuch – Welchen Einfluss hat die familiäre Lernumwelt auf die kindliche Entwicklung?, ISBN 978-3-642-54758-4

Sprenger, Joraschky, Mehr Schein als Sein? – Die vielen Spielarten des Narzissmus, ISBN 978-3-642-55306-6

Gündel, Glaser & Angerer, Arbeiten und gesund bleiben – K. o. durch den Job oder fit im Beruf, ISBN 978-3-642-55302-8

Krause, Mit dem Glauben Berge versetzen? – Psychologische Erkenntnisse zur Spiritualität, ISBN 978-3-662-48456-2.

Weitere Bände sind in Planung.

Christin Krause

Mit dem Glauben Berge versetzen?

Psychologische Erkenntnisse zur Spiritualität

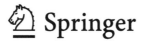 Springer

Christin Krause
Universität Hamburg
Hamburg, Deutschland

ISBN 978-3-662-48456-2   ISBN 978-3-662-48457-9 (eBook)
DOI 10.1007/978-3-662-48457-9

Die Deutsche Nationalbibliothek verzeichnet diese Publikation in der Deutschen Nationalbibliografie; detaillierte bibliografische Daten sind im Internet über http://dnb.d-nb.de abrufbar.

Planung: Marion Krämer

Gedruckt auf säurefreiem und chlorfrei gebleichtem Papier.

Springer Berlin Heidelberg GmbH ist Teil der Fachverlagsgruppe Springer Science+Business Media
(www.springer.com)

Vorwort

Ist es wichtig, nötig und richtig, sich mit der Spiritualität eines Menschen auseinanderzusetzen? Wenn *Ja*, aus welchen Gründen? Und wer sollte dies dann tun – Seelsorger, Psychotherapeuten, Ärzte und Pflegende? Vielleicht ist die Antwort aber auch ein *Nein*, weil die Spiritualität (aus guten Gründen) zum Beispiel eine Privatsache ist, die niemanden etwas angeht? Oder weil das Numinose prinzipiell unverfügbar ist?

Diverse Studien legen nahe, dass es „nützlich" ist, spirituell bzw. religiös zu sein. Man sei weniger depressiv, habe ein geringeres Risiko für Herz-Kreislauf-Erkrankungen, würde sich nach Erkrankungen rascher erholen, könne mit Stress besser umgehen, habe ein höheres Wohlbefinden, weniger Ängste vor dem Tod, man sei zuwendender, empathischer, mitfühlender … und vieles mehr. So legen es jedenfalls statistische Auswertungen nahe.

Aber ganz so einfach ist es nicht: Auch religiöse Menschen werden krank, leiden und sind unglücklich. Auch religiöse Menschen sind oft die Ursache von Leid und Schmerz im Gegenüber. Religion kann krank machen und innerlich verbiegen – und kann dennoch eine wichtige Ressource im Umgang mit Leid sein, eine Ressource, die in Zeiten der Not trägt, Hoffnung und Orientierung gibt. Aber auch enttäuschend, wenn die Erwartungen allzu hochgesteckt werden und Wunder doch nicht alltäglich sind.

Nicht weniger stimmt jedoch: Religiöse Menschen sind berührt vom Leid anderer und versuchen Wege zu finden, dieses zu mindern. Aber auch a-religiöse Menschen sind berührt vom Leid anderer und versuchen Wege zu finden, dieses zu mindern. In der wissenschaftlichen Literatur werden zwar statistisch signifikante Unterschiede zwischen diesen beiden Gruppen in Bezug auf bestimmte Haltungen und Verhaltensweisen beschrieben. Die Absicht, hier einen „Wettbewerb" anstellen zu wollen, würde jedoch gründlich an der Sache vorbeigehen.

Die religionswissenschaftlich-theologisch-soziologisch-psychologisch-gesundheitswissenschaftliche Forschung hat in den letzten Jahren das komplexe Themengebiet der Spiritualität in Bezug auf Gesundheit und den Umgang mit Krankheit entdeckt. Mittlerweile gibt es eine Vielzahl wichtiger Veröffentlichungen in hochrangigen Fachzeitschriften (mit zumeist positiven Befunden) und diverse Fachbücher, die man nicht ohne Weiteres kleinreden kann. Eine Auseinandersetzung mit dem Thema ist in der Tat nötig, idealerweise multidisziplinär, da man immer wieder auch kritische Fragen an das Zustandekommen entsprechender Befunde, an ihre Interpretation und Übertragbarkeit auf andere Personengruppen und Kulturkreise stellen kann. Erschwerend kommt hinzu, dass es für das mehrdimensionale Konstrukt „Spiritualität" eine Vielzahl an Definitionen und daher unterschiedlicher Messverfahren gibt. Viele Befunde scheinen daher auch nur in Bezug auf bestimmte Messverfahren gültig zu sein und lassen sich nicht ohne Weiteres für andere Dimensionen mit ähnlichem Label („Spiritualität") extrapolieren. Spirituelles Wohlbefinden lässt sich zum Beispiel in drei Subkonstrukten erfassen (Friede, Sinnfindung, Glaube) – aber es ist vornehmlich die Dimension des (inneren) Friedens, die mit psychischer Lebensqualität assoziiert ist, nicht jedoch die Dimension des Glaubens. Ist aber Wohlbefinden in Bezug auf diesen inneren Frieden tatsächlich ein spezifischer Aspekt der Spiritualität? – Es kommt auf den Kontext an.

Selbstverständlich ist es wichtig und legitim, sich mit den gesundheitsrelevanten Aspekten der Spiritualität zu beschäftigen. Aber man sollte sich der Gefahr einer Instrumentalisierung des Religiösen bzw. der Spiritualität in Bezug auf ihre „Nützlichkeit" und unmittelbare Verfügbarkeit bewusst sein. *Religio* meint die Rückbindung an das Heilige; verbunden ist damit zumeist die Hoffnung auf das unbedingte Getragensein – gerade auch im Leiden. Diese Haltung gelingt nicht jedem und ist in der Tat eine große Herausforderung.

Ist es nicht verwunderlich, dass viele (ambulant betreute) chronisch Kranke mit ihrem Arzt über Aspekte der Spiritualität sprechen wollen – und weniger mit einem Seelsorger, der doch eigentlich dafür „zuständig" und ausgebildet ist? Der Arzt mag hiermit überfordert sein, da er ja eben in einem anderen Berufsfeld ausgebildet wurde und sich vielleicht auch gar nicht als „zuständig" empfindet. Wohin geht also der Betroffene mit seinen Fragen?

Antworten auf die Fragen nach Sinn und Bedeutung im Leben werden (zumindest in Westeuropa) immer seltener im Kontext der etablierten Religionen oder Konfessionen gesucht. Wie wird diese Lücke (wenn überhaupt) gefüllt? Welche Bedeutung haben alternative spirituelle Angebote in Bezug auf Gesundheit und Krankheitsumgang? Sind sie (auch) tragfähig in Zeiten der Not?

Vielleicht ist es gerade eine Chance des Gesundheitssystems, auch für diese Fragen offen zu sein und sich dem Gegenüber in einer Haltung des „nichtwissenden" Zuhörers zu nähern (ob man die Glaubensüberzeugungen nun teilt oder nicht). Dann kann sich der Erkrankte vielleicht öffnen und über all das sprechen, was ihm wichtig ist, was ihn bewegt und was er erhofft. Zumal in einem therapeutisch-helfenden Kontext sollte die Frage nach den (spirituellen) Bedürfnissen des Gegenübers im Vordergrund stehen („Wie kann ich Dir helfen?"). Offen sein für das, was dem Gegenüber wichtig ist. Anerkennung dessen, was ist. Vielleicht finden sich Lösungen – vielleicht reicht die wahrnehmende Bestätigung des Leidens, des Konfliktes, der offenen Fragen. Nicht alles ist zu lösen, zu managen, zu heilen.

Spiritualität hat nichts mit egozentrierter Nabelschau oder Selbsterlösung zu tun. Spiritualität manifestiert sich in der Begegnung, im Lauschen auf das Besondere inmitten der Wirklichkeit, die transparent wird für die Anrührung. – So viele Möglichkeiten der Begegnung: Willkommen!

Arndt Büssing
Univ.-Prof. Dr. med. Arndt Büssing,
Universität Witten/Herdecke,
Fakultät für Gesundheit (Department für Humanmedizin),
Lehrstuhl für Medizintheorie, Integrative und Anthroposophische Medizin,
Professur für Lebensqualität, Spiritualität und Coping

Danksagung

Ich möchte mich ganz herzlich bei allen bedanken, die mich beim Schreiben dieses Buches unterstützt haben.

Dieser Dank gilt vor allem meiner Familie und meinen Freunden, die das Buch nicht nur durch intensives Korrekturlesen, sondern besonders auch durch viele Anregungen und wertvolle Gespräche bereichert haben, und die mir Inspiration und Ausgleich spenden.

Ganz herzlich bedanke ich mich bei Marion Krämer, Stella Schmoll und ihren Kollegen vom Springer-Verlag für die umfangreiche Unterstützung. Ganz besonderer Dank gilt dabei Frau Krämer, die dieses Buchprojekt initiiert hat.

Ich danke Herrn Prof. Dr. med. Arndt Büssing ganz herzlich für seine wertvollen Anregungen und sein Vorwort zu diesem Buch.

Inhaltsverzeichnis

1

Spiritualität – Was steckt hinter diesem Begriff?

Inhalt

© Springer-Verlag Berlin Heidelberg 2015
C. Krause, *Mit dem Glauben Berge versetzen?*, Kritisch hinterfragt, DOI 10.1007/978-3-662-48457-9_1

1.1 Spiritualität, Religiosität, Esoterik: Alles nur Schall und (Weih-)Rauch?

Der Mensch, der den Berg versetzte, war derselbe, der anfing, kleine Steine wegzutragen (Konfuzius).

Es ist erstaunlich, wenn wir uns einmal vor Augen führen, wie alt die durch Ausgrabungen und Exkursionen entdeckten spirituellen und religiösen Relikte vergangener Zeiten doch sind. Denken wir nur an die beeindruckenden Bauten und mystischen Tempelanlagen der Maya in Mittelamerika oder an die Ehrfurcht einflößenden Pyramiden in Ägypten. Diese bis zu über 4600 Jahre alten Monumente (Geiss 2002) zeugen von einer bereits weit zurückreichenden Glaubenskultur der Menschheit. Doch ein noch nicht allzu lange zurückliegender archäologischer Fund lässt die Annahme einer noch sehr viel längeren Geschichte menschlicher Glaubensüberzeugungen zu: Vor ca. 12.000 Jahren haben die damaligen Jäger und Sammler ein erstaunliches und etliche Tonnen schweres Steinmonument am Berg Göbekli Tepe im Südosten der Türkei erbaut. Vermutlich diente dieses Monument mit seinen kunstvollen Reliefs einem frühzeitlichen Totenkult (Schmidt 2008). Joseph (2011) datiert Begräbnisrituale, den Glauben an Seelenwanderungen und an eine Existenz über den Tod hinaus sogar auf über 100.000 Jahre zurück. Vor ca. 30.000 Jahren sind bereits, parallel zur Entwicklung des Gehirns, spirituelle Rituale entstanden, mit spezifischen Symbolen und Zeichen. Diese flößten den Menschen, unabhängig von Zeit und Kultur, Ehrfurcht ein. Sehen wir also noch die damaligen Jäger und Sammler in einer einfachen Fellkluft mit groben Werkzeugen in dunklen Höhlen sitzen, hatten diese vermutlich eine bereits sehr viel höher organisierte Kultur, als wir bisher angenommen haben, mit heiligen Stätten, um Kontakt zu einer höheren Macht aufzunehmen. So auch der mittlerweile ausgestorbene Neandertaler – obwohl Dieter Nuhr (2010) es gar nicht für möglich hält, dass dieser ausgestorben sein soll, wenn er sich in so mancher Fußgängerzone umschaut.

Schon zu Urzeiten riefen die damals unerklärlichen und bis heute unkontrollierbaren Naturphänomene wie gewaltige Vulkanausbrüche, mächtige Gewitter oder die peitschenden Wellen der Ozeane Gefühle von Ehrfurcht, aber auch Angst, Furcht und Abhängigkeit in uns hervor. Auch unerklärliche Träume, lebhafte Fantasien, die Bedrohung durch gefährliche Tiere und das Wechselspiel der Jahreszeiten stellten machtvolle Erfahrungen dar. In einigen Kulturen entstand so der Glaube an ein Wirken von Geistern, in anderen Kulturen an das von Gott, Göttern bzw. höheren Wesen. Fragen zur Stellung der Menschheit im Universum, zum Sinn des Lebens über die körperliche Existenz hinaus, zu dem, was nach dem Tod geschehen würde und ob wir in irgendeiner Form weiterexistieren, konnten durch Mythen, Glauben, Kulte und Rituale (be-)greifbarer, kontrollierbarer und weniger beängstigend werden. Der Wunsch nach einer Verbundenheit mit diesen Kräften, aber auch diese besänftigen oder verstehen zu können, war seit jeher groß. Gebete, Zeremonien und auch gemeinsame, verbindliche moralische Regeln stärk(t)en Gefühle von Schutz, Erlösung, Hoffnung und Verbundenheit mit diesen Kräften. Sie entsprechen der Sehnsucht, eine Verbindung mit den Geheimnissen des Lebens zu erreichen und mit dem, was vor und nach unserer individuellen Zeit kommt und kam (Tyler-Hitchcock und Esposito 2004).

Wer weiß, welche erstaunlichen archäologischen Funde wir in den nächsten Jahren noch machen werden, die unser historisches Menschenbild vielleicht erneut grundlegend verändern könnten? Zusammengefasst erscheint es, als ob die Menschheit schon seit vielen Jahrtausenden über eine tief empfundene, alles umfassende Verbundenheit verfügt, über einen Glauben an höhere Mächte und an eine Existenz jenseits der greifbaren Materie, auf der Suche nach Sinn und der Erfahrung des Heiligen: *Spiritualität*.

> ?
>
> Doch wovon sprechen wir eigentlich, wenn wir den Begriff Spiritualität verwenden? Und was sind Religion, Religiosität und Esoterik?

Der Begriff Spiritualität wird heutzutage geradezu inflationär verwendet (Rauch und Weismayer 2010). Aber was bedeutet dieser überhaupt? Spiritualität leitet sich von dem lateinischen Begriff *spiritus* ab. Spiritus bedeutet übersetzt in etwa *Hauch* oder *Geist*. Spiritualität umfasst sehr viele Elemente wie Verbundenheit, Sinn, Erfahrung oder Praxis (genauere Ausführungen in Kap. 3). Aber bevor wir uns in den nachfolgenden Kapiteln mit diesen einzelnen Aspekten, Ausdrucksformen und Elementen von Spiritualität auseinandersetzen, sollten wir als Basis zunächst eine Definition für dieses *Konstrukt* (Fachausdruck für ein theoretisches Konzept) einführen. Doch eine Definition für einen so individuellen und vieles umfassenden Begriff (s. Kap. 3) zu finden, ist alles andere als einfach. Da Definitionen von Person zu Person unterschiedlich ausfallen können und somit jeweils bestimmt nicht bei jedem auf Zuspruch stoßen werden, ist der Anspruch, eine universale, allgemeingültige Definition zu finden, nicht das Ziel dieses Buches. Dennoch soll an dieser Stelle versucht werden, zumindest eine psychologisch-wissenschaftlich orientierte Arbeitsdefinition aufzustellen, mit deren Hilfe wir in das sehr vielfältige Themengebiet *Spiritualität* eintauchen können.

> **Spiritualität** Bei **Spiritualität** handelt es sich um ein sehr komplexes Konstrukt. Spiritualität zeichnet sich durch eine wahrgenommene Verbundenheit zum Heiligen, zum Transzendenten aus (Koenig 2010) und beinhaltet die Annahme, dass es mehr im Leben gibt, als das, was wir sehen oder verstehen können. Sie kann uns über das Selbst hinaus dazu aufrufen, uns für andere zu interessieren bzw. uns um andere zu kümmern und Mitgefühl zu empfinden. Spiritualität bezieht sich auf das Transzendente, auf existenzielle Fragen wie über den Sinn des Lebens (Fetzer Institute, National Institute on Aging Working Group 2003). Transzendenz ist auf all das bezogen, was außerhalb des Selbst steht, aber auch auf das, was innerhalb des Selbst ist. In westlichen Traditionen wird Transzendenz zum Beispiel als Gott, höhere Kraft oder Allah, in östlichen Traditionen beispielsweise als ultimative Wahrheit oder Realität, Krishna oder Buddha benannt (Koenig 2010). Spiritualität kann auch als persönliche Einstellung verstanden werden, welche Sinn stiftet und eine Erfahrung von Transzendenz beinhaltet (Möller und Reimann 2003). Sie kann als ein Bestreben bezeichnet werden, den Sinn und das Ziel des Lebens zu erkennen und eine transinformative Verwirklichung der eigenen Person über den Körper und die Materie hinaus zu verstehen (Rauch und Weismayer 2010). Es besteht zwar eine enge Verbindung zu Religion, jedoch geht Spiritualität über Religion hinaus (Koenig 2010).

Spiritualität ist schwierig zu definieren. Spiritualität ist ein Bestreben, sich mit den metaphysischen oder transzendenten Dingen des Lebens, mit einer höheren Kraft zu befassen. Sie beinhaltet Glaubensüberzeugungen und Praktiken auch außerhalb von Religion. Der Begriff ist für viele Menschen, die eine institutionalisierte Religion ablehnen, eine alternative Beschreibung für metaphysische Erfahrungen (Jenkins und Pargament 1995). Heute sprechen wir, wenn wir uns auf eine Religion oder auf Religionen beziehen, häufig von den fünf großen Weltreligionen. Darunter werden der Buddhismus, der Hinduismus, das Judentum, das Christentum und der Islam eingeordnet (Küng 1990).

?

Was genau bedeutet der Begriff Religion? Was sind Merkmale und Inhalte von Religionen?

Auch eine eindeutige Definition oder eine Begriffsbestimmung für *Religion* zu finden, gestaltet sich, ebenso wie bei Spiritualität, als äußerst schwierig. In diesem Kontext sind auch Begriffe wie Aberglaube, paranormale Überzeugungen, Zweifel und Transzendenz zu erwähnen (Lämmermann 2006). Zunächst einige mögliche Definitionen von Religion:

Religion Durkheim (1981) definiert **Religion** als ein gemeinschaftliches System von spezifischen Anschauungen bzw. Ansichten sowie Praktiken. Diese beziehen sich auf heilige Dinge, Annahmen und Praktiken. Die religiöse moralische Gemeinschaft wird in einer Institution organisiert, die Kirche genannt wird.

Lämmermann (2006) beschreibt, dass Religion häufig als Kirchlichkeit angesehen wird. Seiner Ansicht nach setzt sich Religion jedoch aus vielen verschiedenen Elementen zusammen und ist nicht nur mit einer Kirchlichkeit zu verbinden.

Nach Pickel (2011) gehören insgesamt vier Basiselemente zu einer Definition von Religion. Das erste Element umfasst die *individuellen Überzeugungen*, welche den Glauben an eine höhere Macht bzw. Gott beinhalten. Ein weiteres Element sind die *religiösen und sozialen Praktiken*. Hierzu zählen zum Beispiel religiöse Rituale oder Zeremonien wie etwa der Gottesdienst, eine kirchliche Hochzeit oder die Taufe. Diese sind stark verbunden mit der jeweiligen Kirche, welche den Rahmen der Praktiken festlegt, beispielsweise durch Regelungen oder Gebote. Das dritte Element bildet die *moralische Gemeinschaft*. Die Mitglieder dieser moralischen Gemeinschaft teilen spezielle Normen und Verpflichtungen, welche die Gemeinschaft gleichzeitig zusammenhalten. Das vierte und letzte Element umfasst die *institutionelle Ausprägung* oder auch Organisation. Eine Kirche, Synagoge oder Moschee ist stellvertretend für eine Religion und gibt den Mitgliedern einen Rahmen sowie Vorgaben für deren Leben oder Handlungen.

Aber auch die Begriffe Religion und Religiosität sind nicht gleichzusetzen. *Religiosität* ist vielmehr der psychologische Blickwinkel (Kap. 2) auf Religion (Lämmermann 2006). Religiosität kann dabei in zwei Ausprägungen unterschieden werden: extrinsische und intrinsische Religiosität. *Extrinsische Religiosität* zeichnet sich durch eine Hinwendung, geleitet von instrumentellen und zweckmäßigen Werten, aus: So werden die mit der Religiosität verknüpften Bestandteile wie Sicherheit, Geselligkeit, Ablenkung, Status oder Trost als nützlich empfunden. *Intrinsische Religiosität* wird hingegen um ihrer selbst willen *gelebt*, da die Religion einen zentralen Stellenwert im Leben einnimmt (Allport und Ross 1967).

?

Wie lassen sich die Begriffe Spiritualität und Religiosität voneinander abgrenzen?

Spiritualität ist den genannten Definitionen zufolge als eine individuelle Lebenseinstellung zu definieren, bei welcher nach Sinn und Bedeutung gesucht wird. Sie kann ein Bewusstsein über die Verbundenheit mit und einen Ursprung aus einer höheren Kraft oder Gott (auch Allah, Brahman, All-Eines etc. genannt) umfassen. Darüber hinaus kann sie durch eine Verbundenheit mit anderen Menschen, der Natur und/oder Gott sowie ein Bemühen, das Leben nach gewissen Ausrichtungen zu leben, gekennzeichnet sein. Zu diesen können zum Beispiel bestimmte Lehren oder Einsichten zählen. Eine Religion ist eine gemeinsame, überlieferte Weltanschauung mit spezifischen Glaubensinhalten. Die Inhalte und Praktiken der Religion werden von ihren jeweiligen Vertretern (beispielsweise Gelehrten) verwahrt und an ihre Mitglieder weitergegeben (Büssing 2008). Bei Spiritualität muss es nicht, aber kann es um die Suche nach Gott gehen. Es kann sich um die Suche nach dem Ich, aber auch nach einem Sinn im Leben handeln, besonders auch in Situationen, die als schwierig, unkontrollierbar und verunsichernd wahrgenommen werden (Karle 2010).

Del Rio und White (2012) sehen Spiritualität als Prinzip des menschlichen Seins an: Unsere spirituelle Konstitution befähigt uns dazu, religiöse Systeme (wie Glaubensgemeinschaften) zu erschaffen. Spiritualität ist demnach ausreichend und notwendig, um zu erkennen, was Transzendenz ist – Religiosität hingegen ist ihnen zufolge zwar ausreichend, aber nicht notwendig, um Transzendenz zu erkennen. Religiosität kann Spiritualität jedoch als solche fördern. Die Autoren adressieren zudem das Problem, dass einige Menschen durch religiöse Dogmen zum Teil als *zugehörig* bzw. *nicht zugehörig* klassifiziert werden.

?
Sind Spiritualität und Religiosität völlig voneinander abzugrenzen?

Spiritualität und Religiosität sollten nicht als identisch oder synonym, sondern als zwei unterschiedliche Konstrukte angesehen werden (Büssing 2008). Allerdings weisen sie auch viele Überschneidungen auf (Koenig 2010). Christliche Spiritualität beispielsweise äußert sich durch geistliches Leben, beziehungsweise das christliche Daseinsverständnis ist Ausdruck dessen und durch die Bindung an Jesus Christus geprägt (Rauch und Weismayer 2010). Spiritualität ist zwar stark mit Religion verbunden, erstreckt sich jedoch darüber hinaus (Koenig 2010). Moderne Spiritualität geht einher mit einer Loslösung von Religion und Kirchlichkeit (Karle 2010).

Zusammengefasst existiert Spiritualität sowohl innerhalb von Religion(en), sie geht aber über diese hinaus und kann somit unabhängig von (institutionalisierter) Religiosität auftreten (Büssing et al. 2013a). Ein Mensch kann sich selbst als 1. spirituell und nichtreligiös, 2. religiös und nichtspirituell, 3. spirituell und religiös sowie 4. nichtreligiös und nichtspirituell bezeichnen (Dossey 2014).

?
Und wozu zählen Astrologie und alternative Heilverfahren? Gehören diese auch zur Spiritualität?

Wir alle kennen Deutungen von Sternzeichen. Gerne erfreuen wir uns beim Lesen unserer Sonntagszeitung an Horoskopen, wie etwa „Stier – Morgen haben Sie durch den rückläufigen Merkur einen äußerst *guten* Tag! Es kann aber auch sein, dass Sie einen ziemlich *schlechten* Tag haben werden, da Neptun in Konjunktion zu Saturn steht.", um danach gut vorbereitet in die neue Woche starten zu können.

Bei Elementen wie Astrologie oder auch alternativen Heilverfahren kommt noch ein weiteres Konstrukt ins Spiel: die *Esoterik*. Die Gegenwartsesoterik, welche um 1970 in den USA und auch in Europa entstanden ist, enthält alternative Weltanschauungen und Lebensphilosophien (Grom 2010). Hierbei sind auch unkonventionelle Heilverfahren zu nennen, wie beispielsweise Heilungsverfahren mit sogenannten Heilsteinen. Diesem Ansatz zufolge werden Halbedelsteinen und Edelsteinen unterschiedliche Schwingungen und verschiedene Farbwirkungen zugeordnet. Diese Schwingungen und Energien sollen sich beim Tragen oder beim Auflegen positiv auf psychische und physische Prozesse des Menschen auswirken können (Klinger-Omenka 2005). Des Weiteren können nach Grom (2010) auch parapsychologische Annahmen zur Esoterik gehören. Diese beziehen sich auf Fähigkeiten wie Hellsehen, Telepathie, Präkognitionen und Psychokinese. Esoterische Bewegungen distanzieren sich meist von rationalen und wissenschaftlichen Ansätzen und berufen sich auf eine höhere Erkenntnis.

> **Esoterik** Nach Grom (2010) beschreibt **Esoterik** eine alternative Weltanschauung und alternative Lebensphilosophie. Es wird auf eine höhere Erkenntnis vertraut, welche aus verschiedenen Quellen geschöpft wird. Zu diesen Quellen zählen alte, vorwissenschaftliche Überlieferungen (wie die der alten Ägypter oder Chinesen), Offenbarungen (welche einem sogenannten Medium mitgeteilt wurden), individuelle Erfahrungen und Kontakte zum Jenseits, aber auch spezifische Deutungen oder Wahrsagungen. Von wissenschaftlichen und rationalen Erkenntnissen wird sich eher distanziert.

Wie wir sehen, ist auch die Esoterik ein sehr vielseitiges Konstrukt. Zu esoterischen Glaubensüberzeugungen können auch der Zugang zum Verborgenen (wie zu Geistern, Toten und einem höheren Weltbewusstsein) und der Glaube an Engel, Elfen, Lichtgestalten und an weitere Personifikationen wie Schutzgeister zählen. Eine Verbindung zu Gott ist hierbei keine Voraussetzung (Zinser 2006). Spiritualität und Esoterik sind also zwei unterschiedliche Konstrukte. Moderne Spiritualität kann jedoch partielle Überschneidungen mit esoterischen Elementen aufweisen (Karle 2010).

Zusammengefasst wird Spiritualität als multidimensional angesehen. Viele verschiedene Dimensionen, Elemente und Ausdrucksformen werden als zur Spiritualität zugehörig betrachtet. Definitionen, obgleich sehr wichtig, führen jedoch häufig zu einer reduzierten Sichtweise auf Spiritualität, da sie zumeist nicht deren Vielfältigkeit in Gänze widerspiegeln (Hill et al. 2000). Weitere wichtige Elemente, Dimensionen und Ausdrucksformen von Spiritualität werden wir in den nächsten Kapiteln (vor allem in Kap. 3) kennenlernen.

1.2   Born to be mild? – Wann entwickeln Menschen Spiritualität?

Spiritualität und Religiosität sind (welt-)weit verbreitet, die Ausprägungsformen reichen von traditionsreich bis modern. Da wir in Abschn. 1.1 bereits einiges über Inhalte und Bedeutungen der Begriffe erfahren haben, stellt sich Ihnen vielleicht nun die Frage, wann und wodurch Menschen überhaupt „spirituell" oder „religiös" werden können. Nach heutigem Erkenntnisstand verfügen wir Menschen bereits seit Jahrtausenden über spirituelle Gedanken und heilige Orte (Abschn. 1.1). Und viele Menschen aus den unterschiedlichsten Teilen der Welt bezeichnen sich selbst als spirituell und/oder religiös (Zahlen und Fakten s. Abschn. 1.4). Wird uns Spiritualität vielleicht quasi schon mit in die Wiege gelegt? Oder werden Menschen erst durch ihr soziales Umfeld wie Familie und Freunde spirituell oder aber prägt uns vielleicht eher die Kultur? Wie würden Sie es einordnen, wenn sogar kleine Kinder bereits gewisse Gedanken äußern wie etwa über ein Fortbestehen gewisser Funktionen über den Tod hinaus? Mit dieser Thematik beschäftigt sich unter anderem der Psychologe Jesse M. Bering.

Studien

Bering et al. (2005) untersuchten 84 Kinder einer katholischen und 84 Kinder einer staatlichen Schule dreier Altersgruppen (5–6 Jahre, 8–9 Jahre und 11–12 Jahre alt) in Spanien. Den Kindern wurde in einem Puppentheater ein Stück vorgespielt, in welchem ein Alligator eine Babymaus verschlang. Anschließend wurden den Kindern zwölf Fragen zum Zustand der kleinen Maus gestellt. Diese Fragen ließen sich hierbei sechs Gruppen zuordnen: biologisch (zum Beispiel ob das Gehirn der Maus noch funktioniert), psychobiologisch (beispielsweise ob die Maus immer noch hungrig ist), wahrnehmungsbasiert (ob die die Maus noch Blumen riechen kann), wunschorientiert (zum Beispiel ob die Maus noch immer nach Hause gehen möchte), emotional (ob die Maus noch immer ihre Mutter liebt) und erkenntnistheoretisch (beispielsweise ob die Maus noch immer glaubt, dass ihre Mutter die netteste der erwachsenen (Mäuse) ist). Die Kinder sollten die Fragen mit Ja (entspricht: Funktion bleibt nach dem Tod bestehen) oder Nein (entspricht: Funktion endet mit dem Tod) beantworten und ihre Antwort jeweils begründen.

Allgemein glaubten die jüngeren Kinder eher als die älteren Kinder daran, dass gewisse Funktionen auch nach dem Tod bestehen bleiben würden. Ähnliches zeigte sich bei den Kindern der katholischen Schule, welche eher als die Kinder der staatlichen Schule daran glaubten, dass gewisse Funktionen bestehen bleiben würden. Interessanterweise hatte jedoch der Fragetypus einen Einfluss auf diesen Effekt. Bei allen Kindern, also unabhängig von Alter und Schulart, wurden die Wunsch-, Emotions- und erkenntnistheoretisch-basierten Zustände eher bejaht und damit als auch über den Tod hinaus funktionierend angenommen. Anders als bei den biologischen, psychobiologischen und wahrnehmungsbasierten Zuständen: Diese wurden von allen Kindern eher verneint (es wurde diesen also keine Funktion mehr nach dem Tod zugesprochen). Zum Beispiel wurden die Fragen zum biologischen Zustand, ob das Gehirn der Maus noch funktionieren würde, von 77 % der 5- bis 6-Jährigen und 100 % der 11- bis 12-Jährigen verneint. Die Fragen nach den Wünschen, zum Beispiel ob die Maus noch immer nach Hause gehen wolle, wurde jedoch nur von 15 % der 5- bis 6-Jährigen und 42 % der 11- bis 12-Jährigen verneint.

Die Ergebnisse glichen darüber hinaus denen einer vorherigen Studie, in welcher US-amerikanische Kinder untersucht wurden. Dies unterstreicht eine Übertragbarkeit dieser Ergebnisse auf verschiedene Kulturen. Die Ergebnisse weisen darauf hin, dass einige Aspekte von einem Glauben an ein gewisses Fortbestehen nach dem Tod in kognitiven Faktoren verankert sind, und dies auch unabhängig vom religiösen Unterricht. (Eine ausführliche kritische Diskussion darüber, ob Konzepte vom Fortbestehen über den Tod hinaus intuitiv, angeboren und weitverbreitet sind, findet sich übrigens zum Beispiel bei Boyer (2003).)

Emmons und Kelemen (2014) fanden heraus, dass Kinder, unabhängig von der Kultur, davon überzeugt sind, dass sie selbst vor ihrer Geburt und sogar vor der Schwangerschaft ihrer Mutter bereits über gewisse Funktionen verfügten. Die Kinder nahmen an, selbst ohne eine körperlich-materielle Manifestation, bereits über Emotionen (zum Beispiel sich glücklich zu fühlen) und Wünsche (beispielsweise sich etwas Bestimmtes zu wünschen) verfügt zu haben. Kinder scheinen demnach möglicherweise mit einer universellen Tendenz ausgestattet zu sein, daran zu glauben, vor und nach dem irdischen Leben (fort) zu bestehen. Doch woher stammen solche Überzeugungen? Können sie als Anzeichen für eine angeborene Spiritualität angesehen werden?

Paranormale Erfahrungen – Nahtoderlebnisse und Reinkarnationsberichte

Weitere Hinweise könnten auch sogenannte Nahtoderfahrungen bzw. außerkörperliche Erfahrungen liefern, welche unter anderem vielfach in den Medien präsent sind.

?

Was sind Nahtoderfahrungen?

In der US-amerikanischen Fachzeitschrift *Journal of Near-Death Studies* werden seit 1982 Studien zu den Themen Totenbettvisionen, Nahtoderfahrungen, außerkörperliche Erfahrungen und zum Sterbeprozess veröffentlicht. Viele dieser Studien liefern erstaunliche Einblicke in die Erlebnisse von Menschen an der Grenze zum Tod. Viele Studien zu dieser Thematik zeigen, dass solche Nahtoderfahrungen interessanterweise unabhängig von der Kultur jeweils sehr ähnlich beschrieben werden (Belanti et al. 2008). Morse und Perry (1992) haben ein Werk zu diesem Thema herausgegeben, in welchem sie Berichte von Nahtoderfahrungen von Kindern gesammelt haben. Die Kinder berichteten unter anderem von einem Tunnel, einem hellem Licht und der Begegnung mit verstorbenen Verwandten oder mit Gott. Manche konnten wohl sogar ihre eigene medizinische Behandlung im Krankenhaus aus einer Außenperspektive heraus wahrnehmen, obwohl sie nicht bei objektivem Bewusstsein waren. Hierbei grenzen die Autoren die beschriebenen Erlebnisse der Kinder von durch Medikamente bzw. Drogen, psychologische Phänomene oder durch Stress hervorgerufene Halluzinationen ab; sie gehen davon aus, dass die Erlebnisse nicht durch solche Ursachen erklärbar sind.

Khanna und Greyson (2014) haben herausgefunden, dass Personen, welche von Nahtoderlebnissen berichteten, nach diesem Ereignis häufiger alltägliche spirituelle Erfahrungen machen als davor, wie zum Beispiel spirituell berührt zu sein von der Schönheit der Schöpfung. Interessanterweise zeigte sich, dass dieser Effekt bei Personen mit tieferen bzw. intensiveren Nahtoderlebnissen stärker ausfiel. Für alle begeisterten Skeptiker: Natürlich bleibt bei solchen Studien die Kritik nicht aus. Auch heute werden diese Phänomene, obwohl sehr faszinierend und hoch relevant, stark diskutiert. Sie bewegen sich zwischen wissenschaftlichen Erklärungsversuchen, wie beispielsweise als organische oder durch Neurotransmitter verursachte Zustände, und paranormalen Überzeugungen, zum Beispiel als Hinweis auf ein Leben nach dem Tod (Facco und Agrillo 2012).

Ein weiteres, ebenfalls sehr außergewöhnliches Phänomen spiegelt sich in den vom Psychiater Jim B. Tucker untersuchten Berichten von Kindern wider. Bereits mehr als 2500 bemerkenswerte Fälle wurden dokumentiert, in welchen Kinder über Details aus einem vermeintlich früheren Leben berichteten. Das Erstaunliche daran ist, dass sich die Kinder häufig sogar an Namen, Wohnorte oder Personen dieses beschriebenen vorherigen Lebens zu erinnern vermochten. Von diesen Fällen konnten bereits viele durch intensive Recherchen und Nachforschungen wie Autopsieberichte oder Aussagen von Familienmitgliedern der beschriebenen Personen verifiziert werden. Zwar können der Anteil der Fantasie der Kinder oder kulturelle Neigungen zu einem Glauben an Reinkarnation – viele Fälle stammten aus Kulturen mit einem Glauben daran – nicht ausgeschlossen werden, jedoch nur in solchen Fällen, in welchen die beschriebene Person nicht aufgefunden werden konnte. Möglicherweise sind Berichte aus anderen Teilen der Welt auch aus dem Grunde schwerer aufzufinden, weil die Eltern sich eher zurückhalten, solche Erzählungen ihrer Kinder mitzuteilen, da diese stark von den Normen ihrer Kultur abweichen. Sofern jedoch gezielt nach solchen Berichten gesucht wird, sind diese auf allen Kontinenten auffindbar. Es ist jedoch wiederum auch möglich, dass die Eltern die Erzählungen ihrer Kinder bekräftigen oder beeinflussen (Keil und Tucker 2005).

Doch es gibt noch eindeutigere Fälle, bei welchen selbst solche Alternativerklärungen nicht als zutreffend erscheinen: Kinder mit Geburtsmalen (Keil und Tucker 2005). So auch der Fall eines kleinen Jungen aus Thailand, welcher von dem Psychiater Ian Stevenson dokumentiert wurde. Dieser Junge hatte zwei Geburtsmale: ein kleines, rundes am Hinterkopf und ein etwas größeres, unregelmäßiges Geburtsmal auf der Stirn, über seinem linken Auge. Der Junge begann im Alter von drei Jahren, sein vermeintliches voriges Leben als Lehrer, welcher auf dem Weg zur Arbeit verstarb, zu berichten. Da der Junge den Namen des Lehrers und des Wohnortes erinnerte, konnte die beschriebene Familie ausfindig gemacht werden. Bei einem Zusammentreffen erkannte der Junge sowohl die Familienmitglieder als auch die Freunde des beschriebenen Lehrers. Es stellte sich heraus, dass die sehr präzisen Angaben des Jungen korrekt waren. Und: Der Lehrer verstarb tatsächlich auf dem Weg zur Arbeit – er wurde erschossen und hatte durch den Schuss eine kleinere, runde Wunde am Hinterkopf und eine größere, unregelmäßige auf der Stirn, über seinem linken Auge (Stevenson 1997).

Wissenschaftliche Verfahren zur Messung von mystischen Ereignissen, von Gottes Existenz oder Experimente zum Beweis eines Lebens nach dem Tod gibt es nicht (Pargament 2002). Solche Themen gehen über die Wissenschaft hinaus (Myers 2008). Mit absoluter Gewissheit werden wir die Phänomene der Nahtoderfahrungen, außerkörperlichen Erfahrungen und Reinkarnationserfahrungen daher vielleicht erst dann lösen können, wenn es uns selbst einmal betrifft. Jedoch ergibt jeder Einzelbericht und jede Studie zu dieser Thematik ein neues Puzzleteil zur Erklärung für solche Phänomene. Zu welchen psychischen Auswirkungen der Glaube an ein Leben nach dem Tod führen kann, werden wir uns in Kap. 5 ansehen.

Es gibt noch viele weitere Überlegungen zur Entwicklung von Spiritualität: Sogenannten Stufenmodellen zufolge können Menschen unterschiedliche spirituelle Entwicklungsstufen erreichen. Zu nennen wäre hierbei zum Beispiel das vierstufige Modell der spirituellen Entwicklung von dem Psychiater M.

Scott Peck (für eine detaillierte Darstellung dieser Theorie empfiehlt sich Peck (2007)). Zu den möglichen altersbedingten Entwicklungsprozessen, zum Ausdruck und Erleben von Spiritualität in Kindheit, Jugend, im jungen, mittleren und hohen Erwachsenenalter, erfahren wir in Kap. 4 mehr. In Abschn. 5.7 beschäftigen wir uns noch einmal genauer mit der Rolle von Spiritualität im hohen Erwachsenenalter.

Die Wege und Pfade zur Entwicklung von Spiritualität und Religiosität sind vielfältig. Festzuhalten ist jedenfalls, dass schon Kinder Gedanken äußern, die gewisse Parallelen zu spirituellen und religiösen Elementen aufweisen. Weitere wichtige Aspekte werden wir vor allem auch in Kap. 3 und 4 kennenlernen. Viele Forscher sehen Spiritualität als menschliche Universalität (Piedmont 1999) bzw. als Basiselement des menschlichen Seins an, welches nicht an spezifische Kulturen gebunden ist (Piedmont und Leach 2002). Dies spiegelt sich darin wider, dass viele Menschen eine regelmäßige Interaktion mit dem Transzendenten als grundlegendes Element des Lebens ansehen (Underwood und Terese 2002).

Spiritualität: Eine Frage des Erbguts?

? Nehmen unsere Gene einen Einfluss auf unsere Spiritualität und Religiosität?

Vor allem, da Spiritualität die Menschheit seit Jahrtausenden begleitet und auch schon Kinder spirituell anmutende Grundgedanken oder Erlebnisse äußern, stellt sich die Frage, ob wir vielleicht sogar über so etwas wie *spirituelle* bzw. *religiöse Gene* verfügen. Hinweise auf eine Vererbbarkeit des Glaubens werden unter anderem aus sogenannten Zwillingsstudien entnommen. Die Ergebnisse sind vor allem dann informativ, wenn die Kinder jeweils von unterschiedlichen Familien adoptiert wurden und eineiige Zwillinge sind (sich also 100 % ihres Erbgutes gleichen). Solche Studien sind besonders aufschlussreich, da so der Einfluss der verschiedenen Umwelten auf ein identisches Erbgut untersucht werden kann (Myers 2008). In einer Studie von Vance et al. (2010) wurden eineiige und zweieiige Zwillinge hinsichtlich ihrer Religiosität untersucht; die Teilnehmer waren hierbei überwiegend protestantisch. Den Studienergebnissen zufolge scheinen neben der Umwelt auch unsere Gene einen nicht unerheblichen Einfluss auf die Entwicklung von Religiosität zu nehmen.

Mit dieser Theorie hat sich auch der Genetiker Dean Hamer (2006) intensiv befasst. In seinem Buch *Das Gottes-Gen* postuliert er, dass wir Menschen über ein Gen verfügen – eine Variante des Gens VMAT2 mit einem sogenannten *spirituellen Allel* – das uns sprichwörtlich glauben lässt (Abb. 1.1). Falls Sie

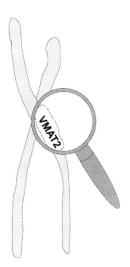

Abb. 1.1 Ein spirituelles Gen?

jetzt gerade nahezu dabei sind, das Buch empört in die Ecke zu werfen: Es gibt hierzu auch sehr viele skeptische Stimmen. Bis solche Annahmen und Theorien ausführlich erforscht, bewiesen oder falsifiziert werden, wird es vermutlich noch eine Weile dauern – falls dies überhaupt in Gänze möglich sein sollte. Vermutlich greift auch hierbei die Anlage-Umwelt-Debatte (s. Abschn. 9.1), sodass Umwelt und Genetik wechselseitig einen Einfluss nehmen. So beeinflussen beispielsweise auch Eltern und Freunde die Entwicklungsprozesse von Spiritualität. Maßgeblich sind hierbei beispielsweise die Bereitschaft, Interessiertheit und Offenheit der Freunde und Eltern, über spirituelle Themen und Anliegen zu sprechen und die eigene spirituelle Entwicklung zu fördern (Desrosiers et al. 2011). Auch elterliche Verhaltensweisen und Erziehungsstile, wie die elterliche Wärme, der Grad der Unterstützung der Autonomie des Kindes, ablehnendes Verhalten gegenüber dem Kind, ein chaotisches, inkonsistentes Erziehungsverhalten und das Geben einer angemessenen Struktur, können einen Einfluss nehmen (Hardy et al. 2011).

Nach Del Rio und White (2012) sind wir spirituell, eben *weil wir Menschen sind*. Spiritualität ist ihnen zufolge ein Prinzip unserer Existenz, welches zu allen Menschen gleichermaßen gehört; wir werden demnach schon spirituell geboren. Religiös geboren werden wir den Autoren zufolge jedoch nicht. Beispiele, welche dies unterstreichen, wären zum einen die Tatsache, dass wir zu anderen Religionen konvertieren können und wir zum anderen, sofern wir wirklich religiös geboren werden, auch bis ans Ende unseres Lebens religiös sein müssten – was wir jedoch nicht immer sind. Den Glauben zu verlieren, ist den Autoren zufolge aber kein Gegenargument für eine angeborene Spiritualität. Die Fähigkeit, das Transzendente zu suchen, bedarf den Autoren zufolge keines Glaubens: Wahrheit und Güte, aber nicht der Glaube sind Ziele von Spiritualität. Um zu erkennen, dass wir spirituelle Wesen sind, bedarf es nach Del Rio und White (2012) der Stille und des Nachsinnens.

Ob wir eine Seele haben und ob diese möglicherweise zu (angeborener?) Spiritualität führt, sind wiederum andere Fragen, die innerhalb dieses Buches nicht diskutiert werden können. Zusammengefasst scheint Spiritualität laut aktuellem Forschungsstand ein über das Alter und die Kultur hinausgehendes menschliches Basiselement darzustellen. Die in diesem Abschnitt genannten Studien, Theorien und Phänomene sind natürlich nur ein kleiner Ausschnitt aus dem breiten Forschungsfeld zur Entwicklung von Spiritualität und Religiosität. Für eine umfassende Darstellung könnte man vermutlich mehrere kiloschwere Bücher füllen. Dennoch sehen wir bereits durch diesen Überblick, wie vielfältig und relevant dieses Thema ist. Zudem lässt sich über diese polarisierende Thematik auch herrlich streiten – falls Ihnen also demnächst ein eher einschläferndes Kaffeekränzchen bei den Schwiegereltern bevorsteht, lockern Sie (oder besser gesagt, mischen Sie) die Runde doch einmal mit ein paar interessanten Fakten zwischen Wissenschaft und paranormalen Phänomenen auf!

1.3 Alte Liebe rostet nicht? – Eine evolutionspsychologische Annäherung an Spiritualität

Wenn wir nun davon ausgehen, dass wir vermutlich schon seit Anbeginn der Menschheit oder mindestens seit 100.000 Jahren spirituell sind (Abschn. 1.1) bzw. spirituell sein können und Spiritualität vielleicht sogar angeboren ist (Abschn. 1.2), wie und weshalb ist es überhaupt hierzu gekommen? Spiritualität scheint heutzutage in vielen Bereichen immer wichtiger zu werden, und auch Religion ist ein ständig aktuelles Thema (obwohl die Religiosität laut Statistiken in westlichen Kulturen abnimmt, Abschn. 1.4). Aber wieso konnten Religiosität und Spiritualität so lange bestehen bleiben? Aus evolutionspsychologischer Perspektive kann die Frage gestellt werden, ob Spiritualität und Religiosität irgendeine Art von (Überlebens-)Vorteil mit sich bringen. Einige solcher potenziellen Vorteile, beispielsweise dass Welt, Universum und eigene Existenz somit (be-)greifbarer, kontrollierbarer und weniger angsteinflößend erscheinen können, haben wir bereits in Abschn. 1.1 kennengelernt. Welche weiteren Vorteile könnte es geben? Mit diesen Fragen haben sich bereits einige Forscher und Forschergruppen beschäftigt, insbesondere aus der Perspektive der Evolutionspsychologie.

?

Was ist Evolutionspsychologie? Womit beschäftigt sich diese? Und wie könnte Spiritualität durch diesen Ansatz erklärt werden?

Die Evolutionspsychologie befasst sich mit dem Prinzip, dass diejenigen Verhaltensweisen und Eigenschaften von Menschen in der Natur bestehen bleiben, welche die Wahrscheinlichkeit erhöhen, die eigenen Gene durch Nachkommen zu verbreiten. Im Fokus steht also die natürliche Selektion im Hinblick auf menschliches Verhalten (Myers 2008). Diesem noch sehr jungen Ansatz nach (ca. um 1990 entstanden) sind heutige Eigenschaften und Verhaltensweisen des Menschen als Resultat der Evolution anzusehen. Dieser Ansatz geht auf Charles R. Darwins Werk (On the origin of species (...), 1959; dt.: Über die Entstehung der Arten) zurück (Asendorpf 2007).

Kritik am evolutionspsychologischen Paradigma bezieht sich vor allem auf die Herangehensweise, nämlich dass von einem vorgefundenen Effekt im Nachhinein versucht wird, auf eine Erklärung für diesen zu schließen (Myers 2008). Scheinerklärungen sind möglich. Problematisch ist außerdem, dass die Annahmen nur sehr schwierig zu überprüfen sind (Asendorpf 2007). Dennoch ist der evolutionspsychologische Ansatz sehr fruchtbar, da durch diesen ein neuer Blickwinkel mit neuen Diskussionsmöglichkeiten eröffnet wird. Auch mit diesem Ansatz kann versucht werden, die Phänomene Spiritualität, Religiosität und Glaube zu erklären.

Vor allem die Evolutionsvorteile durch Religion bzw. Religionszugehörigkeit standen bisher im Fokus der Forschung: So konnten Analysen zeigen, dass beispielsweise die Geburtenrate bei Frauen mit einer Konfessionszugehörigkeit höher ist als bei Frauen, die konfessionslos sind (Blume 2009). Religionen können ihre Mitglieder zur Heirat und zur Fortpflanzung motivieren („Seid fruchtbar und mehret euch (...)", Gen. 1.28).

Auch das Vertrauen der Mitglieder untereinander kann gestärkt werden und somit zu einem besseren Zusammenhalt führen: Eine im Kontext einer Religion geschlossene Ehe, bei welcher sowohl ein höheres Wesen (wie Gott) als auch Mitmenschen als Zeugen anwesend sind, kann die Kooperation und die Treue stärken und absichern. Religiosität kann also die Vertrauensbildung fördern (Blume 2009). Religiöse Rituale sind für den Einzelnen jeweils mit Kosten verbunden (Norenzayan und Shariff 2008). So werden unter anderem bestimmte Diäten oder eine Fastenzeit vorgeschrieben (Hutter 2008). Solche Investitionen können von anderen als sogenannte aufrichtige Signale wahrgenommen werden, zum Beispiel im Hinblick auf die familiäre Kooperation (Blume 2009). Kostenintensive Handlungen sind zu aufwändig, um von einem unaufrichtigen Nutznießer bloß vorgetäuscht zu werden (Norenzayan und Shariff 2008). Somit gelten diese als aufrichtige Signale (Blume

2009). Eine kooperative Gemeinschaft benötigt demnach zwar die kostspieligen Investitionen eines Einzelnen, bringt jedoch viele Vorteile mit sich. Die Kostenintensität solcher (religiösen) Verhaltensweisen sollte demnach die Stärke des Vertrauens und der Kooperation vorhersagen können (Norenzayan und Shariff 2008). Vertrauen scheint zusammengefasst, neben einer höheren Geburtenrate, also ein essenzieller Erfolgsfaktor von Religion zu sein.

Eine provokative Theorie zum Thema Vertrauen wird auch durch die Studien von Gervais et al. (2011) angeschnitten. Den Studienergebnissen der Autoren zufolge werde Atheisten allgemein weniger vertraut als Menschen, die einer Konfession angehören. Dieser Effekt zeigte sich auch innerhalb von Stichproben aus einer der als am wenigsten religiös beschriebenen Regionen in Nordamerika. Glaubenskonzepte (wie Gott) scheinen darüber hinaus das prosoziale Verhalten fördern zu können:

Studien

Shariff und Norenzayan (2007) ließen ihre ca. 130 aus Kanada stammenden Probanden an einem Spiel teilnehmen, bei welchem gemessen wird, wie viel Geld die Versuchsperson in einer anonymen Situation von einer Summe von zehn Dollar an eine andere Person verschenkt. Die Person kann hierbei völlig frei entscheiden, ob sie selbst die zehn Dollar behalten oder etwas von dem Geld an die andere Person abgeben möchte. Allgemein verhalten sich die meisten Teilnehmer dieses Spiels eher egoistisch und behalten das gesamte Geld für sich oder geben nur wenig von ihrem Geld ab. Die Teilnehmer sollten vor diesem Spiel jedoch noch einige grammatikalische Aufgaben lösen, genauer gesagt, Sätze bilden. Der Hälfte der Teilnehmer wurden in dieser Aufgabe Glaubenskonzepte wie Gott, heilig oder Prophet, dargeboten (auch *Priming* genannt), die andere Hälfte erhielt nur neutrale Wörter.

Interessanterweise haben die Teilnehmer, welche zuvor durch die genannten Glaubenskonzepte beeinflusst wurden, im Schnitt deutlich mehr von der Summe des Geldes abgegeben (über vier Dollar) als die Teilnehmer, die nur neutrale Wörter erhielten (weniger als zwei Dollar). Das Priming mit Glaubenskonzepten führte also dazu, dass die Teilnehmer sozialer handelten und mehr von ihrem Geld abgaben. Dieser Effekt zeigte sich unabhängig davon, ob ein Teilnehmer gläubig oder atheistisch war.

In einer zweiten Studie wurde noch eine dritte Gruppe untersucht. Diese erhielt bei der grammatikalischen Aufgabe weltliche Konzepte wie Polizei oder Gericht. Auch hierbei zeigten sich die gleichen Effekte wie schon in der ersten Studie. Die Gruppe mit den Glaubenskonzepten gab durchschnittlich am meisten Geld ab, gefolgt von der Gruppe mit den weltlichen Konzepten und schließlich der Gruppe mit den neutralen Konzepten. Interessanterweise unterschieden sich die beiden Gruppen mit den weltlichen und den Glaubenskonzepten kaum voneinander. Möglicherweise können diese Konzepte mit Werten wie Großzügigkeit und Wohltätigkeit in Verbindung gebracht werden, welche das Verhalten beeinflussen. Andererseits könnte durch Konzepte wie Gott oder Prophet auch ein Gefühl des Überwachtwerdens hervorgerufen worden sein, das zu einem sozialeren Verhalten geführt hat. Somit könnte ein durch gewisse Glaubensvorstellungen gefördertes prosoziales Verhalten evolutionär betrachtet Vorteile für die Gruppe bedeuten, was deren Fortbestehen und Wohl erhöht und somit wiederum den Glauben stärkt.

Auch aus bindungstheoretischer Sicht ergeben sich spannende Einblicke in die Entstehung von Religion und Glaubensinhalten. Die Bindungstheorie, welche auf John Bowlby zurückgeht, besagt, dass Kinder durch die Evolution mit einer Tendenz ausgestattet wurden, Nähe zur Bezugsperson einzuhalten, um vor den Gefahren der Natur geschützt zu sein. So wird die Bindungsfigur, zum Beispiel die Mutter, von dem Kind als sicherer Hafen und stabiles Fundament wahrgenommen (Kirkpatrick 2009). Aus dieser Perspektive betrachtet, können auch Gott, Heilige, Schutzengel und übernatürliche Wesen als Bindungsfiguren angesehen werden. Auch durch solche als allgegenwärtig wahrgenommenen Bindungsfiguren kann ein starkes Gefühl der Sicherheit, eines sicheren Hafens bzw. eines stabilen Fundaments entstehen. Dies wirkt sich auch in Zeiten von Gefahren oder Bedrohungen aus. So können Gefühle von Schutz, Trost und Geborgenheit auch in schwierigen Zeiten des Lebens und bei der Bewältigung von Problemen entstehen bzw. erhalten bleiben (Kirkpatrick 2009).

Gesteigerte Gefühle von Schutz, Trost und Geborgenheit können durchaus (Überlebens-)Vorteile darstellen. In Abschn. 1.1 und 1.2 haben wir bereits weitere wichtige Faktoren zu den möglichen Ursprüngen, und (Überlebens-)Vorteilen wie Sinn, gesteigerte Kontrollierbarkeit und Verstehbarkeit kennengelernt. Als weitere mögliche wichtige Aspekte sind die potenziell gesundheitsförderlichen Effekte von Spiritualität zu nennen. Wie wir in Kap. 5 sehen werden, kann Spiritualität potenziell – obgleich sie von ihrem Wesen her zweckfrei und damit nicht im Sinne von *Wellness* zu verstehen ist (Götzelmann 2008) – vor einigen Erkrankungen schützen und das Wohlbefinden verbessern. Zum anderen kann Spiritualität als Ressource dabei helfen, mit Krisen und Krankheiten umzugehen und diese zu bewältigen (Kap. 6). Wie wir sehen, gibt es viele mögliche Gründe dafür, dass der Mensch spirituell und/oder religiös wurde und sehr viele Menschen es auch heute noch sind, die sich dabei aus den unterschiedlichsten Blickwinkeln erforschen lassen.

1.4 Woran glaub(t)en Menschen? – Zahlen und Fakten im Wandel der Zeit

Das Thema Spiritualität boomt und ist nicht nur innerhalb der Forschung, sondern auch in den Medien mehr und mehr präsent. Aber wird durch eine Hinwendung zur Spiritualität gleichzeitig die Religiosität nach und nach verschwinden, so wie es Paul Heelas und Linda Woodhead annehmen? Heelas und Woodhead (2005) beschreiben die Entwicklung einer Abkehr von Konformität gegenüber externen Autoritäten hin zu einer inneren, subjektiven, authentischen Verbundenheit mit dem Heiligen. Diese Hinwendung steht beispielsweise im Zusammenhang mit Emotionen, (innerem) Bewusstsein, Träumen oder körperlichen Erfahrungen. Die Entwicklung entferne sich von einem Unterordnen unter höhere Autoritäten und dem Annehmen von vorgegebenen Wegen hin zu einer Selbstbestimmtheit und dem Folgen einer subjektiven inneren Richtung. Genauer gesagt: eine Abkehr von der klassischen Religiosität hin zu einer subjektiven, individuellen Spiritualität.

?

Erleben wir (auch in Deutschland) eine Art spirituelle Revolution?

Aktuelle Entwicklungen lassen diesen Schluss, zumindest für Deutschland, nicht unbedingt zu. Laut aktuellem Religionsmonitor der Bertelsmann Stiftung bezeichneten sich im Jahre 2008 ca. 12 % der Westdeutschen und 4 % der Ostdeutschen als ziemlich bzw. sehr spirituell. Als wenig bzw. gar nicht spirituell hingegen bezeichneten sich ca. 62 % der Westdeutschen und 81 % der Ostdeutschen. Im Jahr 2013 wurde diese Befragung erneut durchgeführt: Hierbei bezeichneten sich ca. 13 % der Westdeutschen und 6 % der Ostdeutschen als ziemlich bzw. sehr spirituell. Als wenig bzw. gar nicht spirituell bezeichneten sich ca. 59 % der Westdeutschen und 77 % der Ostdeutschen (Pollack und Müller 2013).

Die Frage nach der selbsteingeschätzten Religiosität hingegen erbrachte folgende Ergebnisse: Im Jahr 2008 bezeichneten sich ca. 18 % der Westdeutschen und 6 % der Ostdeutschen als ziemlich bzw. sehr religiös. Demgegenüber bezeichneten sich ca. 42 % der Westdeutschen und 78 % der Ostdeutschen als wenig bzw. gar nicht religiös. Bei der erneuten Befragung im Jahre 2013 äußerten ca. 21 % der Westdeutschen und 12 % der Ostdeutschen ziemlich bzw. sehr religiös und 35 % der Westdeutschen und 72 % der Ostdeutschen wenig bzw. gar nicht religiös zu sein (Pollack und Müller 2013).

Die allgemeinere Frage nach dem Glauben an die Existenz Gottes oder etwas Göttliches fiel hingegen anders aus: Im Jahr 2008 glaubten ca. 52 % der Westdeutschen und 12 % der Ostdeutschen, im Jahr 2013 sogar 54 % der

Westdeutschen und 23 % der Ostdeutschen ziemlich bzw. sehr an die Existenz Gottes. Wenig bzw. gar nicht an die Existenz Gottes glaubten im Jahr 2008 25 % der Westdeutschen und 73 % der Ostdeutschen, im Jahr 2013 hingegen 27 % der West- und 68 % der Ostdeutschen (Pollack und Müller 2013).

Weiterhin wurde nach der Wichtigkeit bzw. dem Stellenwert der Lebensbereiche Spiritualität, Religiosität, Familie, Freunde, Freizeit, Arbeit bzw. Beruf und Politik im Alltag gefragt. Spiritualität erreichte sowohl in West- als auch in Ostdeutschland in allen Altersgruppen (16–30, 31–60 und $\geq$ 61 Jahre) nur den letzten Platz, jeweils direkt hinter der Religion. An der Spitze stand die Familie. Eine spirituelle Revolution wird den Daten zufolge daher eher ausgeschlossen. Dennoch schätzten 32 % der West- und 23 % der Ostdeutschen Spiritualität als eher bzw. sehr wichtig ein (Pollack und Müller 2013). Im internationalen Vergleich des Religionsmonitors der Bertelsmann Stiftung wurde in mehr als der Hälfte der untersuchten Länder (USA, Kanada, Südkorea, Israel, Türkei, Schweiz, Deutschland, Großbritannien, Frankreich, Schweden und Spanien) die Tendenz vorgefunden, dass Spiritualität eine leicht höhere Wichtigkeit als Religiosität für die Bürger aufweist (Pickel 2013).

Welche Entwicklungen zeigen sich in Bezug auf Religion? Und wie verteil(t)en sich die Anhängerschaften der verschiedenen Religionen?

Religiosität verzeichnet vor allem in den westlichen Kulturen einen Rückgang mit jeder neuen Generation (Voas 2009). Zunächst werfen wir einen Blick auf die aktuellen Zahlen: Weltweit gehörten im Jahr 2010 laut der Central Intelligence Agency (CIA) ca. 33 % der Menschheit dem Christentum, 23 % dem Islam, 14 % dem Hinduismus, 7 % dem Buddhismus und knapp 12 % anderen Religionen an. Nichtreligiös hingegen waren ca. 10 % und Atheisten ca. 2 % der Menschheit (CIA 2013). Im Jahr 2000 gehörten ca. 33 % der Menschheit dem Christentum, 20 % dem Islam, 13 % dem Hinduismus, 6 % dem Buddhismus und knapp 13 % anderen Religionen an. Nichtreligiös waren dagegen ca. 15 % der Menschheit (Tyler-Hitchcock und Esposito 2004).

Im Jahr 1900 hingegen waren noch ca. 35 % der Menschheit Anhänger des Christentums, 12 % des Islam, 13 % des Hinduismus, 8 % des Buddhismus und knapp 33 % Anhänger von anderen Religionen. Nichtreligiös waren um 1900 nur ca. 0,2 % der Menschheit (Tyler-Hitchcock und Esposito 2004). Wie kommt es zu einem solchen Wandel? Gervais und Norenzayan (2012) regen mit ihren Experimenten die provokative These an, dass unser analytisches Denken möglicherweise einen Grund für den Verlust des religiösen Glaubens darstellen könnte (s. auch Abschn. 2.2).

Studien

Gervais und Norenzayan (2012) führten verschiedene Experimente mit kanadischen und amerikanischen Teilnehmern zu analytischem Denken und Religiosität durch. In einem ersten Experiment bearbeiteten die Teilnehmer analytische Denkaufgaben. Im Anschluss daran wurde die intrinsische Religiosität der Teilnehmer gemessen. Es zeigte sich, dass analytisches Denken negativ, also mit einer geringeren intrinsischen Religiosität zusammenhing.

Um Kausalzusammenhänge herstellen zu können, wurden vier weitere Experimente durchgeführt. Hierzu wurden jeweils zwei Gruppen untersucht: eine Experimentalgruppe und eine Kontrollgruppe. Bei der Experimentalgruppe wurden mit verschiedenen subtilen Priming-Prozeduren (visuell und implizit) Konzepte analytischen Denkens aktiviert. Solche Priming-Prozeduren führten in einem Pilottest, welcher mit einer gesonderten Gruppe zuvor durchgeführt wurde, zu einer Verbesserung der Leistung bei analytischen Denkaufgaben, was auf eine erfolgreiche Aktivierung der analytischen Konzepte durch das Priming hindeutet. Es zeigte sich, dass die Priming-Prozeduren den religiösen Nichtglauben erhöhten. Auch die Stärke des religiösen Glaubens, welche bereits einige Wochen vor dem Experiment erhoben wurde, nahm keinen Einfluss auf diesen Effekt.

Demzufolge stellt analytisches Denken möglicherweise einen wichtigen Faktor für den religiösen Nichtglauben dar. Die Autoren nehmen an, dass diejenigen Informationsverarbeitungsprozesse, die mit analytischem Denken assoziiert sind, zu einer Hemmung oder Überschreibung derjenigen Informationsverarbeitungsprozesse führen kann, welche mit religiösem Glauben assoziiert sind.

Ob Spiritualität die Religiosität tatsächlich allmählich ablösen wird, bleibt abzuwarten. Folgen wir Del Rio und White (2012), so ist Religiosität ein möglicher und kulturell variierender Ausdruck von Spiritualität: Spiritualität befähigt uns dazu, religiöse Gemeinschaften zu formen. Fakt ist jedoch: Spiritualität gewinnt für viele Forscher und praktisch Tätige aus den unterschiedlichsten Fachdisziplinen (Moberg 2002) und, wie wir in diesem Abschnitt erfahren haben, für Menschen aus vielen verschiedenen Teilen der Welt, zunehmend an Bedeutung.

Sie werden in diesem Buch von vielen Forschungsergebnissen zur Spiritualität erfahren. Zu beachten ist, dass eine Generalisierbarkeit der dargestellten Ergebnisse auf die gesamte Menschheit oftmals stark eingeschränkt ist, da vorrangig westliche und christliche Populationen im Mittelpunkt der bisherigen Forschung standen (Abschn. 4.3). Da sich Religion auf viele Bereiche unseres Lebens wie unsere Werte, unser Verhalten, unsere Einstellungen sowie Lebensziele und sogar auf die Politik auswirken kann (Pickel 2011), sollte dies bei der Interpretation von den in diesem Buch berichteten Ergebnissen von Forschungsstudien zur Spiritualität berücksichtigt werden. Vor allem, da die USA zu den religiösesten westlichen Ländern gehören, wo Religion einen großen

Einfluss – selbst auf staatliche Angelegenheiten – besitzt (Belzen 2008), und der Großteil der Forschung und dargestellten Forschungsergebnisse aus den USA stammt, sollte dies beim Lesen der Studienergebnisse beachtet werden – auch wenn der Fokus dieses Buches nicht auf Religiosität liegt. Ergebnisse aus den USA können also nicht automatisch auf andere Länder übertragen werden (Büssing et al. 2009).

Aber auch die Konfessionszugehörigkeit von Probanden scheint nicht immer in genügendem Maße aufschlussreich zu sein. So befragten Büssing et al. (2009) 580 deutsche Patienten mit chronischen Schmerzen, von denen annähernd 90 % eine überwiegend christliche Konfessionszugehörigkeit angaben. Dennoch bezeichneten sich 50 % der Probanden als nichtreligiös. In einer Befragung von 213 deutschen Patienten mit Multipler Sklerose gaben 82 % eine Konfessionszugehörigkeit an, wobei sich sogar 70 % dennoch als nichtreligiös bezeichneten (Büssing et al. 2013). Dies macht deutlich, dass andere Aspekte wie individuelle Einstellungen, Erfahrungen, Glaubensüberzeugungen, spirituelle Praktiken und die subjektive Einschätzung der individuellen Spiritualität und Religiosität der Teilnehmer in vielen Fällen aufschlussreicher erscheinen.

In diesem Buch werden wir uns mit der psychologischen Erforschung von Spiritualität (Kap. 2), den zentralen Aspekten, Elementen und möglichen Ausdrucksformen von Spiritualität (Kap. 3), der Rolle unserer Persönlichkeit (Kap. 4), den potenziell gesundheitsförderlichen (Kap. 5, 6 und 7), aber auch mit den potenziell gesundheitsgefährdenden (Kap. 8) Auswirkungen von Spiritualität sowie mit spirituellen und religiösen Praktiken (Kap. 7) beschäftigen. In Kap. 9 lernen wir einige unserer menschlichen Potenziale und Kräfte etwas genauer kennen sowie einige Wege, wie wir diese stärken können. Es gibt viele wichtige, spannende und hochaktuelle Forschungsergebnisse zu berichten!

Fazit

Der Mensch scheint schon seit vielen Jahrtausenden, wenn nicht schon seit Anbeginn seiner Existenz, spirituell zu sein. Spiritualität ist eine persönliche, individuelle Verbundenheit mit dem Heiligen bzw. Erfahrung von Transzendenz. Sie kann als Suche, innere Haltung, Erfahrung oder auch als Basiselement bzw. Grundaspekt des Menschen bzw. Menschseins beschrieben werden. Aktuellen Theorien zufolge kann Spiritualität zwar Religiosität beinhalten, geht jedoch über diese hinaus. Religiosität ist demnach ein möglicher Ausdruck von Spiritualität. Spiritualität und Religiosität können Menschen Sinn, Verbundenheit, Perspektive, Verstehbarkeit, Kontrollierbarkeit, Sicherheit, Schutz und Unterstützung spenden sowie Furcht und Angst nehmen – auch oder *vor allem auch* in schwierigen Zeiten. Evolutionspsychologisch betrachtet, bergen Spiritualität und Religiosität somit potenzielle (Überlebens-)Vorteile in sich. Spiritualität ist ein sehr vielfältiges Konstrukt und nimmt eine wichtige oder gar zentrale Rolle im Leben vieler Menschen ein. Und schon Kinder äußern, unabhängig von der Kultur, spirituell anmutende Gedanken. Spiritualität kann eine wichtige Quelle von Sinn, Hoffnung und Geborgenheit für das menschliche Leben darstellen. Das Interesse am Thema Spiritualität steigt – und das sowohl in der Forschung als auch bei vielen Menschen aus unterschiedlichen Teilen der Welt.

Literatur

Allport, G. W., & Ross, J. M. (1967). Personal religious Orientation and Prejudice. *Journal of Personality and Social Psychology*, *5*(4), 432–443.

Asendorpf, J. B. (2007). *Psychologie der Persönlichkeit*. Heidelberg: Springer Medizin Verlag.

Belanti, J., Perera, M., & Jagadheesan, K. (2008). Phenomenology of near-death experiences: a cross-cultural perspective. *Transcult Psychiatry*, *45*(1), 121–133. doi:10.1177/1363461507088001.

Belzen, J. A. (2008). Über Religionspsychologie: Konditionen und Gründe ihrer Existenz. *Journal für Psychologie*, *16*(3), 1–21.

Bering, J. M., Blasi, C. H., & Bjorklund, D. F. (2005). The development of „afterlife" beliefs in religiously and seculary schooled children. *British Journal of Developmental Psychology*, *23*, 587–607.

Blume, M. (2009). The Reproductive Benefits of Religious Affiliation. In E. Voland, & W. Schiefenhövel (Hrsg.), *The Biological Evolution of Religious Mind and Behavior* (S. 117–126). Berlin Heidelberg: Springer-Verlag.

Boyer, P. (2003). Are Ghost Concepts „Intuitive", „Endemic" and „Innate"? *Journal of Cognition and Culture*, *3*(3), 233–242.

Büssing, A. (2008). Spiritualität – inhaltliche Bestimmung und Messbarkeit. *Prävention*, *2*, 35–37.

Büssing, A., Michalsen, A., Balzat, H.-J., Grünther, R.-A., Ostermann, T., Neugebauer, E. A. M., & Matthiessen, P. F. (2009). Are Spirituality and Religiosity Resources for Patients with Chronic Pain Conditions? *Pain Medicine*, *10*(2), 327–339. doi:10.1111/j.1526-4637.2009.00572.x.

Büssing, A., Janko, A., Baumann, K., Hvidt, N. C., & Kopf, A. (2013a). Spiritual Needs among Patients with Chronic Pain Diseases and Cancer Living in a Secular Society. *Pain Medicine*, *14*(9), 1362–1373. doi:10.1111/pme.12198.

Büssing, A., Wirth, A. G., Humbroich, K., Gebershagen, K., Schimrigk, S., Haupts, M., Baumann, K., & Heusser, P. (2013b). Faith as a Resource in Patients with Multiple Sclerosis Is Associated with a Positive Interpretation of Illness and Experience of Gratitude/Awe. *Evidence-Based Complementary and Alternative Medicine*. doi:10.1155/2013/128575.

CIA (2013). People and Society. In *The World Factbook 2013-14*. Washington DC: Central Intelligence Agency.. https://www.cia.gov/library/publications/the-world-factbook/index.html. Zugegriffen: 09.06.2015

Del Rio, C. M., & White, L. J. (2012). Separating Spirituality From Religiosity: A Hylomorphic Attitudinal Perspective. *Psychology of Religion and Spirituality, 4*(2), 123–142. doi:10.1037/a0027552.

Desrosiers, A., Kelley, B. S., & Miller, L. (2011). Parent and Peer Relationships and Relational Spirituality in Adolescents and Young Adults. *Psychology of Religion and Spirituality, 3*(1), 39–54. doi:10.1037/a0020037.

Dossey, L. (2014). Spirituality and Nonlocal Mind: A Necessary Dyad. *Spirituality in Clinical Practice, 1*(1), 29–42. doi:10.1037/scp0000001.

Durkheim, E. (1981). *Die elementaren Formen des religiösen Lebens*. Frankfurt am Main: Verlag der Weltreligionen. L. Schmidts, Übers

Emmons, N. A., & Kelemen, D. (2014). The Development of Children's Prelife Reasoning: Evidence From Two Cultures. *Child Development, 85*(4), 1617–1633.

Facco, E., & Agrillo, C. (2012). Near-death experiences between science and prejudice. *Frontiers in Human Neuroscience, 6*, 1–6. doi:10.3389/fnhum.2012.00209.

Fetzer Institute, & National Institute on Aging Working Group (2003). *Multidimensional Measurement of Religiousness, Spirituality for Use in Health Research. A Report of a National Working Group. Supported by the Fetzer Institute in Collaboration with the National Institute on Aging*. Kalamazoo, MI: Fetzer Institute. http://www.fetzer.org/sites/default/files/images/resources/attachment/%5Bcurrent-date%3Atiny%5D/Multidimensional_Measurement_of_Religousness_Spirituality.pdf

Geiss, I. (2002). *Daten. Die chronologische Dimension der Weltgeschichte*. Geschichte griffbereit, Bd. I. Gütersloh/München: Wissen Media Verlag.

Gervais, W. M., & Norenzayan, A. (2012). Analytic thinking promotes religious disbelief. *Science, 336*, 493–496. doi:10.1126/science.1215647.

Gervais, W. M., Shariff, A. F., & Norenzayan, A. (2011). Do you believe in atheists? Distrust is central to anti-atheist prejudice. *Journal of personality and social psychology, 101*(6), 1189–1206. doi:10.1037/a0025882.

Götzelmann, A. (2008). Auf der Suche nach Religion. Spirituelle Bedarfe diakonischer Bildung. In J. Eurich, & C. Oelschlägel (Hrsg.), *Diakonie und Bildung. Heinz Schmidt zum 65. Geburtstag*. (S. 210–226). Stuttgart: Kohlhammer.

Grom, B. (2010). Esoterik. In J. Sinabell, H. Baer, H. Gasper, & J. Müller (Hrsg.), *Lexikon neureligiöser Bewegungen, esoterischer Gruppen und alternativer Lebenshilfen* (S. 63–66). Freiburg: Herder Verlag.

Hamer, D. (2006). *Das Gottes-Gen: Warum uns der Glaube im Blut liegt*. München: Kösel.

Hardy, S. A., White, J. A., Zhang, Z., & Ruchty, J. (2011). Parenting and the Socialization of Religiousness and Spirituality. *Psychology of Religion and Spirituality*, *3*(3), 217–230. doi:10.1037/a0021600.

Heelas, P., & Woodhead, L. (2005). *The Spiritual Revolution: Why Religion Is Giving Way to Spirituality*. Oxford: Blackwell Publishing.

Hill, P. C., Pargament, K. I., Hood, R. W., McCullough, M. E., Swyers, J. P., Larson, D. B., & Zinnbauer, B. J. (2000). Conceptualizing Religion and Spirituality: Points of Commonality, Points of Departure. *Journal for the Theory of Social Behaviour*, *30*(1), 51–76.

Hutter, M. (2008). *Die Weltreligionen*. München: Beck.

Jenkins, R. A., & Pargament, K. I. (1995). Religion and Spirituality as Resources for Coping with Cancer. *Journal of Psychosocial Oncology*, *13*, 51–74.

Joseph, R. (2011). Evolution of Paleolithic Cosmology and Spiritual Consciousness, and the Temporal and Frontal Lobes. *Journal of Cosmology*, *14*, 4400–4440.

Karle, I. (2010). Perspektiven der Krankenhausseelsorge. Eine Auseinandersetzung mit dem Konzept des Spiritual Care. *Wege zum Menschen*, *62*, 537–555.

Keil, H. H. J., & Tucker, J. B. (2005). Children Who Claim to Remember Previous Lives: Cases with Written Records Made before the Previous Personality Was Identified. *Journal of Scientific Exploration*, *19*(1), 91–101.

Khanna, S., & Greyson, B. (2014). Daily Spiritual Experiences Before and After Near-Death Experiences. *Psychology of Religion and Spirituality*, *6*(4), 302–309. doi:10.1037/a0037258.

Kirkpatrick, L. A. (2009). An Attachment-Theory Approach to the Psychology of Religion. *International Journal for the Psychology of Religion*, *2*(1), 3–28. doi:10.1207/s15327582ijpr0201_2.

Klinger-Omenka, U. (2005). *Helfersteine. Balsam für Körper, Geist und Seele*. Aitrang: Windpferd Verlag.

Koenig, H. G. (2010). Spirituality and Mental Health. *International Journal of Applied Psychoanalytic Studies*, *7*(2), 116–122. doi:10.1002/aps.

Küng, H. (Hrsg.). (1990). *Christentum und Weltreligionen. Hinführung zum Dialog mit Islam, Hinduismus und Buddhismus*. Frankfurt am Main, Wien: Büchergilde Gutenberg.

Lämmermann, G. (2006). *Einführung in die Religionspsychologie: Grundfragen, Theorien, Themen*. Neukirchen-Vluyn: Neukirchener Verlag.

Moberg, D. O. (2002). Assessing and Measuring Spirituality: Confronting Dilemmas of Universal and Particular Evaluative Criteria. *Journal of Adult Development*, *9*(1), 47–60.

Möller, A., & Reimann, S. (2003). „Spiritualität" und Befindlichkeit – subjektive Kontingenz als medizinpsychologischer und psychiatrischer Forschungsgegenstand. *Fortschritte der Neurologie Psychiatrie*, *71*, 609–616.

Morse, M., & Perry, P. (1992). *Zum Licht. Was wir von Kindern lernen können, die dem Tod nahe waren.* Frankfurt am Main: Zweitausendeins.

Myers, D. G. (2008). *Psychologie.* Heidelberg: Springer Medizin Verlag.

Norenzayan, A., & Shariff, A. F. (2008). The origin and evolution of religious prosociality. *Science, 322,* 58–62. doi:10.1126/science.1158757.

Nuhr, D. (2010). *Nuhr auf Sendung. Ein Radiotagebuch.* Köln: WortArtisten GmbH.

Pargament, K. I. (2002). The Bitter and the Sweet: An Evaluation of the Costs and Benefits of Religiousness. *Psychological Inquiry: An International Journal for the Advancement of Psychological Theory, 13*(3), 168–181. doi:10.1207/S15327965PLI1303_02.

Peck, M. S. (2007). *Gemeinschaftsbildung: Der Weg zu authentischer Gemeinschaft.* Bandau: Eurotopia-Verlag.

Pickel, G. (2011). *Religionssoziologie.* Wiesbaden: VS Verlag.

Pickel, G. (2013). *Religionsmonitor. Verstehen was verbindet. Religiosität im internationalen Vergleich.* Gütersloh: Bertelsmann Stiftung. http://www.religionsmonitor.de/pdf/Religionsmonitor_IntVergleich.pdf

Piedmont, R. L. (1999). Does Spirituality Represent the Sixth Factor of Personality? Spiritual Transcendence and the Five-Factor Model. *Journal of Personality, 67*(6), 985–1013.

Piedmont, R. L., & Leach, M. M. (2002). Crosscultural generalizability of the Spiritual Transcendence Scale in India: Spirituality as a universal aspect of human experience. *American Behavioral Scientist, 45,* 1888–1901. doi:10.1177/0002764202045012011.

Pollack, D., & Müller, O. (2013). *Religionsmonitor. Verstehen was verbindet. Religiosität und Zusammenhalt in Deutschland.* Gütersloh: Bertelsmann Stiftung. http://www.religionsmonitor.de/pdf/Religionsmonitor_Deutschland.pdf

Rauch, F., & Weismayer, J. (2010). Spiritualität. In J. Sinabell, H. Baer, H. Gasper, & J. Müller (Hrsg.), *Lexikon neureligiöser Bewegungen, esoterischer Gruppen und alternativer Lebenshilfen* (S. 208–209). Freiburg: Herder Verlag.

Schmidt, K. (2008). *Sie bauten die ersten Tempel: Das rätselhafte Heiligtum der Steinzeitjäger.* München: dtv Verlag.

Shariff, A. F., & Norenzayan, A. (2007). God is watching you: priming God concepts increases prosocial behavior in an anonymous economic game. *Psychological science, 18*(9), 803–809. doi:10.1111/j.1467-9280.2007.01983.x.

Stevenson, I. (1997). *Where Reincarnation and Biology Intersect.* Westport: Praeger Publishers.

Tyler-Hitchcock, S., & Esposito, J. (2004). *Die Weltreligionen. Hinduismus, Buddhismus, Judentum, Christentum und Islam.* Washington D. C.: National Geographic.

Underwood, L. G., & Terese, J. A. (2002). The Daily Spiritual Experience Scale: Development, theoretical description, reliability, exploratory factor analysis, and preliminary construct validity using health related data. *Annals of Behavioral Medicine, 24*(1), 22–33.

Vance, T., Maes, H. H., & Kendler, K. S. (2010). Genetic and Environmental Influences on Multiple Dimensions of Religiosity. *The Journal of Nervous and Mental Disease, 198*(10), 755–761.

Voas, D. (2009). The Rise and Fall of Fuzzy Fidelity in Europe. *European Sociological Review, 25*(2), 155–168. doi:10.1093/esr/jcn044.

Zinser, H. (2006). Okkultismus. In Behörde für Inneres – Landesjugendbehörde (Hrsg.), *Brennpunkt Esoterik* (S. 5–66). Hamburg: Freie und Hansestadt Hamburg – Behörde für Inneres – Landesjugendbehörde.. http://www.hamburg.de/contentblob/102176/data/brennpunkt-esoterik.pdf

2

Die wissenschaftliche Erforschung von Spiritualität

Inhalt

© Springer-Verlag Berlin Heidelberg 2015
C. Krause, *Mit dem Glauben Berge versetzen?*, Kritisch hinterfragt, DOI 10.1007/978-3-662-48457-9_2

2.1   Psychologie und psychologische Forschung – Von den Anfängen bis zu den Zielen

Die Psychologie beschäftigt sich mit den Fragen, die uns Menschen seit jeher bewegen. Diese Disziplin ist mittlerweile etwas über ein Jahrhundert alt und damit sogar vergleichsweise jung (Zimbardo 1995) – ihre Wurzeln sind hingegen sehr viel älter; sie stammen aus der Philosophie und Biologie. Psychologie ist in vielen Bereichen zu finden: Neben der Forschung und Lehre findet die Psychologie beispielsweise auch in der Arbeitswelt, im Bereich der Gesundheit und Pädagogik aber auch der Forensik ihre Anwendung (Myers 2008).

?

Was ist Psychologie? Womit beschäftigt sich diese?

> **Psychologie** Die **Psychologie** ist eine Wissenschaft, die sich mit dem Verhalten und den kognitiven (geistigen) Prozessen des Menschen beschäftigt (Myers 2008). Neben dem Verhalten werden vor allem auch das Bewusstsein und das subjektive Erleben des Menschen von der Psychologie untersucht. Diese Merkmale werden, beginnend in frühester Kindheit, bis ins hohe Erwachsenenalter bzw. Seniorenalter erforscht. Hierbei sind nicht nur die inneren Faktoren, also die Eigenschaften, die in der Person verankert liegen, von Interesse, sondern auch die äußeren Bedingungen, sprich die jeweilige Umwelt des Menschen (Zimbardo 1995).

?

Was sind überhaupt die Ziele der Psychologie?

Die Psychologie verfolgt verschiedene Ziele (Abb. 2.1): Zum einen möchte sie das Verhalten von Menschen *beschreiben*. Hierzu werden Daten über die Personen gesammelt und auch die Umweltbedingungen notiert, unter welchen die Person das registrierte Verhalten gezeigt hat (Zimbardo 1995). Mögliche Fragestellungen könnten sein: Welche Verhaltensweisen zeigen Menschen typischerweise als Reaktion auf Stress auslösende Ereignisse? Welche äußeren Bedingungen führen häufig zu einem starken Stressempfinden?

Stellen wir uns hierzu einmal folgendes Beispiel vor: Eine Lehrerin bemerkt, dass einer ihrer Schüler in den letzten Wochen ein auffälliges Verhalten zeigt. Sie berichtet den Eltern, dass er aus Wut Dinge kaputt mache und in der Pause seine Mitschüler ärgere. Die Lehrerin hat deshalb Daten über das Verhalten gesammelt und sich auch notiert, wann dieses Verhalten genau gezeigt wurde.

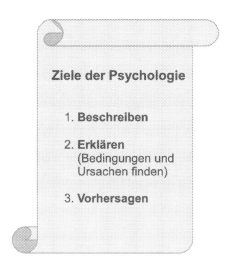

Abb. 2.1 Ziele der Psychologie

Durch diese Daten kann sie eine genaue Beschreibung des Verhaltens und der Situationen geben, in welchen dieses auftrat.

Ein weiteres Ziel ist es, *Erklärungen*, also Bedingungen und Ursachen für das beschriebene Verhalten zu finden (Zimbardo 1995). Eine mögliche Fragestellung hierzu könnte wie folgt lauten: Zwei Gruppen lernen in unterschiedlichen Situationen, und Gruppe A zeigt im Vergleich zu Gruppe B bessere Lernerfolge: Wie und weshalb haben manche Umgebungen einen förderlichen Einfluss auf unsere Lernerfolge?

In unserem Beispiel konnte die Lehrerin feststellen, dass der Schüler sein Verhalten fast jedes Mal nach dem Sportunterricht zeigte. In einem persönlichen Gespräch erzählte der Schüler seiner Lehrerin, dass er beim Geräteturnen überhaupt nicht zurechtkommen würde, da er dafür viel zu ungeschickt sei. Die Mitschüler aus seiner Klasse würden ihn regelmäßig damit aufziehen, was ihn sehr wütend mache.

Drittes Ziel ist die *Vorhersage* von Verhalten. Durch die gesammelten Daten sollen Prognosen gemacht werden, die es ermöglichen, das Eintreten eines bestimmten Verhaltens mit einer gewissen Wahrscheinlichkeit vorhersagen zu können (Zimbardo 1995). Hierbei könnten die Fragestellungen wie folgt aussehen: Mit welcher Wahrscheinlichkeit wird sich eine Person, welche vergleichsweise schnell Englisch lernen konnte, auch eine andere Fremdsprache in kurzer Zeit aneignen können? Haben die Schulleistungen von Kindern eine Vorhersagekraft für den späteren beruflichen Erfolg als Erwachsener?

Kommen wir noch einmal auf unser Beispiel zurück. Wir können den Beschreibungen und Erklärungen nach annehmen, dass der Schüler wahrscheinlich auch nach den folgenden Sportstunden das auffällige Verhalten zeigt, sofern sich nichts an der Situation verändern wird. Aufgrund der Daten über die Situation und sein Verhalten, für welches sogar eine Erklärung ausfindig gemacht wurde, können wir mit einer gewissen Wahrscheinlichkeit eine Vorhersage über sein zukünftiges Verhalten machen.

Auch die Verhaltenskontrolle (also ein bestimmtes Verhalten herbeizuführen, es aufrecht zu erhalten und es zu beeinflussen) wird von einigen Autoren als weiteres Ziel der Psychologie benannt (Zimbardo 1995).

Im *psychologischen Forschungsprozess* (vor allem in der Grundlagenforschung) geht es kurz gefasst genau um diese genannten Aspekte (Zimbardo 1995): Über bereits vorliegende Forschungsergebnisse und Theorien können Überlegungen für die eigene Untersuchung abgeleitet und Hypothesen aufgestellt werden. In einer Planungsphase werden die genauen Methoden zusammengestellt, um dann Daten über ein bestimmtes Verhalten oder Eigenschaften von Menschen zu erheben. Die Daten werden schließlich ausgewertet. Die vorgefundenen Verhaltensweisen oder Eigenschaften werden beschrieben und es wird angestrebt, Erklärungen und Ursachen für diese zu finden, um Prognosen für ihr Auftreten in zukünftigen oder anderen Situationen machen zu können. Die anwendungsorientierte Forschung möchte hingegen Lösungen für bestehende Probleme finden und hat die Verbesserung der Lebensqualität von Menschen zum Ziel (Zimbardo 1995). Die gefundenen Ergebnisse werden vor dem Hintergrund bisheriger Forschungsstudien und bestehender Theorien eingeordnet, diskutiert und durch Publikationen der Öffentlichkeit zugänglich gemacht.

Psychologische Untersuchungen

> **?**
>
> Welche Formen von psychologischen Untersuchungen gibt es?

In der psychologischen Forschung werden häufig zwei Arten von Untersuchungen angewendet: Beobachtungen und Experimente. Bei *Beobachtungen* wird nicht in das natürliche Geschehen eingegriffen, die Situation und das Verhalten werden lediglich registriert. Dies hat den Vorteil, dass die Umstände nicht künstlich verändert werden und somit der Wirklichkeit viel eher entsprechen als bei einem Experiment. Nachteile sind jedoch, dass viele Störfaktoren vorliegen und meist keine genauen kausalen Zusammenhänge (also klare Einteilungen in Ursache und Wirkung) ermittelt werden können (Müsseler und Prinz 2002). Zum Beispiel könnte man eine Person im Einkaufszentrum dabei beobachten, wie sie kurz vor Weihnachten gehetzt und mit den Nerven am Ende von Geschäft zu Geschäft rennt, um auf den letzten Drücker noch das passende Geschenk für die Lieben daheim zu finden. Hierbei handelt es sich also um die Beobachtung eines natürlichen Geschehens ohne ein Eingreifen. Jedoch können wir nicht feststellen, ob tatsächlich das kurz bevorstehende Weihnachtsfest dazu geführt hat, dass die beobachtete Person gehetzt wirkt. Möglicherweise ist allein die Tätigkeit des Einkaufens hierfür verantwortlich, oder die Person fühlt sich einfach in großen Menschenmassen unwohl. Wie wir an diesem Beispiel sehen können, kommen viele Faktoren infrage, und wir können keine klaren kausalen Zusammenhänge ausfindig machen.

Bei *Experimenten* hingegen werden einzelne Faktoren isoliert untersucht, um genaue Ursache-Wirkungs-Analysen vornehmen zu können. Klassischerweise kommt hierfür ein Labor zum Einsatz, in welchem die Versuchsteilnehmer unter verschiedenen Bedingungen auf einzelne Verhaltensweisen hin getestet werden (Müsseler und Prinz 2002). Ein Beispiel hierfür wäre, Versuchspersonen in einem Labor in einer zuvor genau geplanten und immer gleich ablaufenden Situation zu testen. Stellen wir uns nun einmal vor, eine Versuchsperson sitzt nichtsahnend in dem Wartezimmer für eine psychologische Studie und ein Lockvogel setzt sich lauthals telefonierend daneben. Nun wird das Verhalten der Versuchsperson, beispielsweise durch einen halbdurchlässigen Spiegel, genauestens beobachtet: Bleibt sie weiterhin tiefenentspannt sitzen, oder verschränkt sie schnell wutschnaubend die Arme? Bittet sie die telefonierende Person darum, etwas leiser zu sprechen, oder wird sie sogar genervt das Wartezimmer verlassen? Und was passiert, wenn dann auch noch zwei weitere Lockvögel dazustoßen? Der eine laut schmatzend, genüsslich ein Knoblauchbaguette verzehrend und der andere über seine Kopfhörer viel zu laut Musik hörend? Schließlich soll die Versuchsperson nun, da sie die Wartezeit überstanden hat, eine Reihe von kniffligen Aufgaben lösen, die ihr ein Versuchsleiter stellt. Häufig wird neben einer Experimentalgruppe auch eine Kontrollgruppe getestet, welche beispielsweise in einem leeren Wartezimmer wartet oder zwischen ruhigen anderen Personen sitzen kann, ohne dabei gestört zu werden. Werden sich die Leistungen der beiden Gruppen unterscheiden? Und unterscheiden sich die Leistungen von Personen der Experimentalgruppe, die gereizt und genervt reagierten, von denen, die trotz der Umstände im Wartezimmer entspannt wirkten?

In vielen Studien werden auch verschiedene standardisierte *Fragebögen* eingesetzt, bei denen die Versuchsteilnehmer auf bestimmte Fragen oder Aussagen antworten können. Häufig soll hierbei die am meisten zutreffende Antwort angekreuzt werden. Eine Person kann sich selbst (Selbstbeurteilung) oder eine bekannte Person wie den Ehepartner bzw. einen guten Freund (Fremdbeurteilung) beschreiben. Problematisch ist, dass die Person bei ihren Angaben schummeln kann oder möglicherweise eine verzerrte Wahrnehmung hat. Diese Beurteilungsfragebögen werden entweder auf Papier oder am Computer ausgefüllt. Oder es werden *Tests* mit kniffligen Aufgaben präsentiert, die beispielsweise innerhalb einer bestimmten Zeit gelöst werden sollen (Asendorpf 2007). Wie wir sehen, gibt es eine ganze Reihe an Untersuchungsmöglichkeiten, die alle ihre Vor- und Nachteile mit sich bringen. Ziel einer Erhebung sollte es jedoch auch immer sein, den Ablauf für die Probanden so angenehm wie möglich zu gestalten und ökonomisch vorzugehen. Mithilfe solcher wissenschaftlichen Untersuchungen kann Schritt für Schritt ein genaueres Verständnis des menschlichen Verhaltens und seiner Kognitionen (also seiner mentalen Prozesse wie Denken, Erinnern etc.) in unterschiedlichen Situationen und Kontexten erlangt werden.

2.2 Spiritualität und Religiosität – die „ungeliebten Kinder" der Psychologie?

Die Psychologie als Wissenschaft entstand erst ab dem Jahre 1879. In diesem Jahr wurde das erste psychologische Experiment durchgeführt, geleitet von Wilhelm Wundt, welcher später auch das erste psychologische Versuchslabor gründete (Myers 2008). Seither wurden bis heute bereits Tausende von Studien und Experimenten durchgeführt und etliche Theorien entwickelt. Insbesondere das Themenfeld Spiritualität steckt hierbei jedoch vergleichsweise noch in den Kinderschuhen. Zwar gibt es hierzu schon, wie wir im Verlauf des Buches sehen werden, eine ganze Reihe sehr vielversprechender Ergebnisse, jedoch sind wir heutzutage noch weit davon entfernt, sämtliche Auswirkungen von Spiritualität zu verstehen (Kap. 10).

?

Weshalb gibt es vergleichsweise eher wenig Forschung zum Thema Spiritualität und Religiosität?

Spiritualität und Religiosität werden von der Psychologie eher etwas stiefmütterlich behandelt. Ein Grund für die im Vergleich zu anderen psychologischen Themenfeldern seltenere Forschung zu diesen Themen mag in der Tatsache begründet liegen, dass sich nur ein sehr geringer Anteil von Psychologen selbst als religiös bezeichnen würde (Hill et al. 2000). Vielleicht hängt dies mit dem analytischen Denken zusammen, welches womöglich religiösen Nichtglauben fördern kann (Gervais und Norenzayan 2012) (Kap. 1). Dass dieser Faktor nicht die einzige Quelle des Nichtglaubens sein kann, wird allerdings deutlich, wenn wir uns die Ergebnisse einer Befragung von Gross und Simmons (2009) anschauen.

Studien

Die Forscher befragten in einer Studie knapp 1400 US-amerikanischen Professoren hinsichtlich der selbsteingeschätzten Stärke ihres Glaubens: Professoren der Psychologie haben zu 50 % angegeben, dass sie nicht an Gott glauben würden. Keine andere Gruppe erreichte solch hohe Werte. Der Nichtglaube betrifft jedoch längst nicht alle Professoren: Aus den Fächern Elektrotechnik, Informationsmanagement und BWL gaben weniger als 3 % der Professoren an, nicht an Gott zu glauben. Im Fachbereich Bildungswissenschaften (Primarstufe) waren es sogar 0 % (Gross und Simmons 2009).

Darüber hinaus ist auch der Fokus dieser beiden Disziplinen sehr unterschiedlich ausgerichtet: Die Psychologie befasst sich mit den menschlichen, natürlichen Kräften, Religion hingegen mit den heiligen, übernatürlichen Einflüssen und Mächten, um die Geschehnisse auf der Welt zu erklären. Auch die Zielausrichtung ist unterschiedlich; die Psychologie möchte Menschen dazu befähigen, mehr Kontrolle über das eigene Leben zu erlangen (wie über die eigenen Gedanken), Religion hingegen möchte Menschen helfen, mit den Aspekten des Lebens umzugehen, die sie nicht kontrollieren können (Trevino und Pargament 2008).

Noch zu Anfang des 20. Jahrhunderts wurde Religiosität von den renommierten Psychologen William James und G. Stanley Hall zwar sehr vielversprechend erforscht (Hill et al. 2000), von anderer Seite jedoch zum Teil auch stark pathologisiert (zum Beispiel Freud 1927). Untersuchungen zur Religiosität wurden während der Blütezeit des Behaviorismus jedoch fast gänzlich vernachlässigt (Hill et al. 2000). Der Behaviorismus als einflussreiche Strömung in der Psychologie fokussiert sich auf das beobachtbare menschliche Verhalten (Myers 2008). Mittlerweile steht Religiosität wieder vermehrt im Fokus der Psychologie. Im Sommer des Jahres 2015 feierte die Internationale Gesellschaft für Religionspsychologie (IAPR) ihr 100-jähriges Bestehen (Belzen et al. 2015). Dennoch kann diese Disziplin als von der Psychologie vergleichsweise umgangen charakterisiert werden (Hill et al. 2000).

Spiritualität hat sich mittlerweile in vielen Bereichen etabliert und aktuell zeigt sich auch in der Psychologie eine Trendwende mit einer zunehmenden Erforschung von Spiritualität (Moberg 2002). Delaney et al. (2007) befragten ca. 260 Mitglieder der American Psychological Association. Hierbei war Spiritualität für 20 % der Befragten nicht sehr wichtig, für 28 % einigermaßen wichtig und für 58 % sehr wichtig. Zur zunehmenden Popularität von Spiritualität (Kap. 1) hat wohl auch die Erkenntnis beigetragen, dass sie mit vielen positiven Faktoren der Gesundheit zusammenhängen kann (Fetzer Institute,

National Institute on Aging Working Group 2003). Genaueres hierzu werden wir in den Kap. 5, 6 und 7 erfahren.

Ein kleines Beispiel zur aktuellen Relevanz von Spiritualität: Gibt man einmal den Begriff „spirituality" (dt. Spiritualität) bei der Datenbank PsychIN-FO (englischsprachige Datenbank für psychologische Fachliteratur) ein, so erhält man mittlerweile 19.046 Ergebnisse (Stand: August 2015; im Dezember 2014 waren es übrigens noch ca. 16.000 Ergebnisse). Im Vergleich zu dem Schlagwort „depression" (254.825 Ergebnisse) mag dies vielleicht wenig erscheinen. Schaut man jedoch auf die Begriffe „burnout" (10.539 Ergebnisse) oder „headache" (dt. Kopfschmerzen; 17.825 Ergebnisse), können wir die Relevanz der Thematik innerhalb der psychologischen Forschung schon eher erahnen (Stand: August 2015). Kurz gesagt: Die Psychologie befasst sich zunehmend mit Spiritualität, und auch ihre hohe gesellschaftliche Relevanz ist inzwischen unumstritten (Piedmont 1999).

2.3 Spezifische Studienergebnisse – wie sind sie zu interpretieren und gelten diese auch für mich?

Mittlerweile gibt es unzählige Publikationen aus dem Gebiet der Psychologie, die darüber Aufschluss geben, wie und auch warum wir Menschen so denken, fühlen und handeln, wie wir es tun. Doch bis es zu solchen anerkannten Ergebnissen kommt, müssen zunächst Fragen gestellt und oftmals viele Studien zur Beantwortung dieser Fragen durchgeführt werden. Um psychologische Fragestellungen zu untersuchen, werden in den Forschungsstudien sehr viele Daten erhoben (Abschn. 2.1). Häufig ist die Frage von Interesse, ob oder wie zwei Merkmale miteinander zusammenhängen. In der Psychologie werden solche Hypothesen mithilfe der Statistik untersucht: Lineare und nichtlineare Beziehungen sind dabei möglich (Bortz 2005). Wenn wir wissen, dass zwei Merkmale miteinander zusammenhängen, können wir mit dem einen Merkmal das andere (je nach Höhe des stochastischen Zusammenhangs unterschiedlich präzise) vorhersagen. In der Statistik kann die Enge eines linearen Zusammenhangs als *Korrelation* ausgedrückt werden, die Werte im Bereich von −1 (perfekt negativer) bis +1 (perfekt positiver Zusammenhang) annehmen kann, wobei 0 keinem linearen Zusammenhang entspricht (Abb. 2.2). Ein positiver linearer Zusammenhang bedeutet vereinfacht ausgedrückt, dass, während die Ausprägung eines Merkmals hoch ausfällt, auch die Ausprägung des anderen Merkmals hoch ausfällt (Bortz 2005). Ein Beispiel: Mit zunehmender Körpergröße zeigt sich ein höheres Körpergewicht. Ein negativer linearer Zusammenhang bedeutet, dass, während ein Merkmal hoch ausgeprägt ist, das

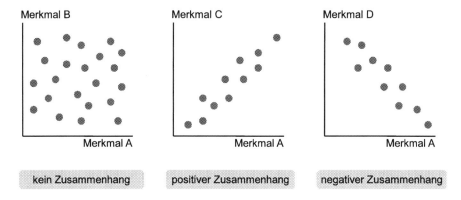

Abb. 2.2 Streudiagramme von zwei gemessenen Variablen (vereinfachte Darstellung). Ein Punkt entspricht einem Messwertepaar zweier Variablen (zum Beispiel einer Person)

andere hingegen eine niedrige Ausprägung aufweist (zum Beispiel je kratziger ein Pullover, desto geringer sein Tragekomfort). Es ist auch möglich, dass zwei Merkmale nicht miteinander korrelieren (Bortz 2005). So sollte die Menge des gefallenen Regens in deutschen Städten vermutlich nicht mit der jeweiligen Anzahl der dortigen roten Häuser zusammenhängen (sollten Sie jedoch ein passionierter Wetter- und Städteanalyst sein und das Gegenteil herausgefunden haben, so lasse ich mich natürlich gerne davon überzeugen!).

Bedeutet eine gefundene Korrelation, dass wir einen klaren Ursache-Wirkungs-Zusammenhang vorliegen haben?

Bei solchen Zusammenhangsanalysen müssen wir beachten, dass eine Korrelation nicht mit Kausalität gleichzusetzen ist. Nehmen wir einmal an, dass wir die subjektiv empfundene Energie und die individuelle Leistung in einem Test untersuchen und eine positive Korrelation zwischen beiden vorliegt. Wir können damit jedoch nicht automatisch sagen, dass mehr Energie kausal mehr Leistung mit sich bringt. Es wäre zum Beispiel auch möglich, dass mehr Leistung zu mehr empfundener Energie führe. Weiterhin wäre es auch möglich, dass etwas völlig anderes, das wir gar nicht untersucht haben, zu diesem positiven Zusammenhang geführt habe (wie etwa die zuvor getrunkene Menge an Kaffee). Somit können sich wiederum völlig andere Ursache-Wirkungs-Zusammenhänge ergeben. Eine Korrelation kann also ein Hinweis auf einen Kausalzusammenhang sein, ist aber noch lange kein Nachweis hierfür (Myers 2008). Diese Erkenntnis ist vor allem wichtig, wenn wir uns in den nächsten Kapiteln (Kap. 5, 6, 7, 8) die einzelnen Studienergebnisse anschauen werden.

?

Sollten Forschungsergebnisse zwangsläufig auch auf mich selbst zutreffen?

Weiterhin zu beachten ist, dass die Ergebnisse von Studien mit großen Stichproben nicht automatisch auf jeden von uns zutreffen müssen. Ein ganz deutliches Beispiel hierfür wäre folgendes: Aus der Altersstatistik für die deutsche Bevölkerung können wir entnehmen, dass in Deutschland das durchschnittliche Alter von Männern im Jahr 2013 bei 42,8 Jahren und von Frauen bei 45,5 Jahren liegt (Bundesinstitut für Bevölkerungsforschung 2014). Das bedeutet natürlich keineswegs, dass dieses Alter auf alle von uns zutreffen muss; das wird es mit Sicherheit nicht. Ergebnisse, die sich auf große Stichproben beziehen, gelten also für den Durchschnitt. Sie können durchaus, müssen aber nicht zwangsläufig auf jeden Einzelnen von uns zutreffen. Andersherum gilt Gleiches auch für den Einzelfall. Ergebnisse von Einzelfallstudien geben uns ein genaues Bild von einem einzelnen Individuum. Von dieser einen Person können wir aber keineswegs automatisch auch auf alle anderen Personen schließen (Myers 2008). Ein deutliches Beispiel wäre in diesem Fall eine Person, die jeden Morgen anstelle eines heißen Kaffees oder Tees lieber eine eiskalte Cola trinkt, um wach zu werden. Möglicherweise verziehen Sie nur bei dem bloßen Gedanken daran gerade das Gesicht? Oder aber Sie nicken gerade begeistert. Wie wir sehen, ist es möglich, dass der Einzelfall nicht auf alle von uns zutreffen mag. Dennoch sind diese Einzelfallstudien sehr nützlich, vor allem, da eine sehr genaue Untersuchung einer einzelnen Person wertvolle Hinweise liefern kann, um neue Forschungsfragen abzuleiten, welche dann später an großen Stichproben überprüft werden können (Myers 2008).

2.4 Wie wird Spiritualität in der psychologischen Forschung gemessen?

Spiritualität hat mittlerweile den Sprung ins Rampenlicht der modernen wissenschaftlichen Forschung geschafft – und damit hat sie, vor allem was die Psychologie betrifft, eine große Hürde überwunden. Aber wie funktioniert eine wissenschaftliche Untersuchung von Spiritualität überhaupt? Um etwas erforschen zu können, erfolgt zunächst eine sogenannte *Operationalisierung*. Ein Phänomen, ein Verhalten oder eine Eigenschaft muss *greifbar*, also messbar gemacht werden.

?

Wie wird Spiritualität in der psychologischen Forschung gemessen? Und ist dies bei einem so persönlichen, komplexen, subjektiven und vielfältigen Konstrukt wie Spiritualität überhaupt möglich?

Diese Frage zu beantworten ist schwierig. Es gibt bereits viele verschiedene Instrumente zur Erfassung von Spiritualität bzw. von verschiedenen Aspekten von Spiritualität. Aber anzunehmen, dass Spiritualität mit diesen in Gänze zu erfassen ist, wäre vermutlich zu optimistisch. Zu den häufigsten Verfahren zur psychologischen Messung von Aspekten von Spiritualität zählen Fragebogeninstrumente (s. Abschn. 2.1). Der Fokus dieser Instrumente ist jedoch meist sehr unterschiedlich ausgerichtet. Die verschiedenen Verfahren haben oft einen speziellen Blickwinkel wie zum Beispiel auf die Häufigkeit eines bestimmten Verhaltens. Mittlerweile gibt es eine ganze Reihe von verschiedenen Verfahren zur Messung von unterschiedlichen Aspekten von Spiritualität und Religiosität. Diese im Einzelnen zu benennen und zu erläutern, würde den Rahmen dieses Buches jedoch sprengen. Im Folgenden soll dennoch ein Überblick über einige Verfahren zur Messung von verschiedenen Aspekten von Spiritualität gegeben werden. Ein umfassenderer Überblick findet sich zum Beispiel bei Ostermann und Büssing (2007).

Nach dem Ansatz von MacDonald (2000) lässt sich Spiritualität in verschiedene Unterkategorien bzw. Dimensionen unterteilen: die kognitive Orientierung, paranormale Überzeugungen, eine erfahrungs- und phänomenologische Dimension, das existenzielle Wohlbefinden und die Religiosität. Zur Messung von Religiosität als eigenständiges Konstrukt gibt es übrigens auch wiederum eine Vielfalt an wissenschaftlichen Verfahren mit unterschiedlichen Dimensionen, die an dieser Stelle nicht näher diskutiert werden. Um ein etwas genaueres Verständnis für mögliche Messverfahren zu erhalten, werden im Folgenden exemplarisch je ein Fragebogenverfahren zu den fünf Kategorien von MacDonald (2000) und zwei weitere Verfahren zur Messung spiritueller Praxis und spiritueller Bedürfnisse vorgestellt.

Messung der kognitiven Orientierung
Zur Messung der kognitiven Bestandteile in Bezug auf Spiritualität bzw. der kognitiven Orientierung hin zur Spiritualität kann exemplarisch das Spiritual Orientation Inventory von Elkins et al. (1988) genannt werden, da es nach MacDonald (2000) hoch auf den Faktor kognitiv-affektive Orientierung hin zur Spiritualität lädt. Dieses Instrument misst, unabhängig von klassischer Religiosität, neun Subdimensionen: Transzendenz, Sinn und Zweckhaftigkeit im Leben, Mission(en) bzw. Bestimmung im Leben, Heiligkeit des Lebens, materielle Werte, Altruismus, Idealismus, Bewusstsein über das Tragische im Leben und Früchte von Spiritualität (also die positiven Effekte durch Spiritualität). Auf einer siebenstufigen Skala von 1 (*starke Ablehnung*) bis 7 (*starke Zustimmung*) gilt es, Aussagen, beispielsweise dass es eine transzendente, spirituelle Dimension des Lebens gäbe, zu bewerten.

Messung paranormaler Überzeugungen

Zur Messung paranormaler Überzeugungen hat Tobacyk (2004) eine revidierte Fassung der Paranormal Belief Scale (Originalversion von Tobacyk und Milford 1983) vorgestellt. Diese misst paranormale Überzeugungen anhand von sieben Subskalen: traditioneller religiöser Glaube, Glaube an Psi, Zauberei, Aberglaube, Spiritismus, Glaube an außergewöhnliches Leben und Vorahnungen. Auf einer siebenstufigen Skala von 1 (*starke Ablehnung*) bis 7 (*starke Zustimmung*) können Aussagen, wie, dass die Seele auch nach dem Tod weiter existiere (Subskala traditioneller religiöser Glaube), bewertet werden. Dieser zuverlässige Fragebogen dient zur Analyse von paranormalen Überzeugungen und deren Implikationen für Spiritualität.

Messung erfahrungs- und phänomenologischer Bestandteile

Die Daily Spiritual Experiences Scale von Underwood und Terese (2002) wurde zur Erfassung der täglichen Wahrnehmung des Transzendenten bzw. der wahrgenommenen Interaktion mit diesem (zum Beispiel mit Gott) entwickelt. Paranormale Erlebnisse sind nicht Bestandteil dieser Skala. Der Fokus dieses sehr zuverlässigen Instruments liegt außerdem mehr auf der Häufigkeit der alltäglichen Erfahrungen als auf spezifischen Verhaltensweisen oder Glaubensüberzeugungen. Auf einer sechsstufigen Antwortskala von 1 (*nie oder fast nie*) bis 6 (*mehrmals am Tag*) werden hierbei Aussagen, zum Beispiel dass tiefer innerer Frieden oder Harmonie gefühlt werde, bewertet.

Messung existenziellen Wohlbefindens

Ein sehr einflussreiches, häufig eingesetztes und zuverlässiges Verfahren stellt die Spiritual Well-Being Scale von Paloutzian und Ellison (1982) dar. Mit diesem Instrument werden religiöse und existenzielle Bestandteile spirituellen Wohlbefindens gemessen (Ellison 2006). Auf einer sechsstufigen Skala von 1 (*starke Ablehnung*) bis 6 (*starke Zustimmung*) werden Aussagen, beispielsweise dass das Leben als reich und befriedigend wahrgenommen werde (existenzielles Wohlbefinden), bewertet.

Messung von Religiosität

Nach dem Ansatz von Huber (2008) lässt sich die Zentralität des persönlichen religiösen Konstruktsystems mit der Zentralitätsskala anhand von fünf Kerndimensionen abbilden: Intellekt, Ideologie (Glaube), öffentliche Praxis, private Praxis und Erfahrung. In der dritten Version der Zentralitätsskala (Z-7) werden die Kerndimensionen durch Fragen mit einer fünfstufigen Skala gemessen und somit die Zentralität erfasst. So wird beispielsweise erfragt, wie oft über religiöse Themen nachgedacht werde (Intellekt).

Messung spiritueller Praxis

Ein deutsches Verfahren (in diversen Übersetzungen, unter anderem ins Englische) zur Messung der praxisorientierten Bestandteile von Spiritualität und Religiosität entwickelten Büssing et al. (2005). Das Instrument SpREUK-P dient der Messung der religiösen, spirituellen (Körper-Geist), humanistischen und existenzialistischen Praxis sowie der Dankbarkeit/Wertschätzung. Auf einer vierstufigen Skala von 0 (*nie*) bis 3 (*regelmäßig*) soll die Häufigkeit der eigenen Praxis eingeschätzt werden, wie zum Beispiel, dass eine Körper-Geist-Übung (wie Achtsamkeit oder Yoga) angewendet werde (spirituelle Praxis). Dieser Fragebogen ist ein zuverlässiges Instrument, welches die Häufigkeit der einzelnen Praxisbestandteile, getrennt von Emotionen und Kognitionen, abbildet.

Messung spiritueller Bedürfnisse

Auch Verfahren zur Messung von spirituellen Bedürfnissen wurden entwickelt. Als Beispiel kann das Spiritual Needs Questionnaire (SpNQ) von Büssing et al. (2010) genannt werden. Dieser zuverlässige Fragebogen dient der Erfassung spiritueller Bedürfnisse von Menschen mit chronischen Erkrankungen. Diese Bedürfnisse werden in vier Faktoren abgebildet: religiöse Bedürfnisse (beispielsweise für und mit anderen zu beten, sich an eine höhere Präsenz wenden zu können), Bedürfnisse nach innerem Frieden (wie nach Orten der Ruhe und des Friedens), existenzielle Bedürfnisse (zum Beispiel mit jemandem über die Frage nach dem Sinn des Lebens zu sprechen, jemandem aus einem bestimmten Abschnitt des Lebens zu vergeben) und das Bedürfnis nach Weitergabe/Generativität (wie jemandem Trost zu spenden, eigene Lebenserfahrungen weiterzugeben). Die Items können jeweils verneint (entspricht 0) oder bejaht werden. Bei Zustimmung können die Fragen zusätzlich auf einer Skala von 1 (*etwas*) bis 3 (*sehr stark*) beantwortet werden. So wird zum Beispiel erfragt, ob in letzter Zeit das Bedürfnis vorgelegen habe, mit jemanden über die Möglichkeit eines Lebens nach dem Tod sprechen zu können (existenzielle Bedürfnisse).

> Weshalb gibt es so viele verschiedene Verfahren? Welche Vorteile und welche Probleme gibt es?

Spiritualität ist, wie wir erfahren haben, ein sehr vielseitiges Konstrukt mit unterschiedlichsten Dimensionen (MacDonald 2000). Eine einheitliche Definition existiert bislang nicht (Kapuscinski und Masters 2010). Dies spiegelt sich auch in der Vielzahl der Messverfahren wider, von denen einige in diesem Abschnitt genannt wurden. Zur Erinnerung: Neben den hier aufgeführten

Tab. 2.1 Übersicht über Verfahren zur Messung von unterschiedlichen Bestandteilen von Spiritualität

Dimension	Fragebogen	Autor(en)	Skala, (Sub-)Skalen bzw. Dimensionen, Faktoren
Kognitive Bestandteile	Spiritual Orientation Inventory	Elkins et al. (1988)	Transzendenz, Sinn und Zweckhaftigkeit im Leben, Mission(en) bzw. Bestimmungen im Leben, Heiligkeit des Lebens, materielle Werte, Altruismus, Idealismus, Bewusstsein über das Tragische im Leben, Früchte von Spiritualität
Paranormale Überzeugungen	Revidierte Paranormal Belief Scale	Tobacyk (2004)	Traditioneller religiöser Glaube, Psi, Zauberei, Aberglaube, Spiritismus, Glaube an außergewöhnliches Leben, Vorahnungen
Erfahrungs- und phänomenologische Bestandteile	Daily Spiritual Experiences Scale	Underwood und Terese (2002)	Tägliche spirituelle Erfahrungen
Spirituelles Wohlbefinden	Spiritual Well-Being Scale	Paloutzian und Ellison (1982)	Religiöses Wohlbefinden, existenzielles Wohlbefinden
Religiosität	Zentralitätsskala	Huber (2008)	Zentralität (Kerndimensionen: Intellekt, Ideologie, öffentliche und private Praxis, Erfahrung)
Praxis	SpREUK-P	Büssing et al. (2005)	Konventionell religiöse, spirituelle (Körper-Geist), existenzialistische sowie humanistische Praxis, Dankbarkeit/Wertschätzung
Spirituelle Bedürfnisse	Spiritual Needs Questionnaire	Büssing et al. (2010)	Religiöse Bedürfnisse, existentielle Bedürfnisse, Bedürfnisse nach innerem Frieden, Bedürfnisse nach Weitergabe/Generativität

Instrumenten gibt es noch eine Vielzahl weiterer, welche jedoch in diesem Rahmen nicht näher diskutiert werden können.

Die in diesem Abschnitt vorgestellten Verfahren werden in Tab. 2.1 noch einmal auf einen Blick zusammengefasst.

Wie wir sehen, betrachten die verschiedenen Instrumente Spiritualität aus den unterschiedlichsten Blickwinkeln. Auch wenn die Vielzahl der Verfahren teilweise kritisch betrachtet wird, ist es durchaus hilfreich, die unterschiedlichen Dimensionen von Spiritualität und Religiosität getrennt voneinander (also nicht nur eine Abbildung in einer einzigen Skala) in ihren Effekten auf andere Variablen wie die Gesundheit zu untersuchen (Fetzer Institute, National Institute on Aging Working Group 2003). Somit können die einzelnen Dimensionen mit anderen Konstrukten in Verbindung gebracht werden – beispielsweise könnte so die spirituelle Praxis im Zusammenhang mit der Persönlichkeit untersucht werden. Dies ist vor allem hilfreich, wenn der Frage nachgegangen wird, welche spezifischen Aspekte oder Dimensionen von Spiritualität es genau sind, die unsere Gesundheit beeinflussen können (sind es die Praktiken oder die Glaubensinhalte?) und in welcher Form sie dies tun (reduzieren oder fördern sie gewisse Verhaltensweisen?).

Dennoch gibt es Kritik an den vorliegenden Messverfahren und an den verschiedenen Konzeptionen von Spiritualität. Häufig werden gleichzeitig positive Indikatoren wie Wohlbefinden, Sinn oder Dankbarkeit in solchen Instrumenten gemessen. Eine unsaubere, also vermischte Messung macht es schwierig, die Effekte von Spiritualität auf das Wohlbefinden zu isolieren. So ist es vermutlich wenig überraschend, dass eine Person, welche angibt, häufig inneren Frieden zu verspüren, mit einer geringeren Wahrscheinlichkeit über Symptome von Depressionen berichten wird (Koenig 2008). Lösen lässt sich dieses Problem laut Koenig (2008) durch die Verwendung von Messinstrumenten, die keine Überschneidungen von Spiritualität mit Positivindikatoren von psychischer Gesundheit aufweisen. Solche könnten Fragen zu öffentlichen und privaten Praktiken, Glaubensinhalten, Ritualen, Einstellungen, Motivation und zur spirituellen Hingabe enthalten. Migdal und MacDonald (2013) haben das Problem der Vermischung von Spiritualitätsmessungen mit Indikatoren des Wohlbefindens in ihrer Untersuchung adressiert und konnten die Kritikpunkte von Koenig (2008) untermauern.

Fazit

Die Psychologie als moderne Wissenschaft untersucht das Verhalten und die kognitiven Prozesse des Menschen. In der psychologischen Forschung werden viele verschiedene Methoden zur Untersuchung und Testung angewandt, die jeweils ihre Vor- und Nachteile mit sich bringen. Die wissenschaftliche Abbildung eines so individuellen und persönlichen Phänomens wie Spiritualität erscheint jedoch alles andere als einfach. Spiritualität und Religiosität standen sehr lange nicht (mehr) im Fokus der Psychologie, werden mittlerweile jedoch zunehmend als wichtige Elemente des menschlichen Lebens bzw. Erlebens innerhalb dieser Disziplin betrachtet und untersucht. Viele Zusammenhänge von Spiritualität und anderen psychologischen Variablen wurden bereits identifiziert, jedoch bedeuten diese nicht gleich Kausalität. Die Messinstrumente, die hierbei eingesetzt werden können, sind vielfältig. Einen Konsens über eine Definition von Spiritualität gibt es bislang nicht. Problematisch an einigen Instrumenten ist die Tatsache, dass in diesen Spiritualität und Gesundheitsindikatoren miteinander vermischt werden und somit keine klaren bzw. isolierten Effekte von Spiritualität auf die Gesundheit bzw. deren Zusammenhänge abzulesen sind.

Spiritualität wird zunehmend erforscht; genaue Wirkmechanismen und -zusammenhänge sind zumeist noch unbekannt. Mit jeder neuen Studie wird jedoch ein neuer Erkenntnisschritt erlangt. Dies können wir uns wie ein sehr großes Puzzle mit sehr vielen Teilen vorstellen, wobei jedes einzelne Studienergebnis einem kleinen Puzzleteil entspricht. Die vielen Puzzleteile schließlich richtig zusammenzusetzen, wäre wiederum eine neue – und äußerst engagierte! – Aufgabe.

Literatur

Asendorpf, J. B. (2007). *Psychologie der Persönlichkeit*. Heidelberg: Springer Medizin Verlag.

Belzen, J. A., Holm, N. G., & Wulff, D. M. (2015). *The International Association for the Psychology of Religion: The first century. Gehalten auf der IAPR Congress 2015, Istanbul*. www.iapr2015.ikc.edu.tr/Invited-symposia.html. Zugegriffen: 09.06.2015

Bortz, J. (2005). *Statistik für Human- und Sozialwissenschaftler*. Heidelberg: Springer Medizin Verlag.

Bundesinstitut für Bevölkerungsforschung (2014). *Durchschnittsalter der Bevölkerung*. http://www.bib-demografie.de/DE/Service/Glossar/_Functions/glossar.html?nn=3071458&lv2=3071664&lv3=3073128. Zugegriffen: 09.06.2015

Büssing, A., Matthiessen, F., & Ostermann, T. (2005). Engagement of patients in religious and spiritual practices: Confirmatory results with the SpREUK-P 1.1 questionnaire as a tool of quality of life research. *Health and Quality of Life Outcomes, 3*(53), 1–11.

Büssing, A., Balzat, H.-J., & Heusser, P. (2010). Spiritual needs of patients with chronic pain diseases and cancer – validation of the spiritual needs questionnaire. *European Journal of Medical Research, 15*, 266–273.

Delaney, H. D., Miller, W. R., & Bisonó, A. M. (2007). Religiosity and Spirituality Among Psychologists: A Survey of Clinican Members of the American Psychological Association. *Professional Psychology: Research and Practice, 38*(5), 538–546. doi:10.1037/0735-7028.38.5.538.

Elkins, D. N., Hedstrom, L. J., Hughes, L. L., Leaf, J. A., & Saunders, C. (1988). Toward a humanistic-phenomenological Spirituality: Definition, Description, and Measurement. *Journal of Humanistic Psychology, 28*(4), 5–18.

Ellison, L. L. (2006). A review of The Spiritual Well-Being Scale. *NewsNotes, 44*(1).

Fetzer Institute, & National Institute on Aging Working Group (2003). *Multidimensional Measurement of Religiousness, Spirituality for Use in Health Research. A Report of a National Working Group. Supported by the Fetzer Institute in Collaboration with the National Institute on Aging*. Kalamazoo, MI: Fetzer Institute. http://

www.fetzer.org/sites/default/files/images/resources/attachment/%5Bcurrent-date%3Atiny%5D/Multidimensional_Measurement_of_Religousness_Spirituality.pdf

Freud, S. (1927). *Die Zukunft einer Illusion*. Leipzig, Wien, Zürich: Internationaler Psychoanalytischer Verlag.

Gervais, W. M., & Norenzayan, A. (2012). Analytic thinking promotes religious disbelief. *Science*, *336*, 493–496. doi:10.1126/science.1215647.

Gross, N., & Simmons, S. (2009). The Religiosity of American College and University Professors. *Sociology of Religion*, *70*(2), 101–129. doi:10.I093/socrel/srp026.

Hill, P. C., Pargament, K. I., Hood, R. W., McCullough, M. E., Swyers, J. P., Larson, D. B., & Zinnbauer, B. J. (2000). Conceptualizing Religion and Spirituality: Points of Commonality, Points of Departure. *Journal for the Theory of Social Behaviour*, *30*(1), 51–76.

Huber, S. (2008). Kerndimensionen, Zentralität und Inhalt. Ein interdisziplinäres Modell der Religiosität. *Journal für Psychologie*, *26*(3), 1–17.

Kapuscinski, A. N., & Masters, K. S. (2010). The Current Status of Measures of Spirituality: A Critical Review of Scale Development. *Psychology of Religion and Spirituality*, *2*(4), 191–205. doi:10.1037/a0020498.

Koenig, H. G. (2008). Concerns About Measuring "Spirituality" in Research. *The Journal of Nervous and Mental Disease*, *196*(5), 349–355. doi:10.1097/NMD.0b013e31816ff796.

MacDonald, D. A. (2000). Spirituality: Description, Measurement, and Relation to the Five Factor Model of Personality. *Journal of Personality*, *68*(1), 153–197.

Migdal, L., & MacDonald, D. A. (2013). Clarifying the Relation Between Spirituality and Well-Being. *The Journal of Nervous and Mental Disease*, *201*, 274–280. doi:10.1097/NMD.0b013e318288e26a.

Moberg, D. O. (2002). Assessing and Measuring Spirituality: Confronting Dilemmas of Universal and Particular Evaluative Criteria. *Journal of Adult Development*, *9*(1), 47–60.

Müsseler, J., & Prinz, W. (2002). *Allgemeine Psychologie*. München: Spektrum akademischer Verlag.

Myers, D. G. (2008). *Psychologie*. Heidelberg: Springer Medizin Verlag.

Ostermann, T., & Büssing, A. (2007). Spirituality and Health: Concepts, Putting into Operation, Study Findings. *Musiktherapeutische Umschau*, *28*, 217–230.

Paloutzian, R. F., & Ellison, C. W. (1982). Loneliness, spiritual well-being, and quality of life. In L. A. Peplau, & D. Perlman (Hrsg.), *Loneliness: A sourcebook of current theory, research and therapy* (S. 224–237). New York: Wiley.

Piedmont, R. L. (1999). Does Spirituality Represent the Sixth Factor of Personality? Spiritual Transcendence and the Five-Factor Model. *Journal of Personality*, *67*(6), 985–1013.

Tobacyk, J. J. (2004). A Revised Paranormal Belief Scale. *The International Journal of Transpersonal Studies, 23*, 94–98.

Tobacyk, J., & Milford, G. (1983). Belief in paranormal phenomena: Assessment instrument development and implications for personality functioning. *Journal of Personality and Social Psychology, 44*, 648–655.

Trevino, K. M., & Pargament, K. I. (2008). Auf dem Weg zu einem theoretischen Model von Spiritualität für die klinische Praxis: Eine amerikanische Perspektive. *Journal für Psychologie, 16*(3), 1–27.

Underwood, L. G., & Terese, J. A. (2002). The Daily Spiritual Experience Scale: Development, theoretical description, reliability, exploratory factor analysis, and preliminary construct validity using health related data. *Annals of Behavioral Medicine, 24*(1), 22–33.

Zimbardo, P. G. (1995). *Psychologie*. Berlin, Heidelberg: Springer Verlag.

3

Zentrale Aspekte, Elemente und Ausdrucksformen von Spiritualität

Inhalt

© Springer-Verlag Berlin Heidelberg 2015
C. Krause, *Mit dem Glauben Berge versetzen?*, Kritisch hinterfragt, DOI 10.1007/978-3-662-48457-9_3

3.1   Spiritualität und Transzendenz

Spiritualität – ein Phänomen, das Menschen überall auf der Welt bewegt, ein Begriff für ein Basiselement menschlichen Seins, welches sich über unsere tiefsten Sehnsüchte nach einer Existenz jenseits des (Be-)Greifbaren, nach einer tiefen Verbundenheit und Sinn ausdrückt.

In Kap. 1 haben wir bereits einiges über Spiritualität erfahren, in diesem Kapitel wollen wir uns mögliche und wichtige Elemente, Ausdrucksformen und Aspekte von Spiritualität etwas genauer ansehen. Spiritualität wird als ein multidimensionales Konstrukt beschrieben: Es enthält komplexe erfahrungsbasierte, kognitive, affektive (gefühlsmäßige), physiologische, soziale und verhaltensbasierte Komponenten (MacDonald 2000). Spiritualität kann sich nicht nur in ihrer Ausprägung, sondern auch in dem grundlegenden dahinterstehenden Verständnis unterscheiden (Ostermann und Büssing 2007). Wie wir bereits in Kap. 1 erfahren haben, ist Transzendenz ein fundamentales Element von Spiritualität (Chiu et al. 2004).

───── ? ──

Was bedeutet Transzendenz?
───

> **Transzendenz** Der Begriff **Transzendenz** leitet sich von dem lateinischen Wort „transcendentia" ab, welches als „das Überschreiten" übersetzt werden kann – das Überschreiten dessen, was jenseits der Erfahrung, des Diesseitigen liegt. Spiritualität bezieht sich auf Transzendenz, bzw. die Annahme, dass es mehr im Leben gibt als das, was wir sehen oder verstehen können (Fetzer Institute, National Institute on Aging Working Group 2003). Transzendenz umfasst alles, was außerhalb des Selbst, aber auch das, was innerhalb des Selbst ist. Transzendenz kann auch als Gott, höhere Kraft oder Allah, ultimative Wahrheit, Realität, Krishna oder Buddha bezeichnet werden (Koenig 2010).

Piedmont (1999) definiert spirituelle Transzendenz als allumfassende Sicht aufs Leben, welche über eine eingegrenzte, von Zeit und Raum abhängige Perspektive hinausgeht. Spirituelle Transzendenz stellt uns auf eine fundamentalere Art und Weise zufrieden. Es ist die Fähigkeit, außerhalb des Hier und Jetzt das Leben von einer größeren, objektiveren Perspektive aus zu betrachten. Somit kann eine fundamentale Einheit und Verbundenheit mit der Natur und mit anderen empfunden werden, welche über das Leben bzw. über den Tod hinaus besteht. Diese grundlegende Fähigkeit ist eine Quelle für unsere (intrinsische) Motivation, welche uns antreiben und lenken kann. Durch dieses allumfassende, übergreifende Bewusstsein kann alles zu einer harmonischen Einheit verbunden werden. Zur spirituellen Transzendenz gehören Gefühle der Freude und Zufriedenheit, welche durch die Begegnung mit der transzendenten Realität erlangt werden, wie beispielsweise in spirituellen Erfahrungen, Gebeten oder in der Meditation.

Weitere wichtige Komponenten sind nach Piedmont (1999) Verbundenheit und Universalität bzw. Einheit. Diese werden wir uns in Abschn. 3.3 anschauen. Auch *Selbsttranszendenz* ist Bestandteil von Spiritualität. Diese ist nach Cloninger et al. (1993) die Identifikation mit allem um sich herum: Alles ist Teil eines großen Ganzen bzw. einer Einheit. Es gibt keine Unterscheidung zwischen der eigenen Person und anderen, das individuelle Selbst steht nicht im Vordergrund. In ihrem Temperament- und Charakterinventar beschreiben Cloninger et al. (2004) die Charakterdimension Selbsttranszendenz als die Wahrnehmung des Selbst als einen Bestandteil des Universums. Hierdurch entstehen religiöser Glaube, mystische Empfindungen, Gleichmütigkeit und Geduld. Eine hoch ausgeprägte Selbsttranszendenz geht diesem Inventar zufolge damit einher, bescheiden, erfüllt, selbstlos, geistreich, kreativ und geduldig zu sein. Interessanterweise scheint Selbsttranszendenz zu gewissen Teilen vererbt zu werden:

Studien

Kirk et al. (1999) befragten über 1200 australische Zwillingspaare und über 500 Einzelpersonen, die einen Zwilling haben, im Alter von 50–89 Jahren. Neben Alter, Geschlecht, Familienstand, Konfessionszugehörigkeit und der Häufigkeit von Gottesdienstbesuchen, wurde auch die Selbsttranszendenz erhoben. Diese wurde anhand der Skala Selbsttranszendenz des Temperament- und Charakterinventars gemessen (s. o.). So wurde beispielsweise erhoben, ob die Probanden häufig eine starke spirituelle oder emotionale Verbundenheit mit anderen verspüren oder ob sie sich als Teil einer spirituellen Kraft wahrnehmen, von der alles Leben abhängt (Cloninger et al. 2004). Die Autoren errechneten, dass die Erblichkeit von Selbsttranszendenz bei Frauen etwa 41 % und bei Männern etwa 37 % beträgt, die Umwelteinflüsse wurden als gering eingeschätzt.

3.2   Glaubensinhalt, Individualität, Aktivität und Sinn als Elemente von Spiritualität

Höhere Kraft, Ursache und Wirkung, Gott, Götter und Göttinnen, höhere(s) Wesen, spirituelle Kraft, Allah, Jahwe, Lichtgestalt, Universum, höhere Macht, übernatürliche(s) Wesen, Engel, höheres Selbst, höhere Wahrheit, transzendente Realität, Natur, Energie und Schicksal: Diese und viele weitere

Glaubensinhalte sind auf den Kontinenten unserer Welt zu finden – woran glauben Sie?

?

Gehören zur Spiritualität auch verschiedene Glaubensinhalte? Bedeutet Spiritualität gleich Glaube an Gott? Oder ist dies nur ein Element traditioneller Religiosität?

Auch verschiedene Glaubensinhalte können ein Element von Spiritualität darstellen. Spiritualität schließt zwar den Glauben an Gott nicht aus, jedoch ist dieser nicht als eine Voraussetzung anzusehen. So können Glaubensinhalte bei spirituellen Menschen zwischen einem traditionellen, persönlichen Gottesbild und einer transzendenten Sicht variieren. Hierbei stellt die transzendente Dimension eine Erweiterung des Selbst in die Regionen des Unbewussten oder in das höhere Selbst dar (Elkins et al. 1988). Eine spirituelle Person ist sich ihres göttlichen bzw. transzendenten Ursprungs zumeist bewusst. Dieser Ursprung kann im Sinne eines göttlichen Seins (wie Gott, Allah, Brahman etc.) oder eines transzendenten Seins angesehen werden (Büssing 2008). Bei der Definition von Spiritualität als *Suche nach dem Heiligen* kann das Heilige, je nach Wahrnehmung des Individuums, als göttliches Wesen, ultimative Realität, ultimative Wahrheit oder göttliches Objekt beschrieben werden (Hill et al. 2000). Weitere Glaubensinhalte können sich zum Beispiel auf paranormale Überzeugungen, Gottesbilder, Sinn oder Hoffnung beziehen. Diese werden wir im weiteren Verlauf dieses Buches kennenlernen. Aber auch der Glaube an *Schutzengel*, welche sich in schwierigen Zeiten um uns Menschen kümmern oder uns beschützen, ist Bestandteil vieler spiritueller und religiöser Traditionen (Büssing et al. 2015).

?

Welchen Stellenwert hat Individualität innerhalb von Spiritualität?

Spiritualität ist als Konstrukt von Religiosität zu unterscheiden (Kap. 1). Spiritualität kann als ein sehr persönliches bzw. individuelles Bestreben bezeichnet werden und ist abgrenzbar zur traditionellen, gemeinschaftsbasierten Religiosität (Wills 2007). Sie wird zunehmend als persönlicher, subjektiver Zugang zu religiösen Erfahrungen beschrieben (Hill und Pargament 2008) und stellt einen breiteren, individuelleren Zugang zu Glaubensüberzeugungen und Praktiken dar. Die Religiosität wird durch eine organisierte Institution mit spezifischen und vorgegebenen Glaubensinhalten sowie Praktiken verkörpert (Longo und Peterson 2002). Noch deutlicher formuliert es Harnack (2007), welcher Spiritualität als individualisierten und Religiosität als institutionalisierten Glauben bezeichnet.

?

Ist Spiritualität eher ein passiver Zustand oder ein aktiver Prozess?

Spiritualität kann nach Wills (2007) als aktiver Prozess beschrieben werden. Aktivität ist hierbei nicht nur als Anlage, sondern auch als Umwelt (s. Abschn. 9.1) von Spiritualität anzusehen. Wills schlussfolgert zudem, dass Spiritualität mit Suchen, Streben und einer Vorwärtsbewegung assoziiert ist. Demnach ist Spiritualität nicht statisch, sondern vielmehr ein aktiver und sich entwickelnder Prozess. Somit ist sie im Hinblick auf die Gesundheit auch nicht im Sinne von *Heilung*, sondern eher als *heilend* anzusehen. Spiritualität ist demzufolge ein aktiver Prozess, der Menschen dazu befähigen kann, nach Wohlbefinden zu streben. Die spirituelle Aktivität äußert sich sowohl in der (Weiter-)Entwicklung von Spiritualität als auch in den Auswirkungen durch die spirituelle Entwicklung. Folgen wir Emmons (2008), so ist Spiritualität eine motivationale Kraft, die uns mit Energie versorgt und uns bei unseren Zielerreichungsprozessen leitet. Chiu et al. (2004) werteten viele verschiedene Studien zum Thema Spiritualität aus und identifizierten einige Elemente, welche übergreifend genannt wurden, wie zum Beispiel (kreative) Energie, Führung, Streben nach Inspiration oder Kraft, Macht und Energie als Elemente von Spiritualität. Spiritualität lässt sich als auf die Selbstvergessenheit und Selbstachtung eines Menschen beziehend beschreiben (Götzelmann 2008).

?

Kann Spiritualität dem Leben einen tieferen Sinn geben?

Das Streben nach Bedeutsamkeit der eigenen Existenz und nach Sinn im Leben ist menschlich (Rys 2008). Wir alle brauchen einen Anker, der unserem Leben Sinn und Bedeutsamkeit gibt. Perspektiven und Führung im Leben erlangen wir durch religiöse oder philosophische Überzeugungen, die Familie, eine Gemeinschaft, die Menschheit oder durch den Glauben an Gott. Spiritualität bietet eine Perspektive, welche nicht auf das begrenzt ist, was wir mit unseren Sinnen riechen, hören oder sehen können. Sie kann uns einer größeren Kraft und einem Empfinden näherbringen, dass alles im Leben miteinander verbunden ist (Spaniol 2002). Sinn, Bedeutsamkeit und Ziele im Leben stellen mit Spiritualität eng verknüpfte Elemente dar (Chiu et al. 2004): So manifestiert sich Spiritualität in unserer Fähigkeit, einen Sinn im Leben zu definieren und zu erreichen. Büssing (2008) bezeichnet Spiritualität als eine Lebenseinstellung, bei welcher nach Sinn und Bedeutung gesucht wird. Spiritualität selbst wird von manchen Menschen als der Sinn des Lebens und Gefühl von Bedeutsamkeit angesehen (Peterman et al. 2014).

3.3   Ein Hoch auf uns! – Verbundenheit, Einheit und soziale Gemeinschaft

Verbundenheit ist eine sehr fundamentale Eigenschaft, welche als eine natürliche Gegebenheit des Seins bereits mit der Geburt beginnt. Aus diesen Gründen zählt sie zu den tiefsten Sehnsüchten und zu den am stärksten bedürfnisstillenden Erfahrungen des Menschen (Spaniol 2002). Auch Verbundenheit ist ein wichtiges, zentrales Element von Spiritualität (Wills 2007), aber nicht auf diese begrenzt.

Worauf bezieht sich diese Verbundenheit?

Spiritualität umfasst Beziehungen: Beziehungen mit jemandem außer uns selbst, eine Beziehung, die uns erfüllt und guttut, welche uns hilft, leitet und uns in unserem Leben begleitet (Spaniol 2002). Eine spirituelle Person spürt eine Verbundenheit mit Gott bzw. dem Göttlichen, mit anderen Menschen und/oder der Natur (Büssing 2008). Der Mensch strebt nach einer Verbundenheit mit einer höheren transzendenten Realität. Zu dieser können Gott, die Natur oder aber das Universum zählen (Dy-Liacco et al. 2009). Neben der Verbundenheit mit anderen Menschen, der Natur und einem höheren Wesen, zählt laut Chiu et al. (2004) auch die *Verbundenheit mit sich selbst* zu den Elementen von Verbundenheit. Cloninger et al. (2004) beschreiben die *transpersonelle Identifikation* (als Gegenpol zur *Selbstisolation*) als eine Dimension der Charaktereigenschaft Selbsttranszendenz. Eine Person mit einer hohen Ausprägung der transpersonellen Identifikation spürt eine starke Verbundenheit mit der Natur und dem Universum, fühlt sich als Einheit mit diesen: Alle Dinge sind Bestandteil eines lebenden Organismus. Piedmont (1999) beschreibt Verbundenheit (als Element der spirituellen Transzendenz) als ein über das Leben hinausgehendes Gefühl der Verantwortung und Verbundenheit mit anderen Menschen. Universalität beschreibt hingegen die Wahrnehmung der Welt, der Menschen oder der Natur als Einheit und in einer Verbindung untereinander. Diese Elemente stehen interessanterweise mit einer zwischenmenschlichen Orientierung (zum Beispiel das Eingehen auf andere Menschen) und mit sozialer Unterstützung im Zusammenhang.

Ist Spiritualität als ein individuelles Bestreben überhaupt ein soziales Phänomen oder reine Ichbezogenheit?

In der Tat werden sowohl Spiritualität als auch Religiosität als soziale Phänomene beschrieben (Hill et al. 2000). Spiritualität ist nicht als ichbezogene Orientierung und Sichtweise anzusehen (Abschn. 3.7). Es gibt viele Glaubensgemeinschaften, die sich das Ziel gesetzt haben, Menschen mit Problemen zu helfen und zu unterstützen (Shifrin 1998). Dies spiegelt sich auch in den Ergebnissen von Forschungsstudien wider wie zum Beispiel in den Untersuchungen von Saslow et al. (2013): So stand Spiritualität in einem positiven Zusammenhang mit Mitgefühl (auch bei Kontrolle von positivem Affekt und Religiosität) und mit prosozialem Verhalten, welches zum Teil durch den Effekt des Mitgefühls erklärt wurde. Religiosität und Persönlichkeit der Teilnehmer haben hierbei keinen Einfluss genommen. Spiritualität stand zudem (über den Effekt der Religiosität hinaus) im positiven Zusammenhang mit Altruismus. Auch hierbei nahm das Mitgefühl einen Einfluss auf diesen Effekt, nicht aber die Persönlichkeit der Teilnehmer. Dies bedeutet im Umkehrschluss jedoch nicht, dass nichtspirituelle und nichtreligiöse Menschen nicht mitfühlend oder altruistisch sind.

Erstaunliches zeigt sich auch auf molekularer Ebene: So fanden Holbrook et al. (2014) einen positiven Zusammenhang von Spiritualität und Oxytocin vor, welches über Speichelproben gemessen wurde. Oxytocin ist ein Hormon, welches mit den sozialen Phänomenen (Paar-)Bindung und Vertrauensbildung in Verbindung gebracht und auch beim Stillen freigesetzt wird (Kirschbaum 2008). Auch im Hinblick auf die Gehirnaktivität ließen sich bemerkenswerte Effekte nachweisen: Interessanterweise haben Johnstone et al. (2012) Zusammenhänge von spiritueller Transzendenz mit einer geringeren Aktivität in Gehirnstrukturen wie dem rechten Parietallappen (RPL) vorgefunden. Eine höhere Aktivität in diesem Bereich wird mit einer höheren Tendenz, den Fokus auf sich selbst zu richten, in Verbindung gebracht. Eine geringere Aktivität wird hingegen mit einer geringeren Tendenz, den Fokus auf sich selbst zu richten (also einer höheren Selbstlosigkeit), assoziiert. Dieses Ergebnis steht im Einklang mit der Annahme von Cloninger et al. (2004), welche Personen mit einer hohen Ausprägung von Selbsttranszendenz als selbstlos beschreiben.

Spiritualität wird zudem als Ressource für die für unsere Gesundheit sehr wichtige soziale Unterstützung angesehen. Aber soziale Unterstützung wird nicht nur durch die Zuwendung von anderen Menschen, sondern auch durch die Beziehung zum Heiligen bzw. zu Gott erfahren. Soziale Unterstützung wird im Allgemeinen mit einer besseren Gesundheit in Verbindung gebracht, wirkt förderlich auf das Wohlbefinden und kann die negativen Konsequenzen von Stress abpuffern (Longo und Peterson 2002).

3.4 Hoffnung, Vergebung und Wertschätzung als Elemente von Spiritualität?

Zu den wichtigen Elementen von Spiritualität gehören auch Wertschätzung, Vergebung und Hoffnung. Diese Begriffe werden Ihnen bestimmt bekannt vorkommen – so haben wir vermutlich alle bereits in unserem Leben gehofft oder Dankbarkeit verspürt. Doch wie sieht es mit der Vergebung aus? In diesem Abschnitt werden wir uns die genannten Elemente einmal genauer ansehen. Insbesondere die Positive Psychologie untersucht gezielt die Auswirkungen dieser menschlichen Stärken. Nach einer langen Periode von Untersuchungsschwerpunkten auf den Aspekt des Heilens, auf Krankheit und Leid, wandert der Fokus aktuell vermehrt auf die positiven Aspekte des Menschseins – unsere Stärken, Potenziale und Kräfte. Unter anderem werden dabei Hoffnung, Optimismus, Glück, Mut, Talent und Spiritualität, aber auch Vergebung und Dankbarkeit untersucht (Seligman und Csikszentmihalyi 2000).

Hoffnung
Die Hoffnung stirbt zuletzt. Diese alte Volksweisheit ist Ihnen vermutlich bekannt. Nahezu alltäglich benutzen wir dieses Wort in den verschiedensten Zusammenhängen: „Ich hoffe, es geht dir gut!" oder „Hoffentlich hat das Tauben-Kot-Kommando mein Auto heute ausnahmsweise mal um einige Zentimeter verfehlt …".

?

Aber was genau ist *Hoffnung* eigentlich? Wie entsteht Hoffnung, und was ist Hoffnungslosigkeit? Und was hat Hoffnung mit unseren Zielen zu tun?

Hoffnung ist eine sehr wirkungsvolle Eigenschaft, welche uns durch viele schwierige Situationen begleiten und uns Kraft geben kann. Schauen wir uns doch zunächst eine Definition von Hoffnung an:

Hoffnung Nach dem Konzept von Snyder et al. (1991) und Snyder et al. (2006) sind menschliche Handlungen zielgerichtet. **Hoffnung** umfasst den Autoren zufolge eine Gruppe von Kognitionen, welche wechselseitig auf der Wahrnehmung einer erfolgreichen Zielgerichtetheit und einem Planen und Finden von Lösungswegen basiert. Die Hoffnung wird demnach angetrieben von der Wahrnehmung einer erfolgreichen Zielgerichtetheit hinsichtlich der eigenen Ziele. Dies bedeutet, dass eine Person motiviert ist bzw. sich anstrengt und in die gewählten Lösungswege investiert, um ihr Ziel zu erreichen. Außerdem wird die Hoffnung durch die wahrgenommene Verfügbarkeit von den auf das Ziel bezogenen Lösungswegen beeinflusst. Die Person glaubt also daran, dass sie dazu in der Lage ist, Lösungswege zu finden, um das gewünschte Ziel zu erreichen. Diese beiden Aspekte von Hoffnung sind dabei wechselseitig, additiv und positiv miteinander zusammenhängend, jedoch nicht gleichzusetzen.

Heinemann (2001) beschreibt drei notwendige Kriterien für eine Konzeption von Hoffnung: Wahrscheinlichkeit, Tragweite und Wichtigkeit. Die *Wahrscheinlichkeit* bezieht sich auf die subjektive Einschätzung der Größe der eigenen Hoffnung im Wertebereich von null bis eins. Liegt diese Wahrscheinlichkeit bei null, so drückt dies Hoffnungslosigkeit aus. Für ein Vorliegen von Hoffnung muss die subjektive Wahrscheinlichkeit demnach größer als null sein, aber kleiner als eins – das Erhoffte darf noch nicht eingetreten sein. Der zweite Aspekt ist die *Tragweite*. Dies bedeutet, dass sich eine gewisse Veränderung im Leben einer hoffenden Person dadurch ergeben muss, dass der erhoffte Zustand erfüllt oder nicht erfüllt bzw. erreicht oder nicht erreicht wird. Der letzte Aspekt ist die *Wichtigkeit*. Das erhoffte Ereignis muss für die Person wichtig sein, also einem gewissen Wunsch entsprechen. Nach diesem Konzept ist die Hoffnung auch immer abhängig von einem bestimmten Kontext.

Aber was genau hat Hoffnung mit Spiritualität zu tun?

Die Hoffnung zählt nach Wills (2007) zu den drei übergreifenden Charakteristika von Spiritualität, welche mit Gesundheits- und Heilungsverhalten sowie verschiedenen Gesundheitsaspekten zusammenhängt. Hoffnung kann demnach auf einem Kontinuum von hoffnungsvoll bis hoffnungslos abgebildet werden. Wills (2007) kommt sogar zu dem Schluss, dass Hoffnung ganz zentral für unser Wohlbefinden zu sein scheint. Als ein positives Bestreben angesehen, wird Spiritualität als aktiver Prozess zum einen durch diese positive Sichtweise und Haltung der Hoffnung genährt. Zum anderen fördert Spiritualität auch selbst wiederum solche positiven Aspekte wie Gesundheit und Hoffnung.

Hoffnung ist vor allem für unser Wohlbefinden wichtig (Abschn. 5.4). Insbesondere in Zeiten von Krankheit und Krisen kann Hoffnung als wichtige Ressource angesehen werden (Kap. 6).

Was ist mit der Hoffnungslosigkeit? Ist Hoffnungslosigkeit einfach das „Ausbleiben" von Hoffnung?

Hoffnungslosigkeit gilt als Gegenpol zur Hoffnung und ist eine Erwartungshaltung, bei welcher angenommen wird, dass erwünschte Ereignisse nicht eintreten bzw. Wünsche nicht erfüllt werden. Im Zustand der Hoffnungslosigkeit wird erwartet, dass die Zukunft nicht mehr besser wird, als die Gegenwart. Für nicht erwünschte Ereignisse wird hingegen erwartet, dass diese eintreten werden (Davison et al. 2007). Ein Beispiel wäre eine Person, welche nach einem Schlaganfall nicht mehr gehen kann und auf einen Rollstuhl angewiesen ist. Zwar besteht ihr Wunsch, wieder laufen zu können, jedoch glaubt sie nicht daran, es je wieder zu erlernen. Durch die Hoffnungslosigkeit trainiert sie nicht und bleibt tatsächlich gelähmt. Als diese Person jedoch jemanden kennenlernt, der nach seinem Schlaganfall das Laufen wieder erlernt hat, fasst sie neue Hoffnung und schafft es schon nach einiger Zeit harten Trainings wieder, nur mithilfe eines Gehstocks zu laufen.

Zusammenfassend können wir festhalten, dass die Hoffnung im Allgemeinen eine ganz wichtige menschliche Stärke ist und ein zentrales Element von Spiritualität darstellt. Hoffnung kann uns unseren Zielen näherbringen und unser Wohlbefinden erhalten. Darüber hinaus kann sie uns auch in Zeiten von Krankheit als wichtige Ressource unterstützen (Abschn. 5.4).

Vergebung

Es ist völlig normal, wenn Sie beispielsweise wütend und verstimmt reagieren, wenn jemand Sie verärgert oder durch eine gemeine Äußerung emotional verletzt. Häufig können wir uns nach einem Streit oder Konflikt aber wieder vertragen und zusammenraufen. Doch was geschieht, wenn aus einer momentanen Reaktion und einer Phase der Verstimmtheit ein anhaltender Dauerzustand wird? Eine Funkstille zwischen den Beteiligten und sogar das Ende einer Freundschaft bzw. einer Beziehung können dann das Resultat sein. Aber ist es überhaupt besser, den eigenen Kopf durchzusetzen und nicht nachzugeben? Oder hilft es vielleicht sogar in manchen Fällen mehr, dem anderen wieder zu vergeben?

?

Was ist Vergebung? Und wie hängen Spiritualität und Vergebung miteinander zusammen?

Vergebung wird häufig als ein sehr wichtiges Element von Spiritualität angesehen. Wir sollten deshalb jedoch nicht darauf schließen, dass es ausschließlich spirituelle Personen sind, die besonders häufig vergeben (Koenig 2008). Der Ausdruck *Vergeben und Vergessen* ist Ihnen bestimmt bekannt. Anzunehmen, dass Vergebung automatisch durch das Vergessen entsteht, wäre jedoch nicht richtig. Vergebung kann aber auch nicht nur auf das Entschuldigen oder das Verzeihen reduziert werden (Watts et al. 2006).

Vergebung Die **Vergebung** beinhaltet eine Verminderung von negativen Reaktionen auf eine Verärgerung, wobei die positiven Reaktionen möglicherweise zunehmen. Eine Entschädigung, Rache und Vergeltung oder eine Wiederversöhnung sind keine notwendigen, aber mögliche Bedingungen für Vergebung. Es ist ein innerer, freiwilliger und auch sehr vielfältiger Prozess. Dieser kann sich beispielsweise auf die Vergebung sich selbst gegenüber, von anderen, bestimmten Situationen oder Gott beziehen (Webb et al. 2013).

Vergebung und Spiritualität hängen in Forschungsstudien häufig eng und positiv miteinander zusammen (Davis et al. 2013). Vergebung zählt ebenfalls, wie die Hoffnung, zu den menschlichen Stärken und Potenzialen (Seligman und Csikszentmihalyi 2000). Der Frage, wie sich das Vergeben bzw. die Bereitschaft zu vergeben auf unser Wohlbefinden und unsere Gesundheit auswirken kann, werden wir in Abschn. 5.5 genauer auf den Grund gehen.

Wertschätzung

Vielleicht erinnern Sie sich noch an Sätze aus Ihrer Kindheit, wie etwa „Na, was sagt man da?" oder „Hast du deiner lieben Omi auch schön Danke dafür gesagt?". Als Kinder lernen wir meist früh, wie wichtig es ist, sich bei anderen Menschen für deren Hilfe oder für erhaltene Geschenke zu bedanken. Doch wie wichtig sind Wertschätzung und Dankbarkeit tatsächlich für unser Leben? Versuchen Sie sich doch einmal zu erinnern: Wann haben Sie zuletzt ein Gefühl von tiefer Dankbarkeit verspürt? Und was sind die Auslöser für dieses Gefühl? Nehmen Sie die Welt um sich herum eher als selbstverständlich wahr, oder erfreuen Sie sich selbst an kleinen oder alltäglichen Dingen?

Wertschätzung und Dankbarkeit sind sehr starke und wichtige Empfindungen, welche zu den Kernelementen von Spiritualität und Religiosität zählen (Hill und Pargament 2008). Wie und wann diese zum Ausdruck kommen, kann aber je nach Person sehr unterschiedlich ausfallen. Auch hierbei sei noch einmal der Hinweis gegeben: Im Umkehrschluss bedeutet dies nicht, dass nichtspirituelle und nichtreligiöse Menschen weniger wertschätzend oder dankbar sind.

Was bedeutet Wertschätzung? Unter welchen Bedingungen empfinden wir Wertschätzung und Dankbarkeit? Und wie äußern sich diese?

Wertschätzung ist ein wichtiges psychologisches Konzept. Sie scheint eine zentrale Rolle beim Verständnis von (Lebens-)Zufriedenheit und Glück ein-zunehmen:

Studien

Von Adler und Fagley (2004) wurden acht wichtige Aspekte der Wertschätzung benannt: der Haben-Fokus, die Ehrfurcht, der rituelle Aspekt, der Aspekt des jet-zigen Augenblicks, der soziale oder Selbst-Vergleich, die Dankbarkeit, der Verlust- bzw. Widrigkeitsaspekt und der zwischenmenschliche Aspekt.

Der *Haben-Fokus* beschreibt eine Perspektive auf die Dinge und Umstände, die wir *haben*, anstatt auf die Aspekte im Leben, die wir *nicht haben* bzw. die uns *feh-len*. Durch diesen Fokus können wir das, was wir im Leben haben, wahrnehmen, anerkennen und darüber zufrieden sein und es wertschätzen. Beispiele hierfür wä-ren liebende Familienmitglieder, gute Freunde, aber auch die „kleinen" Dinge, wie eine gute Mahlzeit oder ein nettes Gespräch im Bus. Es geht also nicht nur darum, welche materiellen Dinge wir besitzen.

Der zweite Aspekt ist die *Ehrfurcht*. Sie beschreibt ein Gefühl der tiefen gefühls-mäßigen, spirituellen oder transzendenten Verbundenheit. Es geht hierbei also um ein Gefühl, welches wir erleben können, wenn wir eine (besondere) Erfahrung machen. Beispiele könnten Naturschauspiele wie das Leuchten des Meeres, ein herrlicher Sonnenaufgang oder der Blick von einem Berg auf ein darunterliegen-des Tal sein. Ehrfurcht kann als ein gefühlsmäßiger Ausdruck von Wertschätzung gelten. Ehrfurcht kommt sprichwörtlich über uns, und wir werden von unseren Gefühlen mitgerissen. Möglicherweise reagieren wir auf ein solches Erlebnis mit Sprachlosigkeit und dem Unvermögen, das Erlebte in Worten auszudrücken.

Der *rituelle Aspekt* der Wertschätzung hingegen bezieht sich mehr auf die Aus-übung von Handlungen, welche unsere Wertschätzung fördern und begünstigen. Diese können entweder aus religiösen Lehren wie einem christlichen Gebet oder aber aus einer persönlichen, eigenen Routine bestehen und eine Aufmerksamkeit für die Wertschätzung schaffen. Rituale können uns dabei helfen zur Ruhe zu kom-men und die Dinge um uns herum wahrzunehmen. Ein Dankbarkeitsgebet am Abend für den erlebten Tag oder ein Spaziergang am Morgen in der Natur, um den neuen Tag zu begrüßen, sind nur einige Beispiele.

Ein weiterer Aspekt ist *die Wahrnehmung des jetzigen Augenblicks* bzw. *des aktu-ellen Moments*. Dieser Aspekt der Wertschätzung kann als das positive Gefühl in Bezug auf die derzeitigen Dinge um uns herum beschrieben werden. Wir nehmen diese Dinge wahr und erleben sie. Es ist die positive Wahrnehmung, das positive Erleben und das positive Gefühl in Bezug auf das Hier und Jetzt. Wir sind auf-merksam gegenüber unserer Umgebung und der Verbundenheit zu den Dingen, die uns umgeben. Sich auf den aktuellen Moment zu fokussieren, bringt uns in Einklang mit unseren gedanklichen und gefühlsmäßigen Zuständen.

Des Weiteren enthält Wertschätzung den Aspekt des *sozialen oder Selbst-Ver-gleichs*. Dieser kann als positive Reaktion auf den Vergleich mit anderen Personen,

Dingen und Situationen beschrieben werden. Es ergibt sich ein positives Gefühl, wenn wir beispielsweise daran denken, wie viel besser es uns heute in einer neuen Situation geht, im Vergleich dazu, wie es uns vorher ging (Selbst-Vergleich). Stellen Sie sich vor, jemand ist sehr unglücklich in seinem alten Job gewesen und er wechselt nun den Arbeitgeber. An seinem neuen Arbeitsplatz fühlt sich die Person sehr viel besser und erfüllter. Der Vergleich von heute zu damals erweckt ein positives Gefühl in dieser Person. Oder aber wir vergleichen uns mit jemand anderem, einem Menschen, der es unserer Meinung nach nicht so gut hat wie wir selbst (sozialer Vergleich). Durch diesen Vergleich erkennen wir, wie gut es uns selbst geht, und wir wertschätzen das, was wir haben.

Der sechste Aspekt der Wertschätzung ist die *Dankbarkeit*. Sie ist die Anerkennung der Vorteile oder Gewinne, welche wir von einem anderen Menschen oder einer höheren Kraft bzw. Gott erhalten haben. Es ist eine positive, angenehme emotionale Reaktion, also das Gefühl *dankbar* für etwas zu sein. Wir sind zum Beispiel dankbar für den guten Rat eines Freundes, die Fürsorge durch unsere Familie oder ein bestimmtes und uns vielleicht sogar schicksalhaft anmutendes Ereignis.

Ein weiterer Aspekt der Wertschätzung ist der *Verlust- bzw. Widrigkeitsaspekt*; dieser bezieht sich auf das positive Gefühl, das wir erleben, wenn wir etwas oder eine Situation wertschätzen, nachdem wir diese/s verloren haben. Wir erinnern uns nach dem Verlust, wie gut wir es eigentlich haben und zeigen Wertschätzung für die positiven Dinge unseres Lebens, wenn sie geschehen. Oder aber wir erinnern uns nach dem Verlust wieder an die anderen positiven Dinge in unserem Leben, die wir nicht verloren haben und die uns weiterhin begleiten. Ein Beispiel hierfür wäre eine Erkenntnis nach dem Verlust eines geliebten Menschen: Zwar haben wir diesen wichtigen Menschen aus unserem Leben verloren, aber wir haben gute Freunde und eine fürsorgliche Familie, die uns in einem solchen Moment auffangen und unterstützen.

Der letzte der acht Aspekte von Wertschätzung ist der *interpersonelle (zwischenmenschliche) Aspekt*. Dieser bezieht sich auf das Anerkennen derjenigen Menschen in unserem Leben, die uns nahestehen und ein gutes Gefühl in uns hervorrufen. Wir haben also ein positives und wertschätzendes Gefühl für bestimmte Personen in unserem Umfeld. Beispiele wären die Eltern, die sich um uns kümmern, ein guter Freund, der uns aufmuntert, wenn wir traurig sind, oder ein Arbeitskollege, der uns dabei hilft, eine Aufgabe rechtzeitig zu erledigen. Wir nehmen also den Wert der Menschen um uns herum wahr, erkennen und schätzen ihren Anteil an unserem Wohlbefinden und ihren Stellenwert in unserem Leben.

Wertschätzung und Dankbarkeit sind zentrale Elemente von Spiritualität und haben vielfältige Auswirkungen auf unsere Gesundheit. Diese werden wir uns in Abschn. 5.6 anschauen. In Kap. 9 werden wir noch mehr über einige unserer menschlichen Potenziale und Kräfte erfahren und mögliche Wege kennenlernen, diese zu stärken.

3.5   Das raubt einem die Sinne: Paranormale Überzeugungen und paranormale Erfahrungen

Das Unbegreifbare, das Unheimliche, das Mysteriöse und zugleich äußerst Faszinierende – kurzum das *Paranormale* – beschäftigt uns Menschen seit jeher. Bücher, Sendungen im Fernsehen oder Kinoblockbuster: Gerne werden unheimliche Geschichten, vermeintliche Augenzeugenberichte und unerklärliche Erfahrungen im hochspannenden Mystery-Krimiformat verpackt. Aber wo besteht hierbei die Verbindung zu Spiritualität? Auch paranormale Überzeugungen und Erfahrungen werden von MacDonald (2000) als Bestandteile von Spiritualität beschrieben. *Paranormale Überzeugungen* lassen sich in verschiedene Kategorien einteilen: traditioneller religiöser Glaube (zum Beispiel, dass die Seele nach dem Tod weiter existiert), Glaube an Psi (durch mentale Fähigkeiten Objekte zu bewegen), Zauberkräfte (zum Beispiel der Glaube an schwarze Magie), Aberglaube (etwa, dass schwarze Katzen Unglück bringen), Spiritismus (beispielsweise, dass die Seele den Körper verlassen und reisen kann), Glaube an außergewöhnliches Leben (zum Beispiel auf anderen Planeten) und Vorahnungen (etwa die Zukunft vorhersagen können) (Tobacyk 2004).

Die Forschung zeigt, dass unser Bewusstsein und unser Gehirn nicht immer parallel arbeiten (Miller 2010). Zu *paranormalen Erfahrungen* gehören beispielsweise sogenannte außerkörperliche Erfahrungen, auch unter dem Begriff Astralreisen bekannt. Berichten zufolge entstehen hierbei außergewöhnliche Sinnesempfindungen, wie das Gefühl, mit dem Körper zu fliegen oder den eigenen Körper aus einer Außenperspektive heraus betrachten zu können. Diese wahrgenommenen Eindrücke werden als sehr realistisch beschrieben (Nahm 2015). Weitere mögliche Formen solcher Erlebnisse haben wir bereits am Beispiel von Nahtoderfahrungen und Reinkarnationsberichten kennengelernt (Abschn. 1.2). Aber paranormale Erfahrungen sollen in noch weitaus erstaunlicherer Form aufgetreten sein. So berichteten Zeitzeugen davon, mit einem Zug der Deutschen Bahn pünktlich an ihrem Reiseziel angekommen zu sein.

Ist das Ende erst der Anfang? Ist die Frage, ob es ein Leben nach dem Tod gibt, ein Bestandteil von Spiritualität?

Vor allem der Glaube an ein Leben nach dem Tod ist Bestandteil vieler Religionen und spiritueller Glaubensüberzeugungen (Ai et al. 2014). Den Forschern zufolge gibt es drei Dimensionen des Glaubens an ein Leben nach dem Tod. Zum einen die säkulare Dimension: Diese ist zentraler Bestandteil der östlichen asiatischen Traditionen. Der Fokus liegt auf dem Hier und Jetzt, dem weltlichen Leben, ohne Auseinandersetzungen mit einem Weiterbestehen einer unsterblichen Seele (wie die Überzeugung, dass die Existenz nach dem körperlichen Tod endet). Die zweite Dimension ist die Gott-zentrierte Sichtweise, welche die Ansichten der drei monotheistischen Religionen widerspiegelt. Hierbei wird angenommen, dass die Seele nach dem Tod in den Himmel kommt oder zu Gott bzw. einer spirituellen Kraft geht (wie die Annahme, dass die Seele nach dem Tod ins Paradies kommt oder zu einem Engel wird). Die dritte Dimension ist die kosmisch-spirituelle Sichtweise. Diese entspricht den Lehren der nichtwestlichen Religionen aus Südasien. Nach dem Tod geht die Seele dieser Überzeugung nach in einen weniger klar definierten, abstrakteren Raum als den Himmel über (beispielsweise der Glaube, dass wir nach dem Tod mit einem kollektiven Bewusstsein oder dem Universum verbunden sind). Die Überzeugung, dass mit dem Tod die Existenz nicht aufhört, zeigt, wie wir in Abschn. 5.8 erfahren werden, zudem viele erstaunliche Zusammenhänge mit verschiedenen Aspekten unserer Gesundheit.

3.6 Erfahrung und Praxis als Elemente von Spiritualität

Leben heißt Erfahrung – ob Säugling oder Senior, wir erfahren das Leben dank unserer Sinne, mit denen wir unsere Umgebung wahrnehmen: Wir sehen oder hören, wir riechen oder schmecken, wir fühlen oder spüren und erfahren es dadurch. Erfahrung wird von MacDonald (2000) als eine Dimension von Spiritualität beschrieben, welche spirituelle, religiöse, mystische, transzendente und transpersonelle Elemente enthält.

Fallot (2007) definiert Spiritualität sogar als *die Erfahrung* des Heiligen, Ultimativen und Transzendenten. Erfahrung ist also ein wichtiger Bestandteil von Spiritualität. Alltägliche spirituelle Erfahrungen sind nach dem Konzept von Underwood und Terese (2002) weniger paranormaler oder mystischer Art, sondern beziehen sich vielmehr auf die Wahrnehmung des Heiligen bzw. von Gott in unserem Alltag. Diese Erfahrungen können sich durch die Wahrnehmung einer Verbundenheit mit allem im Leben, durch inneren Frieden und Harmonie, durch die Wahrnehmung Gottes, dem Gefühl von Gott geliebt zu werden, dem spirituellen Gefühl von der Schönheit der Natur berührt zu sein oder durch das Gefühl von Dankbarkeit äußern. Viele Menschen berichten von solchen alltäglichen spirituellen Erfahrungen.

Auch die Natur kann spirituelle Erfahrungen in uns hervorrufen. Durch sie kann das Gefühl von Verbundenheit oder Einheit mit einem höheren Bewusstsein, der Natur selbst oder mit Gott entstehen. Wenn wir uns in der

Natur aufhalten, können positive Emotionen, Verbundenheit, Frieden und Wertschätzung aufkommen (Snell und Simmonds 2012).

Ein weiteres wichtiges Element sind *spirituelle Praktiken* wie das Gebet, Yoga oder die Meditation: getragen von Mystik, leuchtenden Farben, rhythmischen Klängen und verzückenden Gerüchen, die Sinne berauschend – bis hin zu einem Sitzen in vollkommener Stille, nur das Licht der Morgenröte und der tiefe Nebel des anbrechenden Tages, die einen umgeben. Die Formen und Gründe der Ausübung können sehr vielfältig sein, von Person zu Person stark variieren und werden sowohl im privaten, als auch öffentlichen Kontext praktiziert. Mit den genauen Inhalten, Hintergründen und Ausübungsformen werden wir uns in Kap. 7 beschäftigen: Spirituelle Praktiken sind seit Jahrtausenden wichtiger Bestandteil sowohl in spirituellen als auch religiösen Traditionen und nehmen auch heute eine zentrale Rolle im Leben vieler Menschen ein.

Spirituelle Erfahrungen und Praktiken sind zusammengefasst als wichtige Elemente von Spiritualität anzusehen und sind zudem mit vielen Aspekten von Gesundheit assoziiert (Kap. 5, 6 und 7).

3.7 Ist alles nur Materie? Und hat das letzte Hemd auch heute noch keine Taschen? – Spiritualität und Materialismus

Spiritualität – die etwas andere Materie

Dem Begriff Materialismus kommen zwei Bedeutungen zu: So beschreibt Materialismus auf der einen Seite eine Form der Interpretation von Wirklichkeit ausschließlich auf Basis der Materie (Margraf 2009) (auch Materialität bzw. Körperlichkeit, Stofflichkeit). Spiritualität ist ein Suchen nach Sinn und Ziel des Daseins über somatische und physische Prozesse hinaus, eine Verwirklichung jenseits der reinen Materie (Rauch und Weismayer 2010). Dies umfasst einen Dialog mit einer kraftvollen, nichtmateriellen Präsenz, die uns umgibt und als heilig angesehen wird – eine Form des Bewusstseins über die Materie hinaus (Miller 2010) (Kap. 1). Cloninger et al. (2004) beschreiben die (der Charakterdimension Selbsttranszendenz untergeordnete) Dimension der *spirituellen Akzeptanz* als Gegenpol zum *rationalen Materialismus*. Eine Person mit einer hoch ausgeprägten spirituellen Akzeptanz glaubt diesem Ansatz nach eher an spirituelle Einflüsse, spirituelle Phänomene, außersinnliche Wahrnehmung oder an Wunder. Personen mit einer hoch ausgeprägten Dimension von rationalem Materialismus hingegen weisen ausschließlich eine Akzeptanz von Materialismus und objektiver Erfahrungswissenschaft auf.

Das letzte Hemd hat auch heute noch keine Taschen

Zum anderen verwenden wir den Begriff Materialismus auch im Kontext einer materialistischen Einstellung (auch Konsumismus). Im Sinne einer solchen materialistischen Werthaltung bezieht sich dieser Begriff auf eine Form der Einstellung, bei welcher Werte wie Eigentum, Genuss und Erfolg als erstrebenswert angesehen werden (Asendorpf und Neyer 2012). Reichtum und Besitz können in der Tat belohnend auf uns wirken: Doch Materialismus als der goldene Weg zu einem glücklichen Leben (Csikszentmihalyi 1999)?

?

Wie hängt diese Form von Materialismus mit Spiritualität, Glück und Lebenszufriedenheit zusammen?

Csikszentmihalyi (1999) stellte fest, dass wir – als Bewohner der reichsten industrialisierten westlichen Nationen – zwar in einer Umgebung leben, die unsere Vorfahren wohl als puren Luxus bezeichnet hätten, wir aber dennoch hierdurch nicht unbedingt glücklicher sind. Deshalb diskutiert er die provokative Frage: Wenn wir doch heutzutage so reich sind, warum sind wir dann nicht auch glücklich? Materielle Werte sind demnach zwar *bereichernd*, aber anscheinend *nicht ausreichend* für ein zufriedenes Leben. Durch das Streben nach materiellen Zielen bekommen andere Werte wie Freundschaft, Kunst, Religion oder die Schönheit der Natur oftmals eine immer geringere Bedeutung. Aber eine Abhängigkeit von materiellen Werten gänzlich zu vermeiden, erscheint in unserer Kultur schwierig. Als eine mögliche Alternative gilt die spirituelle Orientierung.

Spiritualität bzw. eine spirituelle Orientierung bedeutet jedoch nicht, sich selbst, beispielsweise aufgrund von (besonderen) spirituellen Erfahrungen, als höherwertig, übermäßig wichtig, als berufen oder als besserer Mensch anzusehen, was auch als *psychische Inflation* bezeichnet wird (Scagnetti-Feurer 2004). Es geht also nicht um Selbsterhöhungen und auch nicht um Vergleiche im Sinne von besser und schlechter bei einer Kategorisierung in spirituell versus nichtspirituell.

?

Wie ist das gemeint, eine spirituelle Orientierung als Alternative zu einer materialistischen Werthaltung?

Für das körperliche Wohlbefinden sind materielle Dinge durchaus wichtig. Diese allein führen jedoch aus spiritueller Perspektive nicht zur Zufriedenheit (Dalai Lama 2004). Spiritualität bedeutet also nicht, materielle Werte wie Geld oder Besitz nicht wertzuschätzen, jedoch spielen diese keine zentrale Rolle im Leben: Im Streben nach materiellen Werten wird nicht nach Zufriedenheit gesucht, und Zufriedenheit wird demnach auch nicht in Besitztümern gefunden. Materieller Besitz dient auch nicht als Ersatz für nicht erfüllte spirituelle Bedürfnisse. Somit steht Spiritualität in Verbindung mit der Annahme, dass tiefe menschliche Bedürfnisse nicht durch materielle Werte zu stillen sind. Zufriedenheit wird demnach durch spirituelle Werte und Elemente (Überzeugungen, Praktiken etc.) erlangt (Elkins et al. 1988). Im Einklang hierzu stehen die Ergebnisse von Piotrowski et al. (2013), welche einen negativen Zusammenhang von spiritueller Offenheit (wie Existenzialität) und spiritueller Transzendenz (wie Zufriedenheit durch spirituelle Praktiken, Einheit, Verbundenheit) mit Materialismus (im Sinne eines Wunsches nach materiellen Gütern und Befriedigung der eigenen Bedürfnisse durch materiellen Besitz) vorgefunden haben. Nach Anselm Grün (2009) sollten wir uns darauf zurückbesinnen, dass sich unser Wert nicht daran bemisst, was wir haben, sondern daran, was wir sind. Ein ständiges Denken an materielle Güter nimmt uns vor allem die Fähigkeit, Dinge zu genießen. Auch ihm zufolge finden wir das Glück nicht in unserem Besitz, sondern in unseren Herzen (Grün 2010).

Spiritualität per Express-Versand aus dem Homeshopping-Kanal?

?

Was hat Shopping mit Spiritualität zu tun?

Diese beiden Begriffe liegen manchmal nah beieinander: Es gibt nämlich auch das Phänomen des sogenannten *spirituellen Materialismus* (Kap. 9), eine Form der Verzerrung von Spiritualität als eine Art Lifestyleprodukt. Dies ist häufig verbunden mit einer konsumorientierten Vermarktung bzw. dem Versuch, Spiritualität zweckorientiert, ichbezogen zu nutzen, um das Ego zu stärken und zufriedenzustellen. So werden beispielsweise spirituelle Elemente, seien es bestimmte Figürchen oder Accessoires bis hin zu spirituellen Praktiken, ähnlich wie beim Einkaufen angehäuft und landen dann mitunter sehr bunt gemischt im Ego-Einkaufswagen. Dahinter stehen oftmals persönliche Sehnsüchte und Bedürfnisse, die auf den spirituellen Weg übertragen werden. Dieses Phänomen kann mitunter auch sehr subtil stattfinden und ist nicht immer leicht zu erkennen oder zu durchbrechen (Scagnetti-Feurer 2004).

Wie wir im weiteren Verlauf dieses Buches sehen werden, stellen Spiritualität und Religiosität für viele Menschen, wie es Csikszentmihalyi (1999) feststellt, potenzielle Wege zu Wohlbefinden, Lebenszufriedenheit und Gesundheit dar.

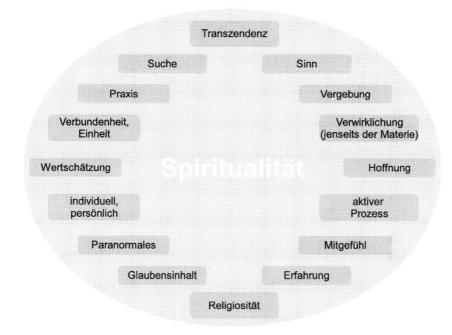

Abb. 3.1 Elemente, Aspekte und Ausdrucksformen von Spiritualität

Fazit

Spiritualität wird häufig als ein Basiselement menschlichen Seins bezeichnet. Sie ist sehr individuell und persönlich und kann sich in den unterschiedlichsten Formen ausdrücken. Zentral erscheint die Dimension der Transzendenz. Aber auch verschiedene Glaubensinhalte, Verbundenheit, Einheit, Hoffnung, Vergebung und Wertschätzung gehören zu den zentralen Elementen von Spiritualität. Viele Menschen erleben regelmäßig spirituelle Erfahrungen wie eine tiefe Verbundenheit mit anderen Menschen oder mit der Natur. Teilweise berichten Personen auch von sogenannten paranormalen Erfahrungen und Überzeugungen. Spiritualität ist verbunden mit einem Bewusstsein bzw. einer Verwirklichung über die Materie hinaus. Verschiedene Praktiken wie das Beten oder die Meditation stellen wichtige Bestandteile bzw. Elemente dar. Zusammengenommen mit den Aspekten von Spiritualität, welche wir bereits in Kap. 1 kennengelernt haben, lassen sich die zentralen Elemente, Aspekte und möglichen Ausdrucksformen von Spiritualität entsprechend Abb. 3.1 zusammenfassen (Anordnungen und Größenverhältnisse der einzelnen Elemente, Aspekte und Ausdrucksformen von Spiritualität entsprechen in dieser Abbildung keiner Wertung). Da Spiritualität ein sehr persönliches, individuelles Phänomen ist, können die dargestellten Inhalte von Person zu Person variieren und müssen bzw. werden somit nicht auf jeden gleichermaßen zutreffen.

Literatur

Adler, M. G., & Fagley, M. S. (2004). Appreciation: Individual Differences in Finding Value and Meaning as a Unique Predictor of Subjective Well-Being. *Journal of Personality, 73*(1), 79–114.

Ai, A. L., Kastenmüller, A., Tice, T. N., Wink, P., Dillon, M., & Frey, D. (2014). The Connection of Soul (COS) Scale: An Assessment Tool for Afterlife Perspectives in Different Worldviews. *Psychology of Religion and Spirituality, 6*(4), 316–329. doi:10.1037/a0037455.

Asendorpf, J. B., & Neyer, F. (2012). *Psychologie der Persönlichkeit*. Berlin Heidelberg: Springer-Verlag.

Büssing, A. (2008). Spiritualität – inhaltliche Bestimmung und Messbarkeit. *Prävention, 2*, 35–37.

Büssing, A., Reiser, F., Michalsen, A., Zahn, A., & Baumann, K. (2015). Do Patients with Chronic Pain Diseases Believe in Guardian Angels: Even in a Secular Society? A Cross-Sectional Study Among German Patients with Chronic Diseases. *Journal of Religion and Health, 54*(1), 76–86. doi:10.1007/s10943-013-9735-9.

Chiu, L., Emblen, J. D., Van Hofwegen, L., Sawatzky, R., & Myerhoff, H. (2004). An Integrative Review of the Concept of Spirituality in the Health Sciences. *Western Journal of Nursing Research, 26*(4), 405–428. doi:10.1177/0193945904263411.

Cloninger, C. R., Svrakic, D. M., & Przybeck, T. R. (1993). A Psychobiological Model of Temperament and Character. *Archives of General Psychiatry, 50*(12), 975–990.

Cloninger, C. R., Przybeck, T. R., Svrakic, D. M., & Wetzel, R. D. (2004). *Temperament- und Charakterinventar*. Mödling: Schuhfried. J. Richter, M. Eisemann, & C. R. Cloninger, Übers.

Csikszentmihalyi, M. (1999). If We Are So Rich, Why Aren't We Happy? *American Psychologist, 54*(10), 821–827.

Dalai Lama (2004). Epilog. In National Geographic Society, S. Tyler-Hitchcock, & J. Esposito (Hrsg.), *Die Weltreligionen. Hinduismus, Buddhismus, Judentum, Christentum und Islam* (S. 396–397). Washington D. C.: National Geographic.

Davis, D., Worthington, E. L., Hook, J. N., & Hill, P. C. (2013). Research on Religion/Spirituality and Forgiveness: A Meta-Analytic Review. *Psychology of Religion and Spirituality, 5*(4), 233–241. doi:10.1037/a0033637.

Davison, G. C., Neale, J. M., & Hautzinger, M. (2007). *Klinische Psychologie*. Weinheim: Beltz Verlag.

Dy-Liacco, G. S., Piedmont, R. L., Murray-Swank, N. A., Rodgerson, T. E., & Sherman, M. F. (2009). Spirituality and Religiosity as Cross-Cultural Aspects of Human Experience. *Psychology of Religion and Spirituality, 1*(1), 35–52. doi:10.1037/a0014937.

Elkins, D. N., Hedstrom, L. J., Hughes, L. L., Leaf, J. A., & Saunders, C. (1988). Toward a humanistic-phenomenological Spirituality: Definition, Description, and Measurement. *Journal of Humanistic Psychology*, *28*(4), 5–18.

Emmons, R. A. (2008). Gods and Goals: Spiritual Striving as Purposeful Action Personal Strivings and the Sacred. *Journal für Psychologie*, *16*(3), 1–12.

Fallot, R. D. (2007). Spirituality and Religion in Recovery: Some Current Issues. *Psychiatric Rehabilitation Journal*, *30*(4), 261–270. doi:10.2975/30.4.2007.261.270.

Fetzer Institute, & National Institute on Aging Working Group (2003). *Multidimensional Measurement of Religiousness, Spirituality for Use in Health Research. A Report of a National Working Group. Supported by the Fetzer Institute in Collaboration with the National Institute on Aging*. Kalamazoo, MI: Fetzer Institute. http://www.fetzer.org/sites/default/files/images/resources/attachment/%5Bcurrent-date%3Atiny%5D/Multidimensional_Measurement_of_Religousness_Spirituality.pdf

Götzelmann, A. (2008). Auf der Suche nach Religion. Spirituelle Bedarfe diakonischer Bildung. In J. Eurich, & C. Oelschlägel (Hrsg.), *Diakonie und Bildung. Heinz Schmidt zum 65. Geburtstag*. (S. 210–226). Stuttgart: Kohlhammer.

Grün, A. (2009). *Das Glück beginnt in dir. Gute Gedanken für jeden Tag*. Freiburg: Herder Verlag.

Grün, A. (2010). *Jeder Tag ein Weg zum Glück*. Freiburg: Herder Verlag.

Harnack, E. W. (2007). Transpersonale Verhaltenstherapie – Religiosität als Gegenstand von Verhaltenstherapie. *Verhaltenstherapie & Verhaltensmedizin*, *28*(4), 503–518.

Heinemann, H. (2001). *Eine psychologische Konzeption der Hoffnung mittels sprachphilosophischer Fundierung und Methodik*. Marburg: Tectum Verlag.

Hill, P. C., & Pargament, K. I. (2008). Advances in the conceptualization and measurement of religion and spirituality: Implications for physical and mental health research. *Psychology of Religion and Spirituality*, *S*(1), 3–17. doi:10.1037/0003-066X.58.1.64.

Hill, P. C., Pargament, K. I., Hood, R. W., McCullough, M. E., Swyers, J. P., Larson, D. B., & Zinnbauer, B. J. (2000). Conceptualizing Religion and Spirituality: Points of Commonality, Points of Departure. *Journal for the Theory of Social Behaviour*, *30*(1), 51–76.

Holbrook, C., Hahn-Holbrook, J., & Holt-Lunstad, J. (2015). Self-Reported Spirituality Correlates With Endogenous Oxytocin. *Psychology of Religion and Spirituality*, *7*(1), 46–50. doi:10.1037/a0038255.

Johnstone, B., Bodling, A., Cohen, D., Christ, S. E., & Wegrzyn, A. (2012). Right Parietal Lobe-Related "Selflessness" as the Neuropsychological Basis of Spiritual Transcendence. *The International Journal for the Psychology of Religion*, *22*(4), 267–284. doi:10.1080/10508619.2012.657524.

Kirk, K. M., Eaves, L. J., & Martin, N. G. (1999). Self-transcendence as a measure of spirituality in a sample of older Australian twins. *Twin Research*, *2*, 81–87.

Kirschbaum, C. (2008). *Biopsychologie von A bis Z*. Heidelberg: Springer Medizin Verlag.

Koenig, H. G. (2008). Concerns About Measuring "Spirituality" in Research. *The Journal of Nervous and Mental Disease*, *196*(5), 349–355. doi:10.1097/NMD.0b013e31816ff796.

Koenig, H. G. (2010). Spirituality and Mental Health. *International Journal of Applied Psychoanalytic Studies*, *7*(2), 116–122. doi:10.1002/aps.

Longo, D., & Peterson, S. M. (2002). The Role of Spirituality in Psychosocial Rehabilitation. *Psychiatric Rehabilitation Journal*, *25*(4), 333–340.

MacDonald, D. A. (2000). Spirituality: Description, Measurement, and Relation to the Five Factor Model of Personality. *Journal of Personality*, *68*(1), 153–197.

Margraf, J. (2009). Hintergründe und Entwicklung. In J. Margraf, & S. Schneider (Hrsg.), *Grundlagen, Diagnostik, Verfahren, Rahmenbedingungen* Lehrbuch der Verhaltenstherapie, (Bd. 1, S. 3–45). Heidelberg: Springer Medizin Verlag.

Miller, L. (2010). Watching for Light: Spiritual Psychology Beyond Materialism. *Psychology of Religion and Spirituality*, *2*(1), 35–36. doi:10.1037/a0018554.

Nahm, M. (2015). Außerkörperliche Erfahrungen. In G. Mayer, M. Schetsche, I. Schmied-Knittel, & D. Vaitl (Hrsg.), *An den Grenzen der Erkenntnis. Handbuch der wissenschaftlichen Anomalistik* (S. 151–163). Stuttgart: Schattauer.

Ostermann, T., & Büssing, A. (2007). Spirituality and Health: Concepts, Putting into Operation, Study Findings. *Musiktherapeutische Umschau*, *28*, 217–230.

Peterman, A. H., Reeve, C. L., Winford, E. C., Cotton, S., Salsman, J. M., McQuellon, R., Tsevat, J., & Campbell, C. (2014). Measuring Meaning and Peace With the FACIT–Spiritual Well-Being Scale: Distinction Without a Difference? *Psychological Assessment*, *26*(1), 127–137. doi:10.1037/a0034805.

Piedmont, R. L. (1999). Does Spirituality Represent the Sixth Factor of Personality? Spiritual Transcendence and the Five-Factor Model. *Journal of Personality*, *67*(6), 985–1013.

Piotrowski, J., Skrzypinska, K., & Zemojtel-Piotrowska, M. (2013). The Scale of Spiritual Transcendence: Construction and Validation. *Roczniki Psychologiczne*, *16*(3), 469–485.

Rauch, F., & Weismayer, J. (2010). Spiritualität. In J. Sinabell, H. Baer, H. Gasper, & J. Müller (Hrsg.), *Lexikon neureligiöser Bewegungen, esoterischer Gruppen und alternativer Lebenshilfen* (S. 208–209). Freiburg: Herder Verlag.

Rys, E. (2008). The Sense of Life as a subjective spiritual human Experience. *Research Studies*, *2*(2), 12–24.

Saslow, L. R., John, O. P., Piff, P. K., Willer, R., Wong, E., Impett, E. A., Kogan, A., Antonenko, O., Clark, K., Feinberg, M., Keltner, D., & Saturn, S. R. (2013).

The Social Significance of Spirituality: New Perspectives on the Compassion–Altruism Relationship. *Psychology of Religion and Spirituality*, *5*(3), 201–218. doi:10.1037/a0031870.

Scagnetti-Feurer, T. (2004). *Religiöse Visionen*. Würzburg: Königshausen & Neumann.

Seligman, M. E. P., & Csikszentmihalyi, M. (2000). Positive Psychology. An introduction. *The American Psychologist*, *55*(1), 5–14. doi:10.1037/0003-066X.55.1.5.

Shifrin, J. (1998). The faith community as a support for people with mental illness. *New directions for mental health services*, (80), 69–80.

Snell, T. L., & Simmonds, J. G. (2012). "Being in That Environment Can Be Very Therapeutic": Spiritual Experiences in Nature. *Ecopsychology*, *4*(4), 326–335. doi:10.1089/ECO.2012.0078.

Snyder, C. R., Harris, C., Anderson, J. R., Holleran, S. A., Irving, L. M., Sigmon, S. T., Yoshinobu, L., Gibb, J., Langelle, C., & Harney, P. (1991). The Will and the Ways: Development and Validation of an Individual-Differences Measure of Hope. *Journal of Personality and Social Psychology*, *60*(4), 570–585.

Snyder, C. R., Lehman, K. A., Kluck, B., & Monsson, Y. (2006). Hope for Rehabilitation and Vice Versa. *Rehabilitation Psychology*, *51*(2), 89–112. doi:10.1037/0090-5550.51.2.89.

Spaniol, L. (2002). Spirituality and Connectedness. *Psychiatric Rehabilitation Journal*, *25*(4), 321–322. doi:10.1037/h0095006.

Tobacyk, J. J. (2004). A Revised Paranormal Belief Scale. *The International Journal of Transpersonal Studies*, *23*, 94–98.

Underwood, L. G., & Terese, J. A. (2002). The Daily Spiritual Experience Scale: Development, theoretical description, reliability, exploratory factor analysis, and preliminary construct validity using health related data. *Annals of Behavioral Medicine*, *24*(1), 22–33.

Watts, F., Dutton, K., & Gulliford, L. (2006). Human spiritual qualities: Integrating psychology and religion. *Mental Health, Religion & Culture*, *9*(3), 277–289. doi:10.1080/13694670600615524.

Webb, J. R., Hirsch, J. K., Visser, P. L., & Brewer, K. G. (2013). Forgiveness and Health: Assessing the Mediating Effect of Health Behavior, Social Support, and Interpersonal Functioning. *The Journal of Psychology: Interdisciplinary and Applied*, *147*(5), 391–414. doi:10.1080/00223980.2012.700964.

Wills, M. (2007). Connection, Action, and Hope: An Invitation to Reclaim the "Spiritual" in Health Care. *Journal of Religion and Health*, *46*(3), 423–436. doi:10.1007/s10943-006-9106-x.

4

Spiritualität und Persönlichkeit

Inhalt

© Springer-Verlag Berlin Heidelberg 2015
C. Krause, *Mit dem Glauben Berge versetzen?*, Kritisch hinterfragt, DOI 10.1007/978-3-662-48457-9_4

4.1   Was unterscheidet mich von den anderen? – Zur Persönlichkeit des Menschen

Vielleicht haben Sie sich schon einmal eine dieser Fragen gestellt: Welche Eigenschaften zeichnen mich als Person aus? Und welche Gemeinsamkeiten habe ich – manch einer möchte an dieser Stelle vielleicht das kleine Wörtchen *leider* ergänzen – mit meinen Verwandten?

Auch mit solchen Fragen beschäftigt sich die Psychologie, insbesondere die sogenannte Persönlichkeitspsychologie.

Was ist Persönlichkeitspsychologie?

> **Persönlichkeitspsychologie** Das Feld der **Persönlichkeitspsychologie** als empirische Wissenschaft beschäftigt sich mit individuellen Besonderheiten von Menschen innerhalb einer bestimmten Population, die überdauernd und verhaltensrelevant sind. Pathologische Eigenschaften wie psychische Erkrankungen werden hingegen nicht von der Persönlichkeitspsychologie untersucht, sondern sind Gegenstand der Klinischen Psychologie (Asendorpf 2007).

Die Persönlichkeitspsychologie untersucht neben Persönlichkeitsbereichen auch Geschlechtsunterschiede, die Entwicklung von Persönlichkeit, Einflüsse von Umwelt und Beziehungen sowie der Kultur (Asendorpf 2007).

Was sind Persönlichkeitsbereiche? Wie setzt sich die Persönlichkeit eines Menschen zusammen?

In der Persönlichkeitspsychologie gibt es viele verschiedene Forschungsthemen, beispielsweise zum Temperament (Besonderheiten im Verhalten), zu Fähigkeiten (wie Intelligenz), zu Handlungseigenschaften (wie Bedürfnisse, Interessen, Motive und Bewältigungsverhalten), Bewertungsdispositionen (Werthaltungen und Einstellungen) und zu selbstbezogenen Dispositionen (zum Beispiel Selbstwertgefühl oder Wohlbefinden) – also zu den verschiedenen *Persönlichkeitsbereichen* (Asendorpf 2007).

Ein lange Zeit dominierender und auch heute noch zentraler Ansatz in der Persönlichkeitspsychologie ist das *Eigenschaftsparadigma*. In diesem stehen, wie es der Name schon sagt, verschiedene Eigenschaften im Mittelpunkt. Die Persönlichkeit entspricht demnach der Gesamtheit dieser Eigenschaften.

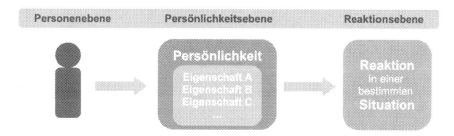

Abb. 4.1 Menschenbild und Persönlichkeitskonzept nach dem Eigenschaftsparadigma (vereinfachte Darstellung)

Diese werden in diesem Paradigma als zeitlich mittelfristig stabile Merkmale von Personen definiert, langfristig können also Veränderungen vorkommen. Die Eigenschaften nehmen diesem Paradigma zufolge einen Einfluss darauf, wie eine Person in einer bestimmten Situation reagiert (Asendorpf 2007) (Abb. 4.1). Nach dem *individuumzentrierten Ansatz* werden die Eigenschaften einer Person unabhängig von denen anderer Personen beschrieben. Zur Messung von Persönlichkeitseigenschaften als Variable ist jedoch ein Vergleich mit einer Referenzpopulation erforderlich (auch *differenzieller Ansatz* genannt), also beispielsweise mit Gleichaltrigen eines Landes. Aussagen über die Eigenschaften eines Menschen hängen demnach davon ab, mit welcher (Referenz-)Population dieser verglichen wird. So kann der Person einer Population eine Merkmalsausprägung zugeordnet werden (Asendorpf 2007).

Innerhalb der Persönlichkeitspsychologie gibt es verschiedene Ansätze zur Klassifikation der Persönlichkeit. Der am meisten verbreitete Ansatz ist hierbei der Ansatz der *Persönlichkeitsfaktoren*. Durch diesen wird versucht, eine Vielfalt an Persönlichkeitseigenschaften auf eine möglichst geringe Anzahl von übergeordneten Dimensionen zu reduzieren. Durch verschiedene Verfahren wurden häufig fünf Hauptfaktoren von Persönlichkeitsunterschieden vorgefunden, die sich dabei jeweils weiter in Unterfaktoren gliedern lassen. Viele Forschungsstudien beziehen sich auf diese fünf Faktoren, auch die *Big Five* genannt. Der erste der fünf Faktoren heißt *Neurotizismus* bzw. *emotionale Instabilität*. Hierzu gehören untergeordnete Eigenschaften wie Nervosität oder Ängstlichkeit. Dem zweiten Faktor, *Extraversion* genannt, werden Eigenschaften wie Geselligkeit oder Aktivität untergeordnet. Der dritte Faktor ist die *Verträglichkeit* bzw. *Liebenswürdigkeit*; hierzu zählen untergeordnete Eigenschaften wie Hilfsbereitschaft oder Wärme. Der vierte Faktor wird als *Gewissenhaftigkeit* bezeichnet. Diesem Faktor werden zum Beispiel Ordentlichkeit und Zuverlässigkeit untergeordnet. Der fünfte Faktor ist die *Offenheit für Erfahrungen* bzw. *Kultur* oder *Intellekt*. Hierzu zählen untergeordnete Eigenschaften wie Kreativität oder ein Gefühl für Kunst (Asendorpf 2007).

In den folgenden Abschnitten werden wir untersuchen, welche *interindividuellen Unterschiede* (Unterschiede zwischen verschiedenen Personen) und *intraindividuellen Unterschiede* (Unterschiede innerhalb einer Person) (Asendorpf 2007), sich in Forschungsstudien zum Thema Spiritualität und Religiosität bereits gezeigt haben.

4.2 Zusammenhänge von Spiritualität und Persönlichkeit

Zeigen sich Wechselwirkungen zwischen Spiritualität und der Persönlichkeit des Menschen oder lassen sich diese beiden Elemente nicht zusammenbringen? In Abschn. 4.1 haben wir einiges zu den Persönlichkeitsfaktoren sowie deren untergeordneten Eigenschaften erfahren. Denken wir nun an Spiritualität und Religiosität, so könnten wir danach fragen, welche Zusammenhänge sich zwischen diesen und verschiedenen Persönlichkeitseigenschaften zeigen.

Solche und viele andere Fragen haben sich Wissenschaftler und Forschergruppen aus den verschiedensten Ländern bereits gestellt. Bevor wir uns nun einige Ergebnisse im Einzelnen anschauen, an dieser Stelle noch einmal der Hinweis, dass nicht alle Forschungsergebnisse, die anhand von großen Stichproben gewonnen wurden, auch zwangsläufig auf Sie genauso zutreffen müssen. Solche Ergebnisse lassen sich nicht immer auf den Einzelfall übertragen. Gleiches gilt für Ergebnisse von Einzelfallstudien; auch hierbei lassen sich die Ergebnisse nicht unbedingt auf jeden von uns oder auf eine Gruppe bzw. Population übertragen. Außerdem sollten wir uns daran erinnern, dass ein gefundener Zusammenhang nicht zwangsläufig gleichbedeutend mit Kausalität ist (s. Kap. 2) und es bei vorgefundenen Unterschieden nicht um eine Kategorisierung in besser oder schlechter geht: Unterschiede sind kein Argument für eine Abwertung von Menschen, Ausgrenzungen und Intoleranz. Im Gegenteil: Sie sind menschlich (Asendorpf 2007).

> **?**
>
> Welche Zusammenhänge zeigen sich zwischen Religiosität und Persönlichkeit?

Zu Religiosität und Persönlichkeit wurden bereits einige Forschungsstudien durchgeführt. MacDonald (2000) fand beispielsweise heraus, dass Religiosität positiv mit Extraversion sowie Verträglichkeit und Gewissenhaftigkeit zusammenhängt. Schnell (2012) befragte 140 Studenten aus Österreich nach ihrer selbsteingeschätzten Religiosität. Außerdem wurde die Persönlichkeit der Teilnehmer gemessen. Religiosität hing in dieser Untersuchung negativ mit Neurotizismus und jeweils positiv mit Verträglichkeit und Gewissenhaftigkeit zusammen.

In einer Metaanalyse wertete Saroglou (2002) verschiedene Forschungsstudien zu dieser Thematik aus. In diesen Studien wurden jeweils zwischen 100 und 700 Personen umfassende Stichproben aus den USA, Kanada, Taiwan, Belgien und Polen untersucht. Insgesamt hing Religiosität hierbei positiv mit Verträglichkeit und Gewissenhaftigkeit zusammen. Ein etwas schwächerer positiver Zusammenhang zeigte sich zwischen Religiosität und Extraversion.

Mit welchen Persönlichkeitseigenschaften hängt Spiritualität zusammen?

Maltby und Day (2001) befragten 300 britische Studenten hinsichtlich ihrer Spiritualität und Persönlichkeit. Hierbei hing Spiritualität, beispielsweise gemessen als spirituelle Überzeugungen oder Praktiken wie etwa Meditation, vor allem positiv mit Extraversion zusammen. Spirituelle Rituale bzw. Aktivitäten korrelierten darüber hinaus negativ mit Neurotizismus.

Studien

Auch MacDonald (2000) untersuchte die Zusammenhänge von Spiritualität und Persönlichkeit. Er teilte Spiritualität in fünf Dimensionen ein: die kognitive Orientierung hin zur Spiritualität, paranormale Überzeugungen, eine erfahrungs- und phänomenologische Dimension, das existenzielle Wohlbefinden und die Religiosität (Abschn. 2.4). Außerdem untersuchte MacDonald die Zusammenhänge dieser Dimensionen von Spiritualität mit den Big Five. Hierzu wurden knapp 600 Studenten aus Kanada befragt.

Es zeigte sich, dass die kognitive Orientierung hin zur Spiritualität jeweils positiv mit Extraversion, Offenheit für Erfahrungen, Verträglichkeit und Gewissenhaftigkeit zusammenhing. Die erfahrungs- und phänomenologische Dimension korrelierte jeweils positiv mit Extraversion sowie Offenheit für Erfahrungen. Das existenzielle Wohlbefinden wiederum hing positiv mit Verträglichkeit, Extraversion sowie Gewissenhaftigkeit, aber mit einer geringeren Ausprägung von Neurotizismus zusammen. Paranormale Überzeugungen waren positiv mit Offenheit für Erfahrungen assoziiert. Interessanterweise hat sich in einer weiterführenden Analyse, genauer gesagt in einer Faktorenanalyse, herausgestellt, dass Spiritualität vermutlich sogar einen eigenständigen Persönlichkeitsfaktor darstellt.

Vielleicht sprechen wir irgendwann von Spiritualität als dem sechsten großen Faktor der Persönlichkeit – die Big Six? Darüber diskutiert auch Piedmont (1999), der Spiritualität in seiner Studie ebenfalls als einen möglichen weiteren Faktor der Persönlichkeit identifiziert hat.

Auch Schnell (2012) befragte die ca. 140 Studenten aus Österreich auch nach ihrer selbsteingeschätzten Spiritualität. Die Persönlichkeit wurde mit dem revidierten NEO-Persönlichkeitsinventar nach Costa und McCrae

(NEO-PI-R; deutsche Fassung Ostendorf und Angleitner 2004) gemessen. Dieses Inventar wird sehr häufig in der Forschung eingesetzt. Mit diesem können die Big Five differenziert und detailliert durch je sechs Facetten pro Hauptfaktor (also insgesamt 30 Facetten) erhoben werden. Spiritualität hing in der Studie von Schnell jeweils positiv mit Extraversion, Offenheit für Erfahrungen und Verträglichkeit zusammen. Auf Facettenebene korrelierte Spiritualität jeweils positiv mit Frohsinn (Extraversion), Offenheit für Fantasie, Ästhetik, Gefühle, Handlungen und Ideen (Offenheit für Erfahrungen), Vertrauen, Altruismus und Gutherzigkeit (Verträglichkeit). Zu all diesen Ergebnissen in Bezug auf Spiritualität, Religiosität und Persönlichkeit nochmals der wichtige Hinweis, dass dies im Umkehrschluss nicht bedeutet, dass nichtspirituelle bzw. nichtreligiöse Personen nicht gesellig, gutherzig, offen, zuverlässig, tüchtig, hilfsbereit oder fröhlich und herzlich sind.

Leider gibt es bislang noch sehr wenige Untersuchungen zu der Thematik Spiritualität und Persönlichkeit. Eine Generalisierbarkeit der Ergebnisse wird daher stark einschränkt. Dennoch lässt sich ein Trend ablesen: Spiritualität geht damit einher oder – vereinfacht ausgedrückt – spirituelle Menschen scheinen bezogen auf die Ausprägung der Persönlichkeitsfaktoren eher fröhlich, heiter und optimistisch (Faktor *Extraversion*), gutherzig und hilfsbereit zu sein, und sie neigen dazu, anderen zu vertrauen (Faktor *Verträglichkeit*). Sie sind demnach vielfältig interessiert und fantasievoll, werden von Schönheit und Kunst berührt, sind empfänglich für Gefühle (Faktor *Offenheit für Erfahrungen*) und tendenziell gewissenhaft (Faktor *Gewissenhaftigkeit*, welchem beispielsweise Ordnungsliebe, Pflichtbewusstsein und Selbstddiscipliniertheit zugeordnet werden).

4.3 They seem so different! – Unterschiede innerhalb von Spiritualität

Werden wir im Laufe unseres Lebens immer spiritueller oder nimmt unsere Spiritualität eher ab? Versuchen Sie sich einmal zurückzuerinnern: Hatten Sie als Kind Gedanken über eine unsterbliche Seele? Wie haben Sie die Welt um sich herum wahrgenommen? Und wie stand es um Ihre Eltern und Großeltern? Viele Forschungsergebnisse zu dieser Thematik haben wir bereits in Kap. 1 kennengelernt. Manche Variablen, vor allem soziodemografischer Art wie Alter, Geschlecht etc. zeigen differenzierte Zusammenhänge mit Spiritualität. Exemplarisch soll im Folgenden ein kleiner – wertungsfreier – Überblick über die Assoziationen von Alter, Geschlecht und Kultur mit Spiritualität erfolgen.

Spiritualität als wichtiger Faktor für Jung und Alt?

Welche Unterschiede und Veränderungen kann es hinsichtlich Religiosität und Spiritualität bedingt durch das Alter geben?

Betrachten wir die Religiosität, so scheint diese mit ansteigendem Alter zuzunehmen. Bei Kindern und Jugendlichen im Alter von 11–17 Jahren nimmt die Religiosität im Verlauf der Teenagerzeit jedoch zunächst ab (Francis et al. 1983). In Forschungsstudien wird darüber hinaus häufig das Ergebnis vorgefunden, dass Atheisten und Agnostiker jünger sind als religiöse Menschen (Horning et al. 2011). In einer Übersichtsarbeit schlussfolgerten Cox und Hammonds (1989), dass jedoch die Mehrheit aller Altersgruppen gläubig ist. Dennoch nimmt mit dem ansteigenden Alter die Wahrscheinlichkeit zu, dass eine Person ihrem Glauben auch einen Ausdruck verleiht. Dies gilt auch für den Glauben an die Unsterblichkeit und für die Wichtigkeit des persönlichen Glaubens. Das Engagement bei privaten religiösen Praktiken wie dem Beten ist den Ergebnissen zufolge bei älteren Menschen höher ausgeprägt als bei jüngeren. Doch wie steht es um Spiritualität? Schon Kinder berichten bereits früh über spirituell anmutende Gedanken (Kap. 1). Dennoch können sich verschiedene altersbedingte Entwicklungsverläufe zeigen.

Studien

Wink und Dillon (2002) werteten die Daten von 130 Probanden aus, die in den 1920er-Jahren in Amerika geboren wurden. Mithilfe von Interviews wurde die Spiritualität der Teilnehmer Ende der 1950er-Jahre (entspricht einem jungen Erwachsenenalter der Probanden) und 1960er-Jahre (mittleres Erwachsenenalter) sowie Anfang der 1980er-Jahre (spätes mittleres Erwachsenenalter) und Ende der 1990er-Jahre (höheres Erwachsenenalter) untersucht. Die Probanden gaben unter anderem eine Selbstauskunft über die subjektive Wichtigkeit von und ihr Interesse an Spiritualität sowie die Häufigkeiten von spiritueller Praxis und Erfahrungen. Es zeigte sich, dass alle Probanden zwischen dem späten mittleren Erwachsenenalter und dem höheren Erwachsenenalter eine stärker ausgeprägte Spiritualität entwickelten.

Brown et al. (2013) befragten über 2000 US-amerikanische Personen zwischen 17 und 94 Jahren. Hierbei wurde auch die spirituelle Transzendenz gemessen, definiert als Motiv, ein breites Spektrum an Lebenssinn zu entwickeln (zum Beispiel eine positive Verbundenheit mit einer höheren Realität, Glaube an eine höhere Bedeutsamkeit und einen Sinn im Leben). Die Probanden wurden in drei Alterskategorien eingeteilt: 17–29 Jahre, 30–60 Jahre und 61–94 Jahre. Die Werte für die spirituelle Transzendenz fielen für die Gruppe der 30–60 Jahre alten Personen höher aus als die der 17–29 und 61–94 Jahre alten Personen. Dennoch waren die Werte der 61–94-Jährigen deutlich höher, als die der 17–29-Jährigen. Kohorteneffekte, also Einflüsse durch das jeweilige Zeitalter, in welchem die Probanden geboren wurden, müssen natürlich bei der Interpretation berücksichtigt werden.

Für die Aufstellung von Normwerten für das Instrument zur Erfassung des religiös-spirituellen Befindens (MI-RSB; Unterrainer et al. 2010) haben Unterrainer und Fink (2013) eine große Stichprobe von 1500 Personen aus Österreich untersucht. Das religiös-spirituelle Befinden wird hierbei als die Fähigkeit gemessen, durch Gefühle von Verbundenheit mit einer höheren Macht, mit seinen Mitmenschen und sich selbst, Sinn und Bedeutung für das eigene Leben zu empfinden. Hierbei zeigte das religiös-spirituelle Befinden einen leichten, aber signifikanten Zusammenhang mit dem Alter, es zeigte sich also mit zunehmendem Alter ein tendenziell höheres religiös-spirituelles Befinden. Wie wir auch in Abschn. 5.7 erfahren werden, scheint Spiritualität vor allem im höheren Erwachsenenalter eine besonders wichtige Bedeutung für viele Menschen zu haben.

Typisch Mann, Typisch Frau?

———— ? ——

Unterscheiden sich Frauen und Männer hinsichtlich ihrer Spiritualität und Religiosität?

Nun ja, jedenfalls sind Geschlechtsunterschiede ein andauernd populäres Thema, ob in den Medien, in Anekdoten oder aber in der wissenschaftlichen Forschung (Bryant 2007). Auch bei dieser Thematik sollte bei den vorgefundenen Unterschieden keine Kategorisierung in besser oder schlechter erfolgen. Zunächst betrachten wir noch einmal die Religiosität. Hierbei wurde sehr oft nachgewiesen, dass Frauen im Vergleich zu Männern religiöser sind (beispielsweise bei Heaven 1990; Horning et al. 2011; Koenig et al. 1988; Schutte und Hosch 1996).

Dies scheint wohl schon bei Kindern der Fall zu sein. Nach Francis et al. (1983) lässt sich bereits im Kindesalter nachweisen, dass Mädchen religiöser als Jungen sind. Und wie ist es bei Spiritualität? In mehreren verschiedenen Studien wurde das Ergebnis vorgefunden, dass Frauen auch spiritueller als Männer sind (zum Beispiel bei Bryant 2007; Lawler und Younger 2002; Roothman et al. 2003). Auch Unterrainer und Fink (2013) untersuchten in ihrer österreichischen Normstichprobe den Effekt des Geschlechts: Frauen berichteten über ein höheres religiös-spirituelles Befinden als Männer. Brown et al. (2013) konnten nachweisen, dass Frauen höhere Werte der spirituellen Transzendenz aufwiesen als Männer. Interessanterweise war jedoch inhaltlich kein Unterschied festzustellen, das heißt, Frauen und Männer scheinen Spiritualität *nicht inhaltlich* unterschiedlich zu verstehen und zu erleben. Simpson et al. (2008) untersuchten 190 US-amerikanische Erwachsene mit christlich-religiösem Hintergrund. Neben Spiritualitäts- und Religiositätsmaßen wurde auch die geschlechtsbezogene Rollenidentität erfasst (männlich, weiblich, androgyn). Weder das Geschlecht noch die Rollenidentität nahmen hierbei einen Einfluss auf Spiritualität bzw. Religiosität. Die Autoren nehmen an, dass es zwar möglich ist, dass globale Geschlechtsunterschiede hinsichtlich spiritueller bzw. religiöser Variablen bestehen können, diese Unterschiede jedoch *innerhalb* spezifischer religiöser Stichproben (also Stichproben mit einer hohen Homogenität) eher unwahrscheinlich sind.

Andere Länder – andere Sitten?

Gelten die Ergebnisse gleichermaßen für alle Kulturen?

Wie wir erfahren haben, scheint es so, dass Frauen tendenziell religiöser und spiritueller als Männer sind. Die Ergebnisse von Loewenthal et al. (2002) stellen diese These jedoch teilweise infrage. Bei christlichen Studienteilnehmern konnten sie diesen Effekt zwar ebenfalls nachweisen, jedoch nicht bei hinduistischen, jüdischen und muslimischen Studienteilnehmern.

Hierbei wird ein klassisches Problem angeschnitten: Westliche Stichproben werden am häufigsten untersucht. Henrich et al. (2010) bringen es auf den Punkt: Generell beziehen sich wissenschaftliche Forschungsergebnisse auf die **w**estlichen, gebildeten (**e**ducated), **i**ndustrialisierten, **r**eichen und **d**emokratischen Populationen und damit auf die **weird** (dt. sonderbar, eigenartig) Populationen. Die Autoren diskutieren das Problem, dass diese *eigenartigen* Stichproben zu den am wenigsten repräsentativen Populationen für eine Generalisierung auf die Menschheit gelten, da sie nur einen sehr kleinen Teil der Erdbevölkerung darstellen. Insofern kann bei Studien mit solchen Stichproben also nicht von allgemeingültigen Ergebnissen die Rede sein – dafür müssten diese erst repliziert, also in gleicher Form jedoch mit anderen Stichproben aus verschiedenen Teilen der Welt wiederholt werden.

Koenig et al. (2012) beziehen dieses der Forschung inhärente Problem auf das Thema Spiritualität und Religiosität und machen die Differenzen und Klüften innerhalb der Forschung deutlich. Zumeist stehen westliche Populationen im Fokus: Untersuchungen, die sich auf Spiritualität, Religiosität und Gesundheit beziehen, stammen größtenteils aus westlichen, christlichen Populationen. Ein sehr viel geringerer Anteil stammt bislang aus Ländern wie beispielsweise Afghanistan, Pakistan, Ägypten oder Malaysia und befasst sich mit muslimischen Populationen. Mittlerweile nimmt die Forschung in diesen

Teilen der Welt jedoch zu. Dies macht deutlich, dass die meisten Ergebnisse in ihrer Generalisierbarkeit stark eingeschränkt sind. Auf westliche und christliche Populationen mögen viele der Ergebnisse übertragbar sein, auf andere Kulturen und Religionen ist dies somit nur begrenzt möglich (es gibt hierbei natürlich Ausnahmen).

?

Sind Spiritualität und Religiosität kulturabhängige Phänomene? Welche weiteren Unterschiede und Quellen für Unterschiede gibt es?

Tarakeshwar et al. (2003) benennen Religion als kulturübergreifenden wichtigen Aspekt des Lebens. Spiritualität ist nach Del Rio und White (2012) angeboren und nicht von der Kultur abhängig. Religiosität wird hingegen von der Kultur und der Epoche geprägt: Abhängig hiervon verändern sich Dogmen und Inhalte. Menschen aus Regionen der Welt, in welchen unser Konzept von Gott gänzlich unbekannt ist, sind genauso fähig, Transzendenz zu erfahren. Spiritualität ist den Autoren zufolge also ein kultur*un*abhängiges, universales menschliches Phänomen, auch wenn es möglich ist, dass der jeweilige Ausdruck mit der Kultur variieren kann. So sind beispielsweise verschiedene Glaubensinhalte, unterschiedliche Erfahrungen oder Werte möglich (Kap. 3). Unterschiede können sich auch abhängig von der jeweiligen spirituellen bzw. religiösen Lebensgeschichte ergeben, wie beispielsweise schon als Kind in einer spirituell zugewandten Umgebung aufzuwachsen oder erst als älterer Erwachsener mit der Thematik in Berührung zu kommen (George 2003). Auch die jeweilige Hingabe bzw. das Engagement wie die Zeit und Anstrengung, die investiert wird (Williams 2003), können von Person zu Person unterschiedlich stark ausgeprägte Dimensionen von Spiritualität darstellen.

Weitere Quellen für Unterschiede hinsichtlich der Spiritualität können sich aus der Persönlichkeit (Abschn. 4.2) und auch aus den individuellen Werthaltungen (also den individuellen Bewertungen von wünschenswerten Zielen oder Eigenschaften (Asendorpf 2007)) ergeben. So wurde beispielsweise ein negativer Zusammenhang von Spiritualität mit den Werten Leistungsorientiertheit und Leistungsvermögen sowie ein positiver Zusammenhang mit Güte vorgefunden (Saroglou und Munoz-Garcia 2008).

Da bislang jedoch vor allem westliche, christliche Populationen untersucht wurden, sind Ergebnisse zu möglichen Unterschieden im Ausdruck von Spiritualität abzuwarten. Interessanterweise konnten sich jedoch einige Skalen zur Messung von westlicher Spiritualität in interkulturellen Studien bewähren, was die Annahme einer inhaltlichen Vergleichbarkeit von subjektiv wahrgenommenen spirituellen Elementen zwischen verschiedenen Kulturen untermauert (beispielsweise bei Dy-Liacco et al. 2009; Piedmont 2007; Piedmont und Leach 2002). Spiritualität ist zusammengefasst ein grundlegendes Attribut, welches allen Menschen zugeschrieben werden kann (Büssing 2010).

?

Wie wichtig ist Spiritualität für Menschen aus verschiedenen Teilen der Welt?

Im aktuellen Religionsmonitor der Bertelsmann Stiftung wurden auch internationale Vergleiche durchgeführt. Die selbsteingeschätzte Wichtigkeit von Spiritualität für das eigene Leben (gemessen als *sehr* bzw. *eher wichtig*) lag in Deutschland, Großbritannien, Spanien, Schweiz, Frankreich und Schweden zwischen ca. 30 und 50 %. Die Werte für Südkorea lagen ebenfalls in diesem Bereich. Deutlich höher fallen die Werte in Israel (ca. 65 %) und vor allem in Kanada, den USA und der Türkei aus, mit Werten im Bereich von 70 % bis über 90 %. In den USA, Kanada, Großbritannien, Frankreich, Spanien und Schweden lagen die Werte der Wichtigkeit von Spiritualität sogar etwas über denen der Religiosität. In der Türkei und der Schweiz wurden diese als gleich wichtig empfunden (Pickel 2013).

Fazit

Die Themenfelder der Psychologie sind vielfältig – so befasst sie sich auch mit der Persönlichkeit des Menschen. Das Arbeitsfeld, welches sich dieser Thematik widmet, wird Persönlichkeitspsychologie genannt. In der psychologischen Forschung dienen häufig die Big Five zur Beschreibung von Persönlichkeitsunterschieden. Zwar gibt es bislang vergleichsweise wenige Studien zur Thematik Persönlichkeit und Spiritualität, jedoch scheinen vor allem Extraversion, Verträglichkeit, Gewissenhaftigkeit und Offenheit für Erfahrungen wichtige Faktoren in diesem Zusammenhang darzustellen.

Spiritualität nimmt Studienergebnissen zufolge mit zunehmendem Alter eine immer zentralere Rolle in unserem Leben ein, mit der Tendenz, dass Frauen etwas spiritueller als Männer sind – ohne inhaltliche Unterschiede. Die bisherige Forschung bezieht sich jedoch bislang zumeist auf westliche und christliche Populationen. Es ist möglich, dass der Ausdruck von Spiritualität mit der Kultur variieren kann, dennoch stellt Spiritualität an sich ein kulturunabhängiges, universales menschliches Phänomen dar. Insgesamt weisen die in diesem Kapitel gezeigten Ergebnisse auf die Wichtigkeit hin, sowohl soziodemografische als auch kulturelle Variablen in Forschungsstudien zu berücksichtigen, da sich durch diese Faktoren durchaus Unterschiede ergeben können. Diese Unterschiede sind jedoch nicht als Wertung im Sinne von „besser" oder „schlechter" bzw. „richtig" oder „falsch", sondern als eine neutrale, wissenschaftliche Betrachtung anzusehen. Sie sollten keinesfalls als Argument für Ausgrenzungen, Vorurteile, Benachteiligungen oder Intoleranz dienen. Vor allem im Hinblick auf das heutige Näherrücken verschiedener Kulturen und Religionen sollten vielmehr Toleranz und Dialog angestrebt werden.

Literatur

Asendorpf, J. B. (2007). *Psychologie der Persönlichkeit*. Heidelberg: Springer Medizin Verlag.

Brown, I. T., Chen, T., Gehlert, N. C., & Piedmont, R. L. (2013). Age and Gender Effects on the Assessment of Spirituality and Religious Sentiments (ASPIRES) Scale: A Cross-Sectional Analysis. *Psychology of Religion and Spirituality, 5*(2), 90–98. doi:10.1037/a0030137.

Bryant, A. (2007). Gender Differences in Spiritual Development During the College Years. *Sex Roles, 56*, 835–846. doi:10.1007/s11199-007-9240-2.

Büssing, A. (2010). The SpREUK-SF10 questionnaire as a rapid measure of spiritual search and religious trust in patients with chronic diseases. *Journal of Chinese Integrative Medicine, 8*(9), 832–841. doi:10.3736/jcim20100906.

Cox, H., & Hammonds, A. (1989). Religiosity, Aging, and Life Satisfaction. *Journal of Religion & Aging, 5*(1–2), 1–21.

Del Rio, C. M., & White, L. J. (2012). Separating Spirituality From Religiosity: A Hylomorphic Attitudinal Perspective. *Psychology of Religion and Spirituality, 4*(2), 123–142. doi:10.1037/a0027552.

Dy-Liacco, G. S., Piedmont, R. L., Murray-Swank, N. A., Rodgerson, T. E., & Sherman, M. F. (2009). Spirituality and Religiosity as Cross-Cultural Aspects of Human Experience. *Psychology of Religion and Spirituality, 1*(1), 35–52. doi:10.1037/a0014937.

Francis, L. J., Pearson, P., & Kay, W. K. (1983). Are introverts still more religious? *Personality and Individual Differences, 4*(2), 211–212.

George, L. K. (2003). Religious/Spiritual History. In Fetzer Institute, & National Institute on Aging Working Group (Hrsg.), *Multidimensional Measurement of Religiousness, Spirituality for Use in Health Research. A Report of a National Working Group. Supported by the Fetzer Institute in Collaboration with the National Institute on Aging* (S. 65–70). Kalamazoo, MI: Fetzer Institute. http://www.fetzer.org/sites/default/files/images/resources/attachment/%5Bcurrent-date%3Atiny%5D/Multidimensional_Measurement_of_Religousness_Spirituality.pdf

Heaven, P. C. L. (1990). Religious Values and Personality Dimensions. *Personality and Individual Differences, 11*(9), 953–956.

Henrich, J., Heine, S. J., & Norenzayan, A. (2010). The weirdest people in the world? *Behavioral and Brain Sciences, 33*, 61–135. doi:10.1017/S0140525X0999152X.

Horning, S. M., Davis, H. P., Stirrat, M., & Cornwell, R. E. (2011). Atheistic, agnostic, and religious older adults on well-being and coping behaviors. *Journal of Aging Studies, 25*(2), 177–188. doi:10.1016/j.jaging.2010.08.022.

Koenig, H. G., Kvale, J. N., & Ferrel, C. (1988). Religion and well-being in later life. *The Gerontologist, 28*(1), 18–28.

Koenig, H. G., Zaben, F. A., & Khalifa, D. A. (2012). Religion, spirituality and mental health in the West and the Middle East. *Asian Journal of Psychiatry*, 5(2), 180–182. doi:10.1016/j.ajp.2012.04.004.

Lawler, K. A., & Younger, J. W. (2002). Theobiology: An Analysis of Spirituality, Cardiovascular Responses, Stress, Mood, and Physical Health. *Journal of Religion and Health*, 41(4), 347–362.

Loewenthal, K. M., MacLeod, A. K., & Cinnirella, M. (2002). Are women more religious than men? Gender differences in religious activity among different religious groups in the UK. *Personality and Individual Differences*, 32(32), 133–139.

MacDonald, D. A. (2000). Spirituality: Description, Measurement, and Relation to the Five Factor Model of Personality. *Journal of Personality*, 68(1), 153–197.

Maltby, J., & Day, L. (2001). Spiritual involvement and belief: the relationship between spirituality and Eysenck's personality dimensions. *Personality and Individual Differences*, 30(2), 187–192. doi:10.1016/S0191-8869(00)00024-6.

Ostendorf, F., & Angleitner, A. (2004). *NEO-Persönlichkeitsinventar nach Costa und McCrae, Revidierte Fassung (NEO-PI-R)*. Göttingen: Hogrefe.

Pickel, G. (2013). *Religionsmonitor. Verstehen was verbindet. Religiosität im internationalen Vergleich*. Gütersloh: Bertelsmann Stiftung. http://www.religionsmonitor. de/pdf/Religionsmonitor_IntVergleich.pdf

Piedmont, R. L. (1999). Does Spirituality Represent the Sixth Factor of Personality? Spiritual Transcendence and the Five-Factor Model. *Journal of Personality*, 67(6), 985–1013.

Piedmont, R. L. (2007). Cross-cultural generalizability of the Spiritual Transcendence Scale to the Philippines: Spirituality as a human universal. *Mental Health, Religion & Culture*, 10, 89–107.

Piedmont, R. L., & Leach, M. M. (2002). Crosscultural generalizability of the Spiritual Transcendence Scale in India: Spirituality as a universal aspect of human experience. *American Behavioral Scientist*, 45, 1888–1901. doi:10.1177/0002764202045012011.

Roothman, B., Kirsten, D. K., & Wissing, M. P. (2003). Gender differences in aspects of psychological well-being. *South African Journal of Psychology*, 33(4), 212–218.

Saroglou, V. (2002). Religion and the five factors of personality: a meta-analytic review. *Personality and Individual Differences*, 32(1), 15–25.

Saroglou, V., & Munoz-Garcia, A. (2008). Individual Differences in Religion and Spirituality: An Issue of Personality Traits and/or Values. *Journal for the Scientific Study of Religion*, 47(1), 83–101.

Schnell, T. (2012). Spirituality with and without Religion – Differential Relationships with Personality. *Archive for the Psychology of Religion*, 34, 33–61.

Schutte, J. W., & Hosch, H. M. (1996). Optimistm, Religiosity, and Neuroticism: a cross-cultural Study. *Personality & Social Psychology Bulletin*, 20(2), 239–244.

Simpson, D. B., Cloud, D. S., Newman, J. L., & Fuqua, D. R. (2008). Sex and Gender Differences in Religiousness and Spirituality. *Journal of Psychology and Theology*, *36*(1), 42–52.

Tarakeshwar, N., Stanton, J., & Pargament, K. I. (2003). Religion. An Overlooked Dimension in Cross-Cultural Psychology. *Journal of Cross-Cultural Psychology*, *34*(4), 377–394. doi:10.1177/0022022103253184.

Unterrainer, H. F., & Fink, A. (2013). Das Multidimensionale Inventar zum religiös-spirituellen Befinden (MI-RSB). Normwerte für die österreichische Allgemeinbevölkerung. *Diagnostica*, *59*(1), 33–44. doi:10.1026/0012-1924/a000077.

Unterrainer, H. F., Huber, H. P., Ladenhauf, K. H., Wallner-Liebmann, S. J., & Liebmann, M. (2010). MI-RSB 48 Die Entwicklung eines multidimensionalen Inventars zum religiös-spirituellen Befinden. *Diagnostica*, *56*(2), 82–93. doi:10.1026/0012-1924/a000001.

Williams, D. R. (2003). Commitment. In Fetzer Institute, & National Institute on Aging Working Group (Hrsg.), *Multidimensional Measurement of Religiousness, Spirituality for Use in Health Research. A Report of a National Working Group. Supported by the Fetzer Institute in Collaboration with the National Institute on Aging* (S. 71–74). Kalamazoo, MI: Fetzer Institute. http://www.fetzer.org/sites/default/files/images/resources/attachment/%5Bcurrent-date%3Atiny%5D/Multidimensional_Measurement_of_Religousness_Spirituality.pdf

Wink, P., & Dillon, M. (2002). Spiritual Development Across the Adult Life Course: Findings From a Longitudinal Study. *Journal of Adult Development*, *9*(1), 79–94.

5

Wohlbefinden und Gesundheit – Spiritualität als potenzieller Präventivfaktor?

Inhalt

© Springer-Verlag Berlin Heidelberg 2015
C. Krause, *Mit dem Glauben Berge versetzen?*, Kritisch hinterfragt, DOI 10.1007/978-3-662-48457-9_5

5.1 Was bedeuten Wohlbefinden und Gesundheit?

Wohlbefinden und Gesundheit – große Themen, die uns und viele Forscher aus den unterschiedlichsten Bereichen nahezu alltäglich beschäftigen. Werfen Sie am nächsten Zeitschriftenstand doch mal einen Blick auf die Titelseiten der Illustrierten und Co.: Sie werden erstaunt sein, wie oft von diesen Themenbereichen die Rede ist. Bevor wir aber nun darauf eingehen werden, welche Auswirkungen Spiritualität auf unser Wohlbefinden bzw. unsere Gesundheit haben kann, sollten wir zunächst einige Definitionen für diese vielleicht zunächst etwas unklar erscheinenden Begriffe einführen.

> **Gesundheit** Die Weltgesundheitsorganisation (WHO) definiert **Gesundheit** in ihrer Verfassung nicht als die einfache Abwesenheit von Krankheit und Gebrechen, sondern als vollkommenes Wohlbefinden in den Bereichen Körper und Geist sowie im sozialen Bereich (WHO 2014a).

Wie wir sehen, fällt bei dieser Definition von Gesundheit der Begriff *Wohlbefinden*. Doch auch dieser kann sicherlich subjektiv sehr unterschiedlich ausgelegt werden. Es erscheint daher sinnvoll, sich diese vielen verschiedenen Konstrukte jeweils in einer Definition genauer anzusehen, und zwar getrennt nach physischer Gesundheit und physischem Wohlbefinden, psychischer Gesundheit und psychischem Wohlbefinden.

Interessanterweise ist in der biologisch-naturwissenschaftlichen Medizin eine Vielzahl an Definitionen für den Begriff Krankheit zu finden – aber nur eine für den Begriff Gesundheit (Noack 2014).

> **Physische Gesundheit** Aus biomedizinischer Perspektive ist die Voraussetzung für **physische Gesundheit**, dass die biologischen Werte eines Menschen innerhalb der medizinischen Toleranzbereiche liegen. Somit gilt die Abwesenheit von Krankheit als Indikator für Gesundheit (Noack 2014). Krankheit wird diesem Ansatz nach vollständig dadurch erklärt, dass die messbaren biologischen Werte von der Norm abweichen (Engel 1977).

Doch welche Faktoren können solche pathologischen Veränderungen unserer organischen Werte hervorrufen? Neben Viren, Bakterien oder Verletzungen können beispielsweise auch chemische Substanzen einen Einfluss nehmen. Durch diese Veränderungen können so spezifische Krankheitssymptome entstehen (Lang und Faller 1998). Der biomedizinische Ansatz vernachlässigt jedoch die sozialen, psychologischen und verhaltensbasierten Dimensionen von Krankheit (Abschn. 5.3) (Engel 1977). Eine Beseitigung von körperlichen Symptomen bedeutet nicht, dass sich automatisch ein körperliches Wohlbefinden einstellt (Frank 2011). Aber was genau bedeutet nun physisches Wohlbefinden?

> **Physisches Wohlbefinden** Nach Frank (2011) äußert sich **physisches Wohlbefinden** in einem subjektiven Empfinden des Menschen und wird anhand der folgenden Kriterien definiert: Durch die Sinne wie das Sehen oder das Riechen, aber auch durch die Reize aus dem Innern des Körpers heraus (wie die Körpertemperatur) werden körperliche Empfindungen hervorgerufen. Werden diese (mitunter körperlich spürbaren) Empfindungen als positiv, also als angenehm und behaglich wahrgenommen, so wird dieser Zustand als körperliches Wohlbefinden definiert. Auch wenn die Wahrnehmung des Körpers aus unserem Bewusstsein zurücktritt, können wir diesen Zustand als körperliches Wohlbefinden bezeichnen. Der Körper wird dabei als selbstverständlich wahrgenommen und tritt in den Hintergrund, sodass wir uns mit unserer Aufmerksamkeit vollkommen der Umwelt zuwenden können. Zu beachten ist, dass sich dieser als subjektiv positiv empfundene Zustand nicht nur auf die körperliche Gesundheit oder Fitness bezieht.

Von körperlicher Gesundheit und körperlichem Wohlbefinden lässt sich der Zustand psychischer Gesundheit bzw. subjektiven Wohlbefindens nochmals unterscheiden. Die WHO hat für die psychische Gesundheit folgende Definition vorgelegt:

> **Psychische Gesundheit** Die **psychische Gesundheit** als wesentlicher Bestandteil der Gesundheit ist mehr als das bloße Fehlen psychischer Krankheit. Psychische Gesundheit bezieht sich auf einen Zustand des Wohlbefindens, wobei einige Kriterien erfüllt sein sollen: Eine Person soll im Zustand der psychischen Gesundheit in der Lage sein, ihre Fähigkeiten einzusetzen und zu nutzen, den Lebensalltag und die hierbei anfallenden Belastungen zu bewältigen sowie einen Beitrag für die Gemeinschaft zu leisten und produktiv arbeiten zu können. Umwelt-, biologische und sozioökonomische Faktoren bedingen die psychische Gesundheit (WHO 2014b).

Der Aspekt der Fähigkeit zur Bewältigung von Belastungen und Anforderungen spiegelt die *objektive Seite* der psychischen Gesundheit wider (im Gegensatz zur subjektiven Seite, dem sogenannten subjektiven Wohlbefinden, s. u.) (Asendorpf 2007).

Zwischen den körperlichen und psychischen Dimensionen kann es auch Wechselwirkungen geben (Davison et al. 2007). So kann eine seelische Beeinträchtigung Auswirkungen auf das körperliche Wohlbefinden haben. Aber auch eine körperliche Beeinträchtigung bzw. Erkrankung kann uns psychisch belasten (Kap. 6). Es mag vorkommen, dass sich beispielsweise durch äußere Umstände die Schwerpunkte etwas verschieben, ohne dass die psychische Gesundheit hierdurch gleich als (langfristig) beeinträchtigt gelten muss. Solche Faktoren können sich jedoch (kurzfristig) auf unser *subjektives Wohlbefinden* auswirken.

Was versteht man unter subjektivem Wohlbefinden? Welche Faktoren sind hierfür besonders wichtig?

Unser *subjektives Wohlbefinden* ist abhängig von der Ausprägung bestimmter psychischer Zustände. Haben wir eine Grippe mit hohem Fieber, Kopfschmerzen und Schnupfen, hat dies Auswirkungen auf unser körperliches Wohlbefinden. Aber wie sieht es mit einzelnen psychischen Variablen aus?

Subjektives Wohlbefinden Das **subjektive Wohlbefinden** ist die *subjektive Seite* psychischer Gesundheit (Asendorpf 2007). Als Kerndimensionen des subjektiven Wohlbefindens haben Busseri et al. (2007) den positiven Affekt, den negativen Affekt und die Lebenszufriedenheit beschrieben. Der *positive Affekt* entspricht dem Ausmaß, wie aktiv und wach wir uns fühlen. Es ist ein angenehmer Zustand, beispielsweise ausgedrückt darüber, sich stark oder begeisterungsfähig zu fühlen. Der *negative Affekt* entspricht eher einer unangenehmen Betrübtheit, etwa ängstlich oder bekümmert zu sein (Watson et al. 1988). *Lebenszufriedenheit* ist die kognitive Komponente unseres Wohlbefindens (Asendorpf 2007). Nach dem Konzept von Fahrenberg et al. (2000) drückt sich diese über die subjektive Zufriedenheit mit einzelnen Aspekten des Lebens (wie der Arbeitssituation oder dem Familienleben) sowie mit dem gesamten eigenen Leben aus.

Diese drei Kerndimensionen von subjektivem Wohlbefinden nehmen auch wiederum wechselseitig Einfluss aufeinander. So erhöht ein positiver Affekt die Lebenszufriedenheit und ein negativer Affekt mindert diese (Singh und Jha 2008). Ein positiver Affekt kann mit weniger Symptomen von Depressionen und ein negativer Affekt mit mehr Symptomen von Depressionen und Ängsten zusammenhängen (Watson et al. 1988). Diese psychischen Symptome sind wiederum mit einer geringeren Lebenszufriedenheit assoziiert (Rissanen et al. 2013).

Welche Rolle spielt nun Spiritualität für das subjektive Wohlbefinden? Wie hängt diese mit positivem und negativem Affekt sowie der Lebenszufriedenheit zusammen? Diese Fragen klären wir in Abschn. 5.2.

5.2 Zusammenhänge von Spiritualität und subjektivem Wohlbefinden

Wir alle kennen Phasen, in denen wir uns unwohl, traurig, wütend, einsam oder antriebslos fühlen. Buchhandlungen und Zeitschriftenabteilungen sind gefüllt mit Ratgebern zum Thema psychische Gesundheit, mit Anleitungen, wie man sich gesünder, besser, stärker und wohler fühlt. Das Wohlbefinden ist ein sehr zentrales und ständig aktuelles Thema.

?

Aber kann auch Spiritualität einen Beitrag zum subjektiven Wohlbefinden leisten? Ist sie hierfür vielleicht sogar essenziell?

Mit dieser Thematik haben sich bereits etliche Forscher und Forschergruppen beschäftigt. In Kap. 3 haben wir die zentralen Aspekte und Elemente von Spiritualität kennengelernt, und vermutlich haben Sie von einigen dieser Elemente intuitiv schon angenommen, dass sich diese positiv auf unser subjektives Wohlbefinden auswirken können. In diesem Abschnitt werden wir uns hierzu einige Studienergebnisse anschauen. Hierbei stehen vor allem die spirituellen Glaubensüberzeugungen und Einstellungen im Fokus. Auf die Zusammenhänge von spirituellen Praktiken und Gesundheit werden wir in Kap. 7 eingehen.

Wie wir in Abschn. 5.1 erfahren haben, sind die Kerndimensionen für ein hohes subjektives Wohlbefinden Lebenszufriedenheit, positiver Affekt und verminderter negativer Affekt. Spiritualität ist mit allen diesen drei Dimensionen von subjektivem Wohlbefinden verknüpft. So hängt Spiritualität mit einer geringeren Ausprägung von negativen Stimmungszuständen wie Anspannung, Traurigkeit, Wut oder Verwirrung zusammen (Lawler und Younger 2002). In einer Studie von Kashdan und Nezlek (2012) korrelierte Spiritualität, gemessen als tägliche subjektive Erfahrung, mit einem gesteigerten positiven Affekt. Die allgemeine Spiritualität (als stabile Eigenschaft) hing mit einem verminderten negativen Affekt zusammen.

Studien

Auch Ellison und Fan (2008) untersuchten Zusammenhänge täglicher spiritueller Erfahrungen mit dem subjektivem Wohlbefinden. Hierzu wurden die Daten ei-

ner sehr großen US-amerikanischen, repräsentativen Stichprobe ausgewertet. Die
täglichen spirituellen Erfahrungen, wie etwa eine Verbundenheit mit allem um
sich herum im Leben zu empfinden, hingen stark mit einem positivem Affekt
zusammen und dies sogar über die Auswirkungen von soziodemografischen und
religiösen Variablen hinaus. Mit Indikatoren des psychischen Wohlbefindens wie
Selbstwert oder Optimismus zeigten sich ebenfalls positive Zusammenhänge. Auch
mit der Lebenszufriedenheit, der dritten Kerndimension des subjektiven Wohlbefindens, war Spiritualität verknüpft.

Zullig et al. (2006) befragten 1000 US-amerikanische Studenten hinsichtlich ihrer Lebenszufriedenheit, ihres subjektiv wahrgenommenen Gesund-
heitsstatus (exzellent, sehr gut, gut, mittelmäßig oder schlecht) und ihrer
Spiritualität (Wichtigkeit und Stärke der Spiritualität und Glaube an eine
höhere Kraft). Spiritualität hing hierbei mit einer höheren Lebenszufriedenheit zusammen. Interessanterweise mediierte der Gesundheitszustand diesen
Zusammenhang: Spiritualität führte zu einem besseren subjektiv wahrgenommenen Gesundheitszustand, wobei dieser wiederum zu einer höheren
Lebenszufriedenheit führte. Der Gesundheitszustand war also ein *Mediator*
des Zusammenhangs.

Ein *Mediator* ist eine Variable, die den Zusammenhang zwischen einem
Prädiktor (Fachausdruck für eine Vorhersagevariable) und einem *Kriterium*
(Fachausdruck für eine vorherzusagende Variable) – ganz oder teilweise – erklärt bzw. vermittelt (Baron und Kenny 1986). Nehmen wir ein einfaches Beispiel: Wissenschaftliche Forschungstätigkeit führe zu einer geringeren Hautal-
terung. Ein segensreicher zellschützender Effekt durch Arbeit? Wie können
wir diesen zunächst gegenintuitiv erscheinenden Effekt erklären? Durch eine
Mediatorvariable: Je länger geforscht wird, desto mehr Zeit wird in höllenarti-
gen, pardon, höhlenartigen Büros über Hunderten von Fachartikeln gebrütet,
was wiederum glücklicherweise eine durch UV-Strahlen bedingte Hautalte-
rung verhindert. Lästig sind da nur die negativen Folgeerscheinungen durch
den chronischen Vitamin-D-Mangel …

Interessanterweise können Aufenthalte in der Natur das Auftreten von spirituellen Erfahrungen begünstigen und vor allem positive, angenehme Emotionen in uns aufkommen lassen (Snell und Simmonds 2012). So entstehen
beim Anblick von Naturphänomenen (Abb. 5.1) oftmals Gefühle von Ehrfurcht (Adler und Fagley 2004).

Koenig et al. (2012) werteten 326 Studien aus, in denen westliche Populationen zum Thema Wohlbefinden, genauer gesagt allgemeines Wohlbefinden, Glücklichsein sowie Lebenszufriedenheit, und Spiritualität/Religiosität
untersucht wurden. In knapp 80 % dieser Studien hingen Spiritualität und
Religiosität mit einem besseren Wohlbefinden zusammen. Nur in weniger als

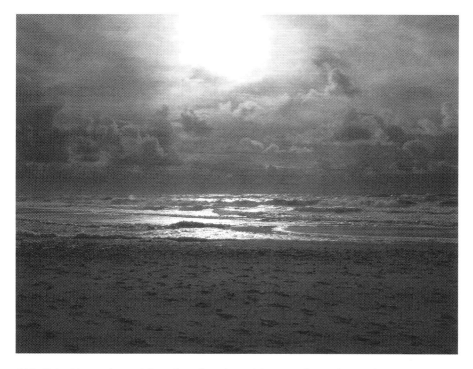

Abb. 5.1   Naturschauspiele rufen oftmals positive Emotionen in uns hervor

1 % dieser Studien lag ein verringertes Wohlbefinden im Zusammenhang mit Spiritualität und Religiosität vor.

Spiritualität gilt mittlerweile als wichtiger (Präventiv-)Faktor für unser Wohlbefinden (beispielsweise Kashdan und Nezlek 2012; Koenig et al. 2012; Seybold und Hill 2001; Unterrainer et al. 2012), wie auch das erschienene und umfangreiche Werk: *The Oxford Handbook of Psychology and Spirituality* (Miller 2012) zeigt. In Kap. 6 werden wir erfahren, welche Rolle Spiritualität in Bezug auf die psychische Gesundheit, genauer gesagt als Ressource bei Depressionen, Burnout, Ängsten, Sucht- oder chronischen Erkrankungen einnehmen kann.

5.3   Zusammenhänge von Spiritualität, körperlichem Wohlbefinden und körperlicher Gesundheit

Dank der modernen Medizin können immer mehr Krankheiten geheilt und die körperliche Gesundheit oftmals bis ins sehr hohe Alter weitestgehend erhalten bleiben. Aber was beeinflusst unsere körperlichen Prozesse noch? Auch

Spiritualität zeigt erstaunliche und vielfältige Zusammenhänge mit körperlichen Wohlbefindens- und Gesundheitsindikatoren. Da auch hierzu eine Vielfalt an Forschungsstudien vorliegt, kann im Rahmen dieses Abschnittes nur ein Überblick über einige dieser Ergebnisse gegeben werden.

Ein relativ neuer, interdisziplinärer Ansatz ist die *Psychoneuroimmunologie*, ein Begriff, welcher auf Solomon und Moos im Jahre 1964 zurückgeht. Hierbei stehen Wechselwirkungen der Psyche mit dem Immunsystem im Fokus (Tschuschke 2002). Es gibt bereits Hinweise darauf, dass auch Spiritualität und Religiosität mit gesundheitsförderlichen Immunprozessen in Verbindung stehen (zum Beispiel Dalmida et al. 2009; Woods et al. 1999).

Studien

In einer Studie von Holbrook et al. (2014) wurden 34 US-amerikanische Probanden hinsichtlich der Stärke ihrer Spiritualität befragt. Außerdem wurde per Speichelanalyse die Konzentration von dem Peptidhormon Oxytocin gemessen. Zur Untersuchung der Zusammenhänge zwischen den beiden Variablen wurden die Einflüsse von Kirchenbesuchen, positivem Affekt, Geschlecht und Beziehungsstatus kontrolliert. Interessanterweise zeigte sich, dass die selbsteingeschätzte Spiritualität der Probanden positiv mit der Menge des Peptidhormons Oxytocin zusammenhing.

Oxytocin wird in zwischenmenschlichen Interaktionen freigesetzt (Davison et al. 2007). Es ist ein Hormon, welches mit (Paar-)Bindung und Vertrauensbildung in Verbindung steht. So wird es beispielsweise auch beim Stillen freigesetzt (Kirschbaum 2008). Dieses Hormon kann die körperlichen Auswirkungen von Stressoren abschwächen, indem die Aktivität des sympathischen Nervensystems verringert wird (Davison et al. 2007). Das sympathische Nervensystem dient dazu, den Köper in Stress- bzw. Gefahrensituationen in eine Alarmbereitschaft zu bringen und körperliche Energiereserven zu aktivieren (Pinel 2001). Im Einklang hierzu hing Spiritualität in einer Studie von Lawler und Younger (2002) mit weniger Stresssymptomen zusammen. Es zeigte sich sogar ein Zusammenhang mit weniger körperlichen Krankheitssymptomen.

Wertet man die vorliegende Literatur zu Spiritualität und Gesundheit aus, so scheint sich Spiritualität *direkt* und in ihrer Wirkung *positiv* auf wichtige Faktoren wie gesundheitsbezogene Lebensqualität, mentale Gesundheit, körperliche Erkrankungen und eine geringere Sterberate auszuwirken. Auf die spirituellen Bedürfnisse von Patienten einzugehen, könnte einen wichtigen Beitrag dazu leisten, von einer Erkrankung zu genesen (Mueller et al. 2001).

?

Können Spiritualität und Religiosität präventiv vor einigen Krankheiten schützen?

Seybold und Hill (2001) geben einen kurzen, prägnanten Überblick über die Zusammenhänge von Spiritualität, Religiosität und körperlicher Gesundheit, zusammengefasst aus verschiedenen Forschungsstudien. Spiritualität und Religiosität können den Ergebnissen zufolge das Auftreten von Herzerkrankungen, Blutdruck, Infarkte, Schmerzen oder Nierenversagen verringern. Positives Gesundheitsverhalten und Langzeitüberleben können hingegen durch Religiosität und Spiritualität gefördert werden. Powell et al. (2003) berichten in ihrem Übersichtsartikel, dass Spiritualität und Religiosität (hierbei vor allem Kirchenbesuche) vor kardiovaskulären Erkrankungen schützen können. Dies liegt den Autoren zufolge möglicherweise daran, dass spirituelle und religiöse Menschen häufig ein besseres Gesundheitsverhalten zeigen (zum Beispiel weniger Alkohol trinken, Abschn. 6.4). Weitere Hinweise ergaben sich sowohl in Richtung eines verbesserten Genesungsprozesses bei akuten Krankheiten als auch eine positive Gesundheitsbeeinflussung durch spirituelle Praktiken (die wir in Kap. 7 kennenlernen werden). Insgesamt sehen die Autoren Spiritualität und Religiosität sowohl als potenziellen Präventivfaktor für unsere Gesundheit, also als schützende Faktoren vor Krankheiten, aber auch als wirkungsvolle Ressource im Verlaufe einer Erkrankung an. Zwar wurde das Thema Spiritualität und Gesundheit lange Zeit vernachlässigt, mittlerweile jedoch hat es sich zu einem wichtigen Forschungszweig entwickelt (Ostermann und Büssing 2007). Vor allem bei schweren und chronischen Erkrankungen wie etwa Krebs kann Spiritualität eine wirkungsvolle Ressource darstellen. Hierzu werden wir in Kap. 6 mehr erfahren.

Ein bis heute sehr einflussreiches Modell ist das biopsychosoziale Modell der Krankheit und Gesundheit von Engel (1977), in welchem die biologisch-medizinischen (Abschn. 5.1), psychosozialen und soziokulturellen Dimensionen von Gesundheit und Erkrankungen in integrierter Form berücksichtigt werden. Sowohl Spiritualität als auch Religiosität werden mittlerweile jedoch als so wichtig für unsere Gesundheit angesehen, dass Unterrainer et al. (2012) vorschlagen, dieses Modell zu erweitern: ein biopsychosozio-*spirituelles* Modell der Krankheit und Gesundheit. Durch ein solches würde den Autoren zufolge ein sehr viel tieferes Verständnis von subjektivem Wohlbefinden, psychischer Gesundheit und Persönlichkeit entstehen können.

5.4 Warum die Hoffnung wirklich erst zuletzt sterben sollte

Stirbt die Hoffnung wirklich zuletzt, wie es das alte Sprichwort behauptet? Was der Begriff Hoffnung eigentlich bedeutet, haben wir in Abschn. 3.4 erfahren: Hoffnung ist eine wichtige menschliche, uns antreibende Kraft. Aber was passiert, wenn die Hoffnung tatsächlich einmal „stirbt"? Ich *hoffe* dieser Abschnitt wird Ihnen einige Ihrer Fragen beantworten können!

Welche Auswirkungen hat Hoffnung auf unsere psychische Gesundheit?

Hoffnung weist wichtige Zusammenhänge mit unserer Gesundheit auf und nimmt vielfältige Einflüsse auf unser Wohlbefinden. So zählt sie aus der Perspektive der Positiven Psychologie zu den menschlichen Stärken, welche als Puffer gegen psychische Erkrankungen wirken können (Seligman und Csikszentmihalyi 2000). Hoffnung hängt beispielsweise mit einem höheren Selbstwertgefühl, mehr positiven und weniger negativen Gefühlen (Snyder et al. 1996), einem besseren subjektiven Wohlbefinden, weniger psychischen Symptomen (Irving et al. 2004), weniger Depressivität und Angst sowie mehr empfundenem Sinn im Leben (Cheavens et al. 2006) zusammen. Wie wir in Kap. 6 sehen werden, gilt Hoffnung insbesondere in Zeiten von Krankheit und Krisen als ein wichtiger Faktor für das psychische Wohlbefinden (Unterrainer et al. 2011).

Welche Effekte hat Hoffnungslosigkeit auf unsere psychische Gesundheit?

In Abschn. 3.4 haben wir erfahren, dass die Hoffnungslosigkeit den Gegenpol zur Hoffnung darstellt. Zur Erinnerung: Hoffnungslosigkeit ist eine Erwartungshaltung, bei welcher angenommen wird, dass erwünschte Ereignisse nicht eintreten bzw. Wünsche nicht erfüllt werden und die Zukunft gar nicht mehr besser wird als die Gegenwart. Für nicht erwünschte Ereignisse wird hingegen erwartet, dass diese eintreten werden (Davison et al. 2007). Hoffnungslosigkeit scheint viele negative Effekte auf uns auszuüben. Wird aus ihr ein andauerndes Gefühl, so kann dies zum Beispiel zu Depressionen, einem geringeren Selbstwertgefühl oder schlimmstenfalls zum Suizid führen (Davison et al. 2007).

Wie verhält es sich mit falschen oder völlig unrealistischen Hoffnungen? Sind diese nicht eher schlecht für die Gesundheit?

Folgt man der Argumentation von Snyder (2002), so sind wohl auch falsche Hoffnungen nicht schädlich. Diese sind jedoch nicht zu verwechseln mit extremen Illusionen, welche beispielsweise innerhalb einer Psychose auftreten können. Der Zustand der Hoffnungslosigkeit wird als sehr viel gravierender beschrieben als das Vorliegen von falschen Hoffnungen, da Hoffnungslosigkeit zumeist mit vielen negativen Gesundheitsdimensionen zusammenhängt.

Zusammengefasst ist die Hoffnung also eine sehr wirkungsvolle Ressource und auch ein wichtiger Präventivfaktor für unsere Gesundheit.

5.5   Vergeben und vergessen? Was hilft wirklich?

Vergebung – ein Begriff, der stark mit Religion, Philosophie und Spiritualität verbunden ist. Uns entgegengebrachte Worte der Vergebung können uns sehr entlasten. Aber wie wichtig ist die eigene Fähigkeit und Bereitschaft zu vergeben für unsere Gesundheit?

?

Welche Auswirkungen hat Vergebung auf unser Wohlbefinden?

Vergebung hängt mit vielen körperlichen und psychischen Gesundheitsindikatoren zusammen und stellt einen sehr wichtigen Einflussfaktor bezüglich unseres Wohlbefindens dar.

Studien

Lawler-Row (2010) untersuchte in den USA die Zusammenhänge zwischen Vergebung und verschiedenen Gesundheitsdimensionen. Hierzu wurde zwischen drei Arten von Vergebung unterschieden: *sich selbst vergeben* (zum Beispiel für die eigenen Fehler), *anderen vergeben* (zum Beispiel für erlebte Gefühlsverletzungen durch andere) und das Gefühl, *dass Gott einem vergibt*. Befragt wurden über 600 Erwachsene im Alter von 50–92 Jahren.

Sich selbst und anderen vergeben zu können, hing dabei mit einer höheren Lebenszufriedenheit, einem erfolgreichen Altern (s. Abschn. 5.7), weniger körperlichen Problemen bzw. Symptomen (beispielsweise Rückenschmerzen) und einer geringeren Depressivität zusammen. Das Gefühl, dass Gott einem vergibt, hing ebenfalls mit einem erfolgreichen Altern und einer geringeren Depressivität zusammen.

Lawler et al. (2005) konnten ähnliche Ergebnisse vorfinden. Circa 80 Teilnehmer im Alter von 27–72 Jahren wurden in dieser US-amerikanischen Studie untersucht. Die Vergebung hing ebenfalls mit weniger körperlichen Beschwerden zusammen und zudem mit einer besseren Schlafqualität und einem geringeren Medikamentenkonsum. In einem weiteren Schritt wurden die Zusammenhänge von Vergebung und Gesundheit auf Mediatoreffekte (Abschn. 5.1) geprüft. Interessanterweise mediierte bzw. erklärte Spiritualität den Zusammenhang zwischen Vergebung und Gesundheit teilweise. Negative Emotionen mediierten bzw. erklärten den Zusammenhang sogar vollständig. Das bedeutet, dass der direkte Zusammenhang zwischen Vergebung und Gesundheit verschwindet, sobald negative Emotionen berücksichtigt werden. Dieses Ergebnis lässt die Autoren darauf schließen, dass Vergebung zu einer Verringerung der negativen Emotionen wie Anspannung, Ärger und Stress führt.

Studien

Webb et al. (2013) untersuchten ebenfalls die Zusammenhänge von Gesundheit und Vergebung. Die Vergebung wurde auch hierbei in drei Kategorien unterteilt: sich selbst vergeben, anderen vergeben und das Gefühl, dass Gott einem vergibt. Hierzu haben die Autoren über 360 US-amerikanische Studierende befragt.

Sich selbst zu vergeben, hängt laut den Ergebnissen mit einem besseren Gesundheitsverhalten (wie eine gesunde Ernährung und körperliche Bewegung), mit mehr sozialer Unterstützung und einer besseren körperlichen und psychischen Gesundheit zusammen. Darüber hinaus wurde über ein geringeres kritisches zwischenmenschliches Verhalten (zum Beispiel andere stark zu kontrollieren), weniger körperliche Symptome und weniger empfundenen Stress berichtet.

Anderen zu vergeben, korrelierte ebenfalls mit einem besseren Gesundheitsverhalten, mehr sozialer Unterstützung und einer besseren psychischen Gesundheit. Des Weiteren wurden ein geringeres kritisches zwischenmenschliches Verhalten und weniger Stress angegeben.

Das Gefühl, dass Gott einem vergibt, hing mit einer höheren sozialen Unterstützung und einer besseren körperlichen Gesundheit sowie mit weniger kritischem zwischenmenschlichem Verhalten zusammen. Auch in dieser Studie wurden interessante Mediatoreffekte der Zusammenhänge von Vergebung und Gesundheit identifiziert: Soziale Unterstützung, Gesundheitsverhalten und kritisches zwischenmenschliches Verhalten mediierten die Zusammenhänge dabei ganz oder teilweise.

Vergebung bzw. die Bereitschaft oder Fähigkeit zu vergeben scheint also zusammengefasst ebenfalls sehr wichtig für unsere Gesundheit, insbesondere Lebenszufriedenheit, körperliche Gesundheit und unsere Gefühlswelt, zu sein (Kap. 9) und stellt ein wichtiges Element von Spiritualität dar (Kap. 3).

5.6 Oftmals sind es die kleinen Dinge: Der Stellenwert von Wertschätzung und Dankbarkeit

Vielleicht konnten Sie selbst schon einmal beobachten, welche psychischen und körperlichen Reaktionen Dankbarkeit und Wertschätzung in Ihnen selbst oder anderen Menschen hervorgerufen haben? Versuchen Sie sich doch einmal an eine Situation zu erinnern, in welcher Sie dieses Gefühl besonders stark empfunden haben.

Welche Auswirkungen haben Wertschätzung und Dankbarkeit auf uns?

Gefühle von Ehrfurcht, Wertschätzung, Dankbarkeit und Anerkennung können mit vielen positiven und essenziellen Lebensaspekten zusammenhängen.

Studien

In einer Langzeitstudie von Wood et al. (2008) wurden ca. 160 britische Studenten untersucht; die Ergebnisse zeigten, dass die Häufigkeit und Intensität von empfundener Dankbarkeit direkt zu einer als höher wahrgenommenen sozialen Unterstützung (zum Beispiel zu mehr gemeinsamen sozialen Aktivitäten oder Hilfe und Unterstützung durch andere), zu weniger empfundenem Stress und weniger Symptomen von Depressionen führten.

In einer Folgestudie untersuchten Wood et al. (2008), ob sich diese Ergebnisse wiederholt feststellen lassen und ob möglicherweise die Persönlichkeit einen Einfluss auf diese nimmt. Auch in dieser Studie, in welcher ca. 90 britische Studierende im Längsschnitt untersucht wurden, führte die Dankbarkeit direkt zu einer als höher empfundenen sozialen Unterstützung, weniger empfundenem Stress und weniger Depressivität – und das über den Einfluss der Persönlichkeit hinaus.

Es konnte in diesen beiden Studien sogar ausgeschlossen werden, dass die Effekte umgekehrt ausfallen (also zum Beispiel weniger Stress zu mehr Dankbarkeit führt). Somit ließ sich nachweisen, dass Dankbarkeit einen wichtigen Faktor zur Verbesserung von emotionalen Zuständen und von sozialer Unterstützung darstellt.

In einer Studie von Adler und Fagley (2004) hing die Empfindung von Wertschätzung mit einer höheren Lebenszufriedenheit, mehr positiven bzw. angenehmen Emotionen und weniger negativen bzw. unangenehmen Emotionen sowie mit einem größeren Optimismus zusammen. Außerdem zeigte sich, dass Spiritualität in einem positiven Zusammenhang mit empfundener Wertschätzung stand. In einer Übersichtsarbeit von Wood et al. (2010) werteten die Autoren viele Forschungsstudien zum Thema Dankbarkeit und Wohlbefinden aus. Insgesamt zeigte sich, dass Dankbarkeit mit vielen wichtigen Aspekten zusammenhängt, beispielsweise mit weniger Symptomen von Depressionen, mehr adaptiven Persönlichkeitseigenschaften, mehr positiven sozialen Beziehungen und einer besseren körperlichen Gesundheit. Die Autoren kommen zu dem Schluss, dass Dankbarkeit – auch über die Effekte von anderen wichtigen Konstrukten hinaus – einen entscheidenden Einfluss auf das Wohlbefinden hat und vielleicht sogar kausal, also ursächlich zu den genannten positiven Effekten führen kann.

Wie wir sehen, stellen auch Wertschätzung und Dankbarkeit sehr wichtige Faktoren für unser Wohlbefinden, Stressempfinden, mentale Gesundheit und unsere zwischenmenschlichen Beziehungen dar. In Kap. 9 werden wir uns mit dieser menschlichen Kraft und mit einigen Wegen, diese zu stärken, befassen.

5.7 Successful Aging: Die Bedeutung von Spiritualität für den Alterungsprozess

Die Altersstruktur der Bevölkerung der Bundesrepublik Deutschland wird sich in den nächsten Jahrzehnten drastisch verändern. Waren im Jahre 2009 noch knapp 20 % der Bevölkerung unter 20 Jahre alt, 61 % zwischen 20 und 65 Jahre und 20 % über 65 Jahre alt, so wird im Jahre 2060 bereits jede dritte Person mindestens 65 Jahre alt sein (Statistisches Bundesamt 2009). Bislang wurden in der Forschung jedoch vor allem die negativen Aspekte des Alterungsprozesses untersucht.

Stereotyphaft wird ein hohes Alter mit Verlusten und allgemeinen Verschlechterungen der Lebensumstände in Verbindung gebracht. Eine Fokussierung auf die *positiven Aspekte und Ressourcen* in diesem Kontext erscheint jedoch sehr wichtig und vor allem hilfreich (Ranzijn 2002). Eine sehr einflussreiche Theorie in diesem Kontext ist das Modell des *erfolgreichen Alterns (successful aging)* von Rowe und Kahn (1987). Die Autoren weisen darauf hin, dass innerhalb der Forschung verstärkt die negativen Konsequenzen des Alterns betrachtet werden, wie Einschränkungen des Hörens, Sehens oder von Gehirnfunktionen. Dagegen etablieren die Autoren einen Alternativvorschlag: die Identifikation von Faktoren, welche ein erfolgreiches, mit einer besseren Gesundheit assoziiertes Altern ermöglichen. Zu diesen Faktoren können beispielsweise soziale Unterstützung, Autonomie, eine gute Ernährung oder Bewegung zählen (Rowe und Kahn 1987).

?

Welche Rolle kann Spiritualität im Kontext eines erfolgreichen Alterns spielen?

Crowther et al. (2002) zufolge kann vor allem Spiritualität eine sehr wichtige Rolle im Kontext eines erfolgreichen, gesunden Alterns einnehmen. Sie greifen den Ansatz von Rowe und Kahn (1987) auf und führen einen weiteren wichtigen, bislang vernachlässigten Faktor in das Modell des erfolgreichen Alterns ein: die *Positive Spiritualität*. Sie beinhaltet die Entwicklung und Verinnerlichung einer persönlichen Verbundenheit mit dem Heiligen bzw. Transzendenten und ausschließlich diejenigen Faktoren von Spiritualität, welche mit gesundheitsförderlichen und positiven Effekten zusammenhängen. Diese können Stress und das Gefühl einer mangelnden Selbstbestimmtheit und Hilflosigkeit in Zeiten von Krankheit verringern. Sinn und Bedeutsamkeit des eigenen Lebens und das Gefühl von Kontrolle über Erkrankungen können zunehmen. Spirituelle bzw. religiöse Gemeinschaften können zudem eine wichtige Ressource anbieten: den Kontakt zu anderen Menschen. Durch diesen Kontakt, durch spirituelle Praktiken (vor allem Beten) kann die Aktivität im hohen Alter erhalten bleiben und gefördert werden, was wiederum Einschränkungen und Krankheiten reduziert (Crowther et al. 2002).

Spiritualität scheint sich sogar positiv auf die kognitiven Fähigkeiten im höheren Alter auszuwirken. In einer Untersuchung einer großen Stichprobe älterer Erwachsener (60 Jahre und älter) in Hongkong ergaben sich vielversprechende Zusammenhänge zwischen der Spiritualität und den mentalen Fähigkeiten der Teilnehmer. Trotz diverser Kontrollvariablen konnten die spirituelle Aktivität und die kognitive Aktivität einen erheblichen Anteil einer besseren kognitiven Funktionsfähigkeit vorhersagen. Auch die Empfindung von mehr Sinn und Bedeutung im Leben hing positiv mit der spirituellen Aktivität zusammen (Fung und Lam 2013).

Sogar bei Vorliegen einer degenerativen Erkrankung wie der Demenz kann Spiritualität die kognitiven Fähigkeiten stabilisieren und verbessern. Darüber hinaus kann Spiritualität den Betroffenen helfen, effektive Coping-Strategien zu entwickeln. Durch die somit geförderte Akzeptanz der Erkrankung, die Aufrechterhaltung von Hoffnung und Beziehungen sowie ein gesteigertes Sinnempfinden wird die Lebensqualität verbessert (Agli et al. 2015). Insgesamt sprechen die Ergebnisse dafür, dass sowohl kognitive als auch spirituelle Aktivität förderliche Faktoren für die mentalen Fähigkeiten im hohen Erwachsenenalter sind.

Spiritualität kann auch zu einer höheren Lebenszufriedenheit im fortgeschrittenen Erwachsenenalter beitragen.

Studien

In einer Langzeitstudie in Australien untersuchten Cowlishaw et al. (2013) die Zusammenhänge von Spiritualität und Lebenszufriedenheit bei älteren Erwachsenen im Alter von 75 bis 96 Jahren. Spiritualität hing im Längsschnitt betrachtet mit einer höheren Lebenszufriedenheit zusammen, wobei der Kohärenzsinn bzw. das Kohärenzgefühl diesen Zusammenhang mediierte. Ein stark ausgeprägtes Kohärenzgefühl bedeutet, dass die eigenen Ressourcen bei einer Konfrontation mit einem Stressor in angemessener und gesundheitsförderlicher Weise eingesetzt werden können (Antonovsky und Sourani 1988). Demnach kann Spiritualität die Erfahrung und Wahrnehmung von Lebensereignissen beeinflussen, also zu einer positiven Bewertung führen. Dies kann wiederum die Lebenszufriedenheit erhöhen (Cowlishaw et al. 2013).

Insbesondere im Hinblick auf die mit dem Alter zunehmende zentrale Rolle von Spiritualität (Abschn. 4.3) scheint diese ein bedeutsamer und wichtiger Faktor, mit vielen möglichen positiven Konsequenzen bis ins und vor allem *im* hohen Alter zu sein. Eine Einbeziehung von Spiritualität und Religiosität in die gerontologische Forschung erscheint als äußerst wichtig (George et al. 2013), da Spiritualität im hohen Alter eine wichtige Ressource und ein Präventivfaktor für das Wohlbefinden sein kann. Eine sehr umfangreiche Darstellung zu der Thematik findet sich in dem Werk *Mental Health and Spirituality in Later Life* von MacKinlay (2003).

5.8   Spiritualität und Tod: Suizid, Sterberaten und Immortalitätsgedanken

Die Konfrontation mit dem Tod ist für viele Menschen ein einschneidendes und traumatisches Erlebnis. Einige psychische Erkrankungen wie beispielsweise Depressionen können zu dem Wunsch führen, zu sterben. Suizid ist somit leider eine häufige Folge von Depressionen. Dies äußert sich in erschreckenden Zahlen: Circa alle 50 Minuten begeht ein Mensch in Deutschland den Suizid, darunter häufig auch verwitwete Personen. Bei den Hinterbliebenen hinterlässt vor allem der Suizid einer nahestehenden Person einen starken emotionalen Schmerz, Verstörung, aber auch Schuldgefühle und Verwirrung (Davison et al. 2007).

> ?
> **Welche Auswirkungen können Spiritualität und Religiosität auf Suizidraten und auf Mortalität haben?**

In 75 % von über 140 Studien, in welchen westliche Populationen untersucht wurden, zeigte sich ein negativer Zusammenhang von Spiritualität und Religiosität mit Suizid, versuchtem Suizid und Einstellungen gegenüber bzw. Neigung zum Suizid (Koenig et al. 2012). In einer Metaanalyse werteten McCullough et al. (2000) über 40 Forschungsstudien zum Zusammenhang von Mortalität und religiösem Engagement aus. Hierbei zeigte sich, dass die Häufigkeit von religiösen Aktivitäten wie Kirchenbesuche mit einer geringeren Sterberate der Probanden in Langzeitstudien assoziiert war. Dies bedeutet, dass diejenigen Personen, die häufiger solche Praktiken durchführten, mit einer höheren Wahrscheinlichkeit auch an späteren Messzeitpunkten der Studien noch am Leben waren. In einer neueren Übersichtsarbeit von Chida et al. (2009) zur Mortalität von Patienten mit kardiovaskulären Erkrankungen wird vor allem der Einfluss von potenziellen Mediatoren der Zusammenhänge von Religiosität, Spiritualität und Mortalität betont. Die Autoren fanden bei einer Subgruppenanalyse heraus, dass der Zusammenhang von Spiritualität/Religiosität und geringerer Mortalität zwar bei gesunden Populationen, aber nicht bei schwer erkrankten Populationen vorlag. Die Autoren haben hierbei vermerkt, dass dieses Ergebnis möglicherweise auch auf ungenaue Messungen von Religiosität und Spiritualität zurückzuführen sein kann. Weitere Studien zu diesem Bereich erscheinen notwendig. Chida et al. (2009) nehmen an, dass Spiritualität und Religiosität uns jedoch vermutlich vor schweren Erkrankungen schützen, also unsere Resistenz erhöhen können und somit einen wichtigen Präventivfaktor darstellen.

?

Welche Auswirkungen kann hierbei der Glaube an ein Leben nach dem Tod haben?

Ein wichtiges Element in vielen spirituellen und religiösen Traditionen ist die Überzeugung, dass die Seele auch nach dem Tod bestehen bleibt, der körperliche Tod also nicht das Ende ist (Abschn. 3.5). Diese Überzeugung scheint sich sehr positiv auf unsere Psyche auswirken zu können: So hängt der Glaube an ein Leben nach dem Tod nach Flannelly et al. (2006) mit weniger Ängsten, Depressivität, Zwangsgedanken, paranoidem Denken, Phobien und Somatisierungssymptomen zusammen. Unterrainer et al. (2012) fanden heraus, dass transzendente Hoffnung, welche aus Facetten wie dem Glauben an ein besseres Leben nach dem Tod besteht, mit jeweils geringeren Werten von Neurotizismus, Aggressivität, Suizidgedanken und depressivem Bewältigungsverhalten zusammenhing. Dagegen wurden höhere Werte von Kohärenzsinn im Zusammenhang mit transzendenter Hoffnung festgestellt.

Der Tod ist ein nicht zu umgehendes, schwieriges und belastendes Thema, jedoch kann Spiritualität in diesem Zusammenhang, zumindest laut den vorgestellten Forschungsergebnissen, einen wichtigen Faktor für unsere psychische Gesundheit darstellen. Ob und wie Spiritualität in Zeiten des Verlustes eines Menschen hilfreich sein kann, erfahren wir in Abschn. 6.6.

In diesem Kapitel haben wir von vielen Studienergebnissen zu den potenziell gesundheitsschützenden Effekten von Spiritualität erfahren. Zu klären ist jedoch nach wie vor die Frage, *wie* genau Spiritualität die Gesundheit schützen kann, ob auf direktem Wege oder über Mediatoren vermittelt (Abschn. 5.1). Viele sich wechselseitig beeinflussende Wege zwischen Spiritualität, Religiosität und Gesundheit sind möglich: Auf *indirektem* Wege scheint Spiritualität über adaptives Gesundheitsverhalten, adaptives Coping, soziale Verbundenheit und Unterstützung zu wirken. Auf *direktem* Wege kann sie über komplexe Glaubensinhalte wie beispielsweise über Ethik, Beziehungen, Leben und Tod sowie über gesundheitsförderliche physiologische Prozesse Einfluss nehmen. Mögliche weitere Wege könnten sich über spirituelles Wachstum, mystische Erfahrungen, Hoffnung, Mitgefühl oder das Beten ergeben (Fetzer Institute, National Institute on Aging Working Group 2003). In vielen Studien konnten jedoch bereits Zusammenhänge von Spiritualität, Religiosität und Gesundheit auch nach der Kontrolle von anderen Variablen nachgewiesen werden (zum Beispiel Mueller et al. 2001), was die Möglichkeit von direkten positiven Effekten unterstreicht.

Fazit

Gesundheit bedeutet nicht nur das Nichtvorhandensein von Erkrankungen, sondern auch das Vorliegen von psychischem und körperlichem Wohlbefinden. Spiritualität stellt einen wichtigen Faktor für unsere Gesundheit dar: So kann sie nicht nur unser Wohlbefinden bewahren, sondern sie zeigt sogar auch deutlich positive Effekte auf unsere körperliche Gesundheit. Auch Hoffnung, Vergebung, Wertschätzung und der Glaube an ein Leben nach dem Tod, sind hierbei eng mit verschiedenen Gesundheitsfaktoren verknüpft. Dennoch müssen wichtige Mediatoren der Zusammenhänge zwischen Spiritualität und Gesundheit noch identifiziert werden. Es sollte bei den vorgestellten Ergebnissen beachtet werden, dass ein vorgefundener Zusammenhang nicht automatisch im Sinne von Kausalität gedeutet werden kann. Insbesondere mit zunehmendem Alter spielt Spiritualität für viele Menschen eine immer bedeutsamere Rolle. Hierbei kann sie, im Sinne eines erfolgreichen Alterns, sowohl einen Präventivfaktor als auch eine wichtige Ressource darstellen. Spiritualität kann als ein wichtiger und vor allem schützender Faktor sowohl für unsere psychische als auch für unsere körperliche Gesundheit angesehen werden.

Doch auch spirituelle und religiöse Menschen können (schwer) erkranken. In Zeiten von Krisen und Krankheit kann Spiritualität jedoch eine wichtige Ressource sowohl für Betroffene als auch für Angehörige darstellen.

Literatur

Adler, M. G., & Fagley, M. S. (2004). Appreciation: Individual Differences in Finding Value and Meaning as a Unique Predictor of Subjective Well-Being. *Journal of Personality, 73*(1), 79–114.

Agli, O., Bailly, N., & Ferrand, C. (2015). Spirituality and religion in older adults with dementia: a systematic review. *International Psychogeriatrics, 27*(5), 715–725. doi:10.1017/S1041610214001665.

Antonovsky, A., & Sourani, T. (1988). Family Sense of Coherence and Family Adaption. *Journal of Marriage and the Family, 50,* 79–92.

Asendorpf, J. B. (2007). *Psychologie der Persönlichkeit*. Heidelberg: Springer Medizin Verlag.

Baron, R. M., & Kenny, D. A. (1986). The Moderator-Mediator Variable Distinction in Social Psychological Research: Conceptual, Strategic, and Statistical Considerations. *Journal of Personality and Social Psychology*, *51*, 1173–1182.

Busseri, M., Savada, S., & DeCourville, N. (2007). A Hybrid Model for Research on Subjective Well-being: Examining Common- and Component-specific Sources of Variance in Life Satisfaction, Positive Affect, and Negative Affect. *Social Indicators Research*, *83*(3), 413–445.

Cheavens, J. S., Feldman, D. B., Gum, A., Michael, S. T., & Snyder, C. R. (2006). Hope Therapy in a community Sample: A pilot Investigation. *Social Indicators Research*, *77*, 61–78. doi:10.1007/s11205-005-5553-0.

Chida, Y., Steptoe, A., & Powell, L. H. (2009). Religiosity/Spirituality and Mortality. A systematic Quantitive Review. *Psychotherapy and Psychosomatics*, *78*, 81–90. doi:10.1159/0001190791.

Cowlishaw, S., Niele, S., Teshuva, K., Browning, C., & Kendig, H. (2013). Older adult's spirituality and life satisfaction: a longitudinal test of social support and sense of coherence as mediating mechanisms. *Aging & Society*, *33*, 1243–1262. doi:10.1017/S0144686X12000633.

Crowther, M. R., Parker, M. W., Achenbaum, W. A., Larimore, W. L., & Koenig, H. G. (2002). Rowe and Kahn's Model of Successful Aging Revisited: Positive Spirituality – The Forgotten Factor. *The Gerontologist*, *42*, 613–620.

Dalmida, S. G., McDonnell Holstad, M., Diiorio, C., & Laderman, G. (2009). Spiritual Well-Being, Depressive Symptoms, and Immune Status Among Women Living with HIV/AIDS. *Women & Health*, *49*, 119–143. doi:10.1080/03630240902915036.

Davison, G. C., Neale, J. M., & Hautzinger, M. (2007). *Klinische Psychologie*. Weinheim: Beltz Verlag.

Ellison, C. G., & Fan, D. (2008). Daily Spiritual Experiences and Psychological Well-Being Among US Adults. *Social Indicators Research*, *88*, 247–271. doi:10.1007/s11205-007-9187-2.

Engel, G. (1977). The need for a new medical model: A challenge for biomedicine. *Science*, *196*, 129–136. doi:10.1126/science.847460.

Fahrenberg, J., Myrtek, M., Schumacher, J., & Brähler, E. (2000). *Fragebogen zur Lebenszufriedenheit (FLZ)*. Göttingen: Hogrefe.

Fetzer Institute, & National Institute on Aging Working Group (2003). *Multidimensional Measurement of Religiousness, Spirituality for Use in Health Research. A Report of a National Working Group. Supported by the Fetzer Institute in Collaboration with the National Institute on Aging*. Kalamazoo, MI: Fetzer Institute. http://www.fetzer.org/sites/default/files/images/resources/attachment/%5Bcurrent-date

%3Atiny%5D/Multidimensional_Measurement_of_Religousness_Spirituality. pdf

Flannelly, K. J., Koenig, H. G., Ellison, C. G., Galek, K., & Krause, N. (2006). Belief in life after death and mental health: findings from a national survey. *The Journal of nervous and mental disease*, *194*(7), 524–529. doi:10.1097/01.nmd.0000224876.63035.23.

Frank, R. (2011). *Therapieziel Wohlbefinden: Ressourcen aktivieren in der Psychotherapie*. Berlin, Heidelberg: Springer.

Fung, A. W. T., & Lam, L. C. W. (2013). Spiritual activity is associated with better cognitive function in old age. *East Asian Archives of Psychiatry*, *23*, 102–107.

George, L. K., Kinghorn, W. A., Koenig, H. G., Gammon, P., & Blazer, D. G. (2013). Why Gerontologists Should Care About Empirical Reseach on Religion and Health: Transdisciplinary Perspectives. *The Gerontologist*, *53*, 898–906. doi:10.1093/geront/gnt002.

Holbrook, C., Hahn-Holbrook, J., & Holt-Lunstad, J. (2015). Self-Reported Spirituality Correlates With Endogenous Oxytocin. *Psychology of Religion and Spirituality*, *7*(1), 46–50. doi:10.1037/a0038255.

Irving, L. M., Snyder, C. R., Cheavens, J., Gravel, L., Hanke, J., Hilberg, P., & Nelson, N. (2004). The Relationships Between Hope and Outcomes at the Pretreatment, Beginning, and Later Phases of Psychotherapy. *Journal of Psychotherapy Integration*, *14*(4), 419–443. doi:10.1037/1053-0479.14.4.419.

Kashdan, T. B., & Nezlek, J. B. (2012). Whether, When, and How Is Spirituality Related to Well-Being? Moving Beyond Single Occasion Questionnaires to Understanding Daily Process. *Personality and Social Psychology Bulletin*, *38*(11), 1523–1535. doi:10.1177/0146167212454549.

Kirschbaum, C. (2008). *Biopsychologie von A bis Z*. Heidelberg: Springer Medizin Verlag.

Koenig, H. G., Zaben, F. A., & Khalifa, D. A. (2012). Religion, spirituality and mental health in the West and the Middle East. *Asian Journal of Psychiatry*, *5*(2), 180–182. doi:10.1016/j.ajp.2012.04.004.

Lang, H., & Faller, H. (1998). *Medizinische Psychologie und Soziologie*. Berlin Heidelberg: Springer-Verlag.

Lawler, K. A., & Younger, J. W. (2002). Theobiology: An Analysis of Spirituality, Cardiovascular Responses, Stress, Mood, and Physical Health. *Journal of Religion and Health*, *41*(4), 347–362.

Lawler, K. A., Younger, J. W., Piferi, R. L., Jobe, R. L., Edmondson, K. A., & Jones, W. H. (2005). The Unique Effects of Forgiveness on Health: An Exploration of Pathways. *Journal of Behavioral Medicine*, *28*(2), 157–167.

Lawler-Row, K. A. (2010). Forgiveness as a Mediator of the Religiosity – Health Relationship. *Psychology of Religion and Spirituality*, *2*(1), 1–16. doi:10.1037/a0017584.

MacKinlay, E. (2003). *Mental Health and Spirituality in Later Life*. Birminghamton, New York: Haworth Pastoral Press.

McCullough, M. E., Hoyt, W. T., Larson, D. B., Koenig, H. G., & Thoresen, C. (2000). Religious involvement and mortality: A meta-analytic review. *Health Psychology*, *19*(3), 211–222. doi:10.1037//0278-6133.19.3.211.

Miller, L. J. (2012). *The Oxford Handbook of Psychology and Spirituality*. New York: Oxford University Press.

Mueller, P. S., Plevak, D. J., & Rummans, T. A. (2001). Religious Involvement, Spirituality, and Medicine: Implications for Clinical Practice. *Mayo Clinic Proceedings*, *76*, 1225–1235.

Noack, S. (2014). *Gesundheitsförderung für alle: Kann die körperliche Fitness von Kindern und Jugendlichen nachhaltig verbessert werden?* Hamburg: Diplomica-Verlag.

Ostermann, T., & Büssing, A. (2007). Spirituality and Health: Concepts, Putting into Operation, Study Findings. *Musiktherapeutische Umschau*, *28*, 217–230.

Pinel, J. P. J. (2001). *Biopsychologie*. Heidelberg: Spektrum Akademischer Verlag.

Powell, L. H., Shahabi, L., & Thoresen, C. E. (2003). Religion and Spirituality: Linkages to Physical Health. *American Psychologist*, *58*(1), 36–52. doi:10.1037/0003-066X.58.1.36.

Ranzijn, R. (2002). Towards a Positive Psychology of Ageing: Potentials and Barriers. *Australian Psychologist*, *37*(2), 79–85.

Rissanen, T., Viinamaki, H., Lehto, S. M., Hintikka, J., Honkalampi, K., Saharinen, T., & Koivumaa-Honkanen, H. (2013). The role of mental health, personality disorders and childhood adversities in relation to life satisfaction in a sample of general population. *Nordic Journal of Psychiatry*, *67*(2), 109–115. doi:10.3109/08039488.2012.687766.

Rowe, J. W., & Kahn, R. L. (1987). Human Aging: Usual and Successful. *Science*, *237*, 143–149.

Seligman, M. E. P., & Csikszentmihalyi, M. (2000). Positive Psychology. An introduction. *The American Psychologist*, *55*(1), 5–14. doi:10.1037/0003-066X.55.1.5.

Seybold, K. S., & Hill, P. C. (2001). The Role of Religion and Spirituality in Mental and Physical Health. *Current Directions in Psychological Science*, *10*(1), 21–24.

Singh, K., & Jha, S. D. (2008). Positive and Negative Affect, and Grit as predictors of Happiness and Life Satisfaction. *Journal of the Indian Academy of Applied Psychology*, *34*, 40–45.

Snell, T. L., & Simmonds, J. G. (2012). "Being in That Environment Can Be Very Therapeutic": Spiritual Experiences in Nature. *Ecopsychology*, *4*(4), 326–335. doi:10.1089/ECO.2012.0078.

Snyder, C. R. (2002). Hope Theory: Rainbows in the Mind. *Psychological Inquiry*, *13*(4), 249–275.

Snyder, C. R., Sympson, S. C., Ybasco, F. C., Borders, T. F., Babyak, M. A., & Higgins, R. L. (1996). Development and Validation of the State Hope Scale. *Journal of Personality and Social Psychology, 70*(2), 321–335.

Statistisches Bundesamt (Hrsg.). (2009). *Bevölkerung Deutschlands bis 2060 – 12. koordinierte Bevölkerungsvorausberechnung. Begleitmaterial zur Pressekonferenz am 18. November 2009 in Berlin.* Wiesbaden: Statistisches Bundesamt. https://www.destatis.de/DE/PresseService/Presse/Pressekonferenzen/2009/Bevoelkerung/pressebroschuere_bevoelkerungsentwicklung2009.pdf

Tschuschke, V. (2002). *Psychoonkologie: Psychologische Aspekte der Entstehung und Bewältigung von Krebs.* Stuttgart: Schattauer.

Unterrainer, H. F., Ladenhauf, K. H., Wallner-Liebmann, S. J., & Fink, A. (2011). Different Types of Religious/Spiritual Well-Being in Relation to Personality and Subjective Well-Being. *International Journal for the Psychology of Religion, 21*, 115–126.

Unterrainer, H. F., Lewis, A. J., & Fink, A. (2014). Religious/Spiritual Well-Being, Personality and Mental Health: A Review of Results and Conceptual Issues. *Journal of Religion and Health, 53*(3), 382–392. doi:10.1007/s10943-012-9642-5.

Watson, D., Clark, L. A., & Carey, G. (1988). Positive and negative affectivity and their relation to anxiety and depressive disorders. *Journal of Abnormal Psychology, 97*(3), 346–353.

Webb, J. R., Hirsch, J. K., Visser, P. L., & Brewer, K. G. (2013). Forgiveness and Health: Assessing the Mediating Effect of Health Behavior, Social Support, and Interpersonal Functioning. *The Journal of Psychology: Interdisciplinary and Applie, 147*(5), 391–414. doi:10.1080/00223980.2012.700964.

WHO (2014a). *Basic documents* (48. Aufl.). Geneva: WHO Press. apps.who.int/gb/bd/PDF/bd48/basic-documents-48th-edition-en.pdf#page=7

WHO (2014b). *Mental health: strenghtening our response. Fact sheet 220.* http://www.who.int/mediacentre/factsheets/fs220/en/. Zugegriffen: 09.06.2015

Wood, A. M., Maltby, J., Gillett, R., Linley, P. A., & Joseph, S. (2008). The role of gratitude in the development of social support, stress, and depression: Two longitudinal studies. *Journal of Research in Personality, 42*, 854–871.

Wood, A. M., Froh, J. J., & Geraghty, A. W. A. (2010). Gratitude and well-being: A review and theoretical integration. *Clinical Psychology Review.* doi:10.1016/j.cpr.2010.03.005.

Woods, T. E., Antoni, M. H., Ironson, G. H., & Kling, D. W. (1999). Religiosity is associated with affective and immune status in symptomatic HIV-infected gay men. *Journal of psychosomatic research, 46*(2), 165–176.

Zullig, K. J., Ward, R. M., & Horn, T. (2006). The Association between perceived Spirituality, Religiosity, and Life Satisfaction: The mediating Role of self-related Health. *Social Indicators Research, 79*, 255–274. doi:10.1007/s11205-005-4127-5.

6

Krankheit und Krisen – Spiritualität als potenzielle Ressource?

Inhalt

© Springer-Verlag Berlin Heidelberg 2015
C. Krause, *Mit dem Glauben Berge versetzen?*, Kritisch hinterfragt, DOI 10.1007/978-3-662-48457-9_6

6.1   Der Umgang mit Stress oder einer Krankheit – die Rolle des Bewältigungsverhaltens

Halsschmerzen, Fieber oder ein fieser Schnupfen: Dies sind Erkrankungen, die wir vermutlich alle schon ein- oder mehrmals erlebt haben. Auch wenn diese durchaus sehr lästig sein können, sind solche Phasen meist gut zu meistern. Doch wie sieht es mit psychischen Erkrankungen (denken wir zum Beispiel an Depressionen) oder schweren körperlichen Erkrankungen (wie etwa Krebs oder einem Schlaganfall) aus? Wie reagieren Menschen auf solche Ereignisse? Ein wichtiger Begriff, der hierbei ins Spiel kommt, ist das *Bewältigungsverhalten*, auch *Coping* genannt.

> **Bewältigungsverhalten** Nach Lazarus und Folkman (1984) wird **Bewältigungsverhalten** (Coping) als sich ständig verändernde, sowohl geistige als auch verhaltensbasierte Anstrengungen definiert, die dazu dienen, spezifische innere oder äußere Anforderungen zu bewältigen. Das Bewältigungsverhalten ist dabei kein sich automatisch anpassendes Verhalten, sondern vielmehr als ein Prozess anzusehen.

Dieses Bewältigungsverhalten tritt nach Lazarus und Folkman (1984) nur im Zusammenhang mit psychischem Stress auf. Hierdurch wird eine mit Anstrengungen verbundene Mobilisierung des eigenen Verhaltens benötigt. Automatische Verhaltensweisen und Gedanken gehören somit nicht zum Bewältigungsverhalten, da diese keiner Anstrengung bedürfen. Hierbei spielt es keine Rolle, ob dieses Bewältigungsverhalten wirksam oder nicht wirksam ist. Im Fokus stehen all die Prozesse, die sich auf das Bewältigen, Minimieren, Tolerieren, Akzeptieren oder Vermeiden dieser Stress auslösenden Umstände beziehen.

Der Begriff des Bewältigungsverhaltens dient zur Erklärung unterschiedlichster Reaktionen von Menschen auf für sie als belastend empfundene Ereignisse und Erlebnisse. Damit sind also diejenigen Anstrengungen gemeint, die ein Mensch aufbringt, um ein Problem zu bewältigen oder mit den daraus entstehenden Emotionen umzugehen. Abhängig von der Art und Weise, wie eine Person nun auf diese Stressoren reagiert, sprich, welche Form des Bewältigungsverhaltens sie einsetzt, wirkt sich die Belastung unterschiedlich stark in Form von Stress aus. So kann eine nicht hilfreiche Form der Bewältigung dazu führen, dass durch den Dauerstress und das langfristige Vorliegen von negativen Emotionen Bluthochdruck oder Herzprobleme auftreten (Davison et al. 2007).

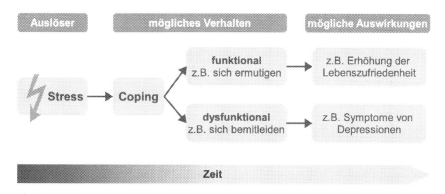

Abb. 6.1   Schematische Darstellung des Coping-Prozesses

?

Welches Bewältigungsverhalten ist hilfreich und welches nicht?

Das Bewältigungsverhalten kann in funktional (im Sinne von hilfreich) und dysfunktional (im Sinne von nicht hilfreich) eingeteilt werden (Abb. 6.1). Zu den *funktionalen Bewältigungsstrategien* kann zum einen ein aktives, problemorientiertes Coping gezählt werden. Hierbei werden aktiv Anstrengungen unternommen, um das jeweilige Problem zu lösen. Dazu gehört auch der sogenannte Selbstaufbau mit Strategien, wie beispielsweise sich selbst zu ermutigen und, wie der Begriff es schon sagt, sich selbst aufzubauen. Weitere hilfreiche Strategien sind Ablenkung (die betroffene Person lenkt sich mit anderen Tätigkeiten oder Gedanken von dem Problem ab) sowie Religiosität und Sinnsuche, bei denen Trost und Rückhalt im Glauben gesucht wird. Zu den *dysfunktionalen Bewältigungsstrategien* zählen hingegen ein Wunschdenken, bei welchem die Person (nichtrealen) Wunschvorstellungen nachhängt, oder auch Bagatellisierungen, bei denen das Problem selbst und dessen Auswirkungen heruntergespielt werden. Schließlich zählt noch die depressive Verarbeitung, welche durch eine starke Selbstbemitleidung gekennzeichnet sein kann, zu den nicht hilfreichen Strategien (Muthny 1989).

?

Sind Religiosität und Spiritualität im Zusammenhang mit der Krankheitsverarbeitung ausschließlich gesundheitsförderlich?

Religiosität und Sinnsuche können, wie zuvor beschrieben, zu den positiven Bewältigungsstrategien gezählt werden. Doch nicht jede Form des spirituellen bzw. religiösen Copings ist hilfreich: Pargament et al. (1998) teilen diese Form des Copings in ein positives, funktionales religiöses und in ein negatives, dysfunktionales religiöses Coping ein. Zu den *positiven Strategien* zählen religiöse Vergebung, religiöse Reinigung, die Suche nach spiritueller Unterstützung, spirituelle Verbundenheit, wohlwollende Glaubensansichten und positive Neubewertungen. *Negativ* hingegen wirken spirituelle Unzufriedenheit und interpersonelle religiöse Unzufriedenheit (mit Geistlichen oder Mitgliedern der Religionsgemeinschaft), negative Neubewertungen (beispielsweise von Gottes Kräften) und Gott als strafend zu empfinden. Diese Strategien können in unterschiedlicher Kombination von einer Person verwendet werden. Positives und negatives religiöses Coping sind dabei voneinander unabhängig. Die positiven Coping-Bestandteile werden jedoch vergleichsweise sehr viel häufiger eingesetzt.

?

Welche Auswirkungen können positives und negatives religiöses Coping haben?

Ein negatives religiöses Coping wirkt sich mindernd auf die Lebensqualität (Appel et al. 2010) und den positiven Affekt aus (Pargament et al. 2001). Es verstärkt psychische Symptome (Pargament et al. 1998) und den depressiven Affekt (Pargament et al. 2001). Ein positives religiöses Coping hingegen verbessert die psychische und körperliche Gesundheit (Pargament et al. 2004). Es erhöht die Lebenszufriedenheit und vermindert die schädliche Wirkung von negativen Ereignissen auf die psychische Gesundheit; dies kann sich beispielsweise in einer geringeren Depressivität äußern (Bjorck und Thurman 2007).

?

Wo liegen hierbei die Grenzen, und wo zeigen sich Perspektiven auf?

Spiritualität mag zwar oftmals positiv und zum Teil präventiv auf viele Aspekte des Wohlbefindens wirken (Kap. 5), jedoch können spezifische Ausprägungen sogar schädliche Effekte zeigen (Kap. 8). Des Weiteren ist sie leider kein Garant für Gesundheit. Auch spirituelle und religiöse Menschen werden krank. Doch wie wir in diesem Kapitel erfahren werden, können Spiritualität und Religiosität für viele Menschen eine wichtige Ressource während des Krankheitsprozesses darstellen. Dies spiegelt sich auch in den von Patienten berichteten spirituellen Bedürfnissen wider:

Studien

In einer Untersuchung von Büssing et al. (2013a) wurden 392 deutsche Patienten mit chronischen Schmerzen und Krebserkrankungen mit dem SpNQ (Abschn. 2.4) hinsichtlich ihrer spirituellen Bedürfnisse befragt. Von diesen äußerten 36 % starke Bedürfnisse nach innerem Frieden, 33 % nach Weitergabe bzw. Generativität, 11 % äußerten starke existenzielle Bedürfnisse und 10 % starke religiöse Bedürfnisse. Doch auch diejenigen Patienten, die angegeben haben, keinen Glauben an höhere Kräfte zu besitzen, berichteten sowohl von existenziellen Bedürfnissen als auch von Bedürfnissen nach innerem Frieden und Generativität. Sie wiesen lediglich ein geringeres Ausmaß an religiösen Bedürfnissen auf.

Interessanterweise scheint auch der Glaube an Schutzengel einen wichtigen Faktor in Zeiten von Krankheit darzustellen. So beobachten Ärzte und Krankenschwestern häufig, dass Familienangehörige ihren erkrankten Angehörigen Engelfiguren und -anhänger mitbringen (Büssing et al. 2015).

Studien

In einer Studie von Büssing et al. (2015) wurden 576 deutsche Patienten mit chronischen Erkrankungen untersucht. Die Hälfte der Patienten berichtete, an einen Schutzengel zu glauben. Darüber hinaus hing der Glaube an Schutzengel mit einem größeren Vertrauen in eine höhere Kraft, häufiger ausgeübten spirituellen und religiösen Praktiken sowie mit spiritueller Suche, der Fähigkeit zu einer positiven Krankheitsinterpretation und mehr Dankbarkeit zusammen.

Ein Eingehen auf die spirituellen Bedürfnisse von Patienten und deren Angehörigen innerhalb unseres medizinischen Versorgungssystems erscheint somit überaus wichtig (Büssing und Surzykiewicz 2014) (Kap. 10).

6.2 Depressionen, Stress und Burnout – kann Spiritualität wieder Licht ins Dunkel bringen?

Häufig hören wir in den Medien von der weiten Verbreitung von Depressionen, Stress und Burnout. Heutzutage muss alles schnell und am besten auch noch gleichzeitig erledigt werden. Durch Smartphones und Co. sind wir jederzeit erreichbar. Stress, Burnout und Depressionen aufgrund dieses Lebenswandels? Und was genau verbirgt sich hinter diesen Begriffen?

Depressionen

?

Was verstehen wir unter Depressionen?

Die Depression oder depressive Episode ist eine der am häufigsten vorkommenden affektiven Erkrankungen. Sie bezieht sich auf eine Störung der Stimmungslage. Neben einer anhaltenden Niedergeschlagenheit haben Menschen mit Depressionen häufig Schwierigkeiten sich zu konzentrieren. Selbstvorwürfe und Hoffnungslosigkeit sind keine Seltenheit (Davison et al. 2007).

> **Depression** Nach Davison et al. (2007) beschreibt **Depression** einen Zustand, bei welchem die Stimmung der betroffenen Person stark beeinträchtigt ist. Die Person fühlt sich niedergeschlagen und traurig, das Interesse und die Freude an vielen Dingen gehen verloren, der Schlaf kann gestört sein, und auch der Appetit kann sich verändern. Oftmals fällt es den betroffenen Menschen schwer, an sozialen Aktivitäten teilzunehmen, und es stellen sich Gefühle wie Schuld, Hoffnungslosigkeit, Angst und Sorgen ein.

Die Auslöser für eine Depression können sehr vielfältig sein, wie beispielsweise unsere Gene, das Geschlecht, das Alter oder belastende Ereignisse (Nickel 2009). Mit negativen Gedanken als möglichen Auslöser für Depressionen werden wir uns in Abschn. 9.3 beschäftigen. Natürlich gibt es noch weitere mögliche Ursachen; als weiterführende Literatur zu Merkmalen, zur Entstehung und Behandlung von Depressionen ist zum Beispiel das Buch *Depressive Erkrankungen* von Nickel (2009) zu empfehlen.

Stress

> ❓
>
> Was bedeutet Stress? Und ist Stress automatisch schlecht?

Stress kann als ein Zustand beschrieben werden, der durch sogenannte Stressoren, also Auslöser von Stress (wie zum Beispiel Frustration oder Ärger), hervorgerufen werden kann (Kollak 2008). Wie wir in Abschn. 6.1 erfahren haben, kann unser Bewältigungsverhalten dafür entscheidend sein, wie stark sich Stress tatsächlich äußert. Auch die Umgebung kann bei der Entstehung von Stress eine Rolle spielen. Außerdem können die Art und Weise des Stressors sowie dessen Dauer einen entscheidenden Einfluss haben (Kollak 2008). Stellen wir uns folgendes Beispiel vor: Eine Klausur in Mathematik stellt, abhängig von verschiedenen Faktoren, subjektiv einen mehr oder weniger stark ausgeprägten Stressor dar. So kann die Dauer der Klausur (zum Beispiel eine Stunde im Vergleich zu drei Stunden), aber auch der subjektiv empfundene Schwierigkeitsgrad (leicht im Vergleich zu schwierig) zu einem unterschiedlichen Stressempfinden führen. Eine Person, welche ein hilfreiches Bewältigungsverhalten einsetzen kann, wird sich eher selbst aufbauen und selbst ermutigen, die Klausur zu bestehen. Aber was ist Stress überhaupt?

> **Stress** Als **Stress** kann eine Reaktion auf einen Stressor bezeichnet werden, bei welcher sich körperliche Veränderungen zeigen. Kurzzeitiger Stress führt zu hilfreichen körperlichen Veränderungen, welche bei der Bewältigung oder Reaktion auf den Stressor förderlich sein können. Langfristiger Stress kann jedoch zu schädlichen körperlichen Veränderungen führen (Pinel 2001).

Kurzzeitig kann Stress also durchaus hilfreich sein, da durch diesen beispielsweise körpereigene Energiequellen bereitgestellt und gefördert werden. Auch das Immunsystem kann durch kurzfristigen Stress gestärkt werden. Langfristiger Stress wird jedoch als eher schädlich angesehen, da dieser beispielsweise die Infektanfälligkeit erhöht (Pinel 2001).

Stress wird häufig als der moderne Feind der Gesundheit beschrieben, den wir am besten aus unserem Leben verbannen sollten. Wozu solche Formen der Bewertung führen können, werden wir in Abschn. 9.3 erfahren.

Burnout

Fällt der Begriff Dauerstress, insbesondere am Arbeitsplatz, so liegt auch meist der Begriff Burnout nicht fern.

Was verbirgt sich hinter dem Begriff Burnout?

Eine eindeutige Definition für den Begriff Burnout zu finden, ist äußerst schwierig. Bestimmt haben Sie schon häufig von Burnout gehört oder gelesen. Gibt man diesen Begriff einmal bei Google ein, so finden sich etwa 38.900.000 Ergebnisse (Stand: August 2015; im Dezember 2014 waren es übrigens 12.700.000 Ergebnisse). Wie wir sehen, ist das Phänomen Burnout durchaus populär. Zu hohe Anforderungen und ständige zu starke Belastungen beispielsweise am Arbeitsplatz können uns regelrecht auslaugen, uns lähmen oder aggressiv machen. Urlaub oder eine Krankschreibung helfen da nur kurzzeitig gegen das Gefühl des Ausgebranntseins (Kollak 2008).

> **Burnout** Zimbardo (1995) bezeichnet **Burnout** (das Ausgebranntsein) als einen Zustand, der mit starker emotionaler Erschöpfung, einer Einschränkung von persönlichen Bedürfnissen und einer Depersonalisation einhergeht. Nach Kollak (2008) ist Burnout das Ergebnis von dauerhaftem Stress. Das Gefühl des Ausgebranntseins entsteht demnach durch ein langfristiges Erleben von Stress sowie durch das Aufbrauchen der körperlichen und psychischen Energiereserven.

Auch Ziele, Wünsche oder Bedürfnisse, die mit sehr großer Anstrengung verfolgt werden, welche jedoch gar nicht oder nur sehr schwer zu erreichen sind, können problematisch werden: Durch diese große oder auch verzweifelte Anstrengung wird eine solche Kraft verbraucht, dass eine starke Erschöpfung eintritt (Burisch 2010). Eine zu lange andauernde und starke Belastung kann – ohne einen geeigneten Ausgleich – zu Burnout führen (Kollak 2008).

Spiritualität, Stress, Burnout und Depressionen

Nun, da wir uns die Begriffe Stress, Burnout und Depression einmal genauer angesehen haben, stellt sich die Frage, ob Spiritualität hierbei einen hilfreichen Beitrag leisten kann – also ob Spiritualität möglicherweise wieder etwas Licht zurück ins Dunkel bringt.

?

Kann Spiritualität bei Stress und Burnout helfen? Und welche Rolle kann Spiritualität am Arbeitsplatz einnehmen?

Wie wir in Kap. 5 erfahren haben, kann Spiritualität ein wichtiger Präventivfaktor für die psychische Gesundheit sein. Dies steht im Einklang mit bisherigen Forschungsergebnissen zu Stress und Spiritualität: Lawler und Younger (2002) haben negative Zusammenhänge von Stresssymptomen und Spiritualität vorgefunden, also weniger subjektiv empfundener Stress im Zusammenhang mit einer höheren Spiritualität.

Studien

In einer Studie von Kim und Seidlitz (2002) wurden über 100 koreanische Studenten hinsichtlich ihrer Spiritualität, Coping-Stile, Stresssymptome, positiven und negativen Gefühle sowie körperlicher Symptome befragt. Es zeigte sich, dass Spiritualität zwar nicht direkt mit Stress assoziiert war, sie jedoch die schädlichen Auswirkungen von Stress auf den Affekt sowie auf körperliche Symptome abpuffern konnte.

Viele Menschen berichten über (dauerhaften) Stress am Arbeitsplatz. Eine ständige Erreichbarkeit, ein Ungleichgewicht der Work-Life-Balance, veränderte Arbeitsbedingungen (beispielsweise durch eine Umstellung auf neue Technologien), eine geringe Autonomie oder die heutzutage immer stärker erforderte Flexibilität, können starke Stressoren im Kontext der Arbeitswelt darstellen (Keller 2008). Ein langfristiges Stresserleben kann dann mit einem Aufbrauchen der körperlichen und psychischen Energiereserven einhergehen (Kollak 2008).

Insbesondere Arbeitnehmer in Gesundheitsberufen laufen Gefahr auszubrennen, also einen Burnout zu erleiden. In schwierigen Arbeitssituationen (wie bei der Konfrontation mit dem Tod) scheint die Fähigkeit, solche Ereignisse als sinnhaft wahrnehmen zu können, förderlich im Umgang mit diesen belastenden Erlebnissen zu sein. Vor allem die Häufigkeit von täglichen spirituellen Erfahrungen scheint einen wichtigen Schutzfaktor in diesem Kontext darzustellen. In einer Studie waren Arbeitnehmer, welche regelmäßig mit dem Tod und unheilbaren Krankheiten von Patienten konfrontiert sind, aber von häufigen täglichen spirituellen Erfahrungen berichteten, weniger von Burnoutsymptomen (Erschöpfung, emotionale bzw. psychische Erschöpfung, kognitive Ermüdung) betroffen (Holland und Neimeyer 2005). In einer anderen Studie, in welcher Krankenschwestern untersucht wurden, zeigte sich ebenfalls, dass Spiritualität mit weniger Burnoutsymptomen zusammenhing (Galea 2014).

Für in klinischen Bereichen Tätige scheint Spiritualität eine nicht zu unterschätzende Ressource darzustellen, um mit Stress und den spezifischen Anforderungen ihres Berufes umgehen zu können, das eigene Wohl zu verbessern und sich zu erholen (Fallot 2007). Bislang wurden jedoch vergleichsweise wenige Forschungsstudien zu dieser Thematik veröffentlicht, sodass genauere Wirkmechanismen noch aufzudecken sind. Untersuchungen zu Spiritualität und Religiosität in der Arbeitswelt stellen ein eher neues Gebiet in der Forschung dar. Einschlägige Ergebnisse sind abzuwarten (Benefiel et al. 2014). Es gibt jedoch erste Hinweise darauf, dass Spiritualität am Arbeitsplatz zu einer höheren Zufriedenheit mit dem Job und zu einer stärkeren Bindung an den Betrieb beitragen kann; diese Ergebnisse zeigten sich bislang innerhalb von Pflegeberufen (Wagner und Gregory 2015).

Kann Spiritualität vor Depressionen schützen?

Auch wenn die Literatur zu Spiritualität und Depressionen eher dünn gesät ist, besteht ein zunehmendes Interesse an dieser Thematik (Mofidi et al. 2006). Spiritualität scheint allgemein mit weniger Depressivität zusammenzuhängen (Koenig 2010). Mofidi et al. (2006) untersuchten über 600 US-amerikanische Erwachsene (im mittleren Erwachsenenalter) hinsichtlich berichteter Symptome von Depressionen und ihrer täglichen spirituellen Erfahrungen. Es zeigte sich, dass Personen, welche von mehr spirituellen Erfahrungen berichteten, weniger von Symptomen von Depressionen betroffen waren. Insbesondere schwere körperliche Erkrankungen erhöhen die Wahrscheinlichkeit, an einer Depression zu erkranken. Auch hierbei scheint Spiritualität eine wirksame Ressource darzustellen, da diese das Risiko, an Depressionen zu erkranken, verringern kann (Larson und Larson 2003).

Studien

Berry und York (2011) führten eine Langzeitstudie zum Zusammenhang von Religiosität, Spiritualität, Stress, kognitiver Vulnerabilität – einer Form des Denkens, welche das Risiko, an Depressionen zu erkranken, erhöht (zum Beispiel sich selbst als Grund negativer Ereignisse anzusehen) – und Depressivität durch. Hierzu wurden über 200 US-amerikanische Studenten über einen Zeitraum von sechs Monaten befragt. Es zeigte sich, dass Spiritualität und Religiosität nicht indirekt (zum Beispiel über Reduzierung von Stress) auf die Depressivität wirkten, sondern es einen direkten und schützenden Effekt vor Symptomen von Depressionen durch diese im Langzeitverlauf gab.

Spiritualität scheint also potenziell vor (Symptomen von) Depressionen und den negativen Auswirkungen von Stress schützen zu können.

?

Kann Spiritualität auch bei einer vorliegenden Depression helfen?

Spiritualität scheint auch eine wichtige Rolle bei der Genesung von Depressionen zu spielen (Larson und Larson 2003). Bussema und Bussema (2007) befragten über 60 US-amerikanische Patienten, welche aufgrund von psychischen Erkrankungen in professioneller Behandlung waren. Über 70 % der Patienten gaben an, dass Spiritualität eine wichtige Rolle bei ihrer Genesung dargestellt habe. Die schwierigen Situationen, in denen sie sich befanden, haben sie Gott ihrer eigenen Einschätzung nach nähergebracht und es hat eine persönliche Entwicklung stattgefunden. Außerdem habe ihr Glaube den Patienten Frieden und Wohlbefinden gebracht. Patienten, welche angaben, dass Spiritualität wichtig für ihre Genesung war, empfanden einen höheren Sinn im Leben.

Studien

Koenig et al. (1998) untersuchten innerhalb einer Langzeitstudie US-amerikanische Patienten höheren Erwachsenenalters, bei welchen eine Depression vorlag. Interessanterweise konnte die intrinsische Religiosität (ausgedrückt als Wichtigkeit des Glaubens, das Gefühl, etwas Göttliches bzw. Gott sei in ihrem Leben anwesend, im Wertebereich von 10 (gering) bis 50 (hoch)) trotz diverser Kontrollvariablen (wie Lebensqualität, soziale Unterstützung, eingenommene Medikamente) die Genesungsrate vorhersagen. Mit jedem Anstieg von 10 Punkten der intrinsischen Religiosität stieg die Geschwindigkeit der Genesung von der Depression um ganze 70 % an.

Vor allem auch spirituelle Praktiken können in Zeiten von Stress, Burnout oder bei Depressionen wirksame Methoden darstellen (Kap. 7). Insgesamt scheint Spiritualität nicht nur potenziell vor psychischen Symptomen, Stress und Burnout schützen zu können, sondern auch die Genesung von psychischen Erkrankungen wie Depressionen zu fördern.

6.3   Fürchtet euch nicht – Kann Spiritualität Ängste reduzieren?

Eine große schwarze Spinne rennt beim Öffnen der Kellertür plötzlich in Ihre Richtung – Sie stehen an einer 50 Meter hohen Klippe und sehen in den tiefen Abgrund – Beim Überqueren einer Straße kommt auf einmal ein Lastwagen mit einer extrem hohen Geschwindigkeit direkt auf Sie zu – spüren Sie bereits bei dem Gedanken an solche Situationen eine Anspannung? Diese und andere Ereignisse können eine ganz klassische und fundamentale Reaktion bei uns auslösen: *Angst*.

Schon kleine Kinder berichten von Angst, wenn beispielsweise abends zum Schlafengehen das Licht ausgemacht wird: Ist da nicht vielleicht doch ein Monster unter dem Bett? Wir alle kennen dieses Gefühl – ob Prüfungsangst, Angst vor bestimmten Tieren, Flugangst, Höhenangst oder Angst in großen Menschenmassen – die Angst hat ein vielfältiges Gesicht.

?

Was genau ist Angst?

> **Angst Angst** äußert sich in einem unangenehmen Gefühl der Anspannung und Furcht. Dabei ist die Angst eine normale menschliche Empfindung, die uns in gewissen Ausmaßen in unserem Alltag begegnet. Wird die Angst jedoch pathologisch, so wird dieser emotionale Zustand intensiver, andauernder und für das alltägliche Leben beeinträchtigend. Häufig gehören unrealistische Ängste und Vermeidungsverhalten zu den Symptomen von sogenannten Angststörungen (Davison et al. 2007).

Die Thematik Angst wird auch in religiösen Schriften thematisiert – so sind auch in der Bibel Worte zu finden, die dem Menschen in Zeiten von Angst und Furcht Halt geben können: „Fürchte dich nicht, ich bin mit dir; weiche nicht, denn ich bin dein Gott. Ich stärke dich, ich helfe dir auch, ich halte dich durch die rechte Hand meiner Gerechtigkeit." (Jesaja, 41,10)

————— ?
Kann Spiritualität Ängste reduzieren?

Spiritualität scheint, ähnlich wie bei Depressivität, auch potenziell als Präventivfaktor vor Ängsten zu schützen. So sind spirituelle Überzeugungen und Praktiken mit reduzierten Angstsymptomen assoziiert (Koenig 2010).

Studien

In einer US-amerikanischen Studie untersuchten Bush et al. (2012) 66 ältere Erwachsene hinsichtlich ihrer Spiritualität und Angstsymptome. Die Anzahl von täglichen spirituellen Erfahrungen, wie Gottes Anwesenheit wahrzunehmen oder von der Schönheit der Schöpfung berührt zu sein, hingen mit weniger Ängsten und einer höheren Lebenszufriedenheit zusammen.

Von knapp 300 publizierten Studien zum Thema Angst und Spiritualität bzw. Religiosität wurde in der Hälfte aller Studien ein negativer Zusammenhang, also reduzierte Angstsymptome im Zusammenhang mit Spiritualität und Religiosität vorgefunden. In über 70 % von 40 experimentellen und klinischen Studien wurden von verminderten Angstsymptomen in diesem Zusammenhang berichtet (Koenig et al. 2012).

In Kap. 7 erfahren wir, welche spirituellen Praktiken Ängste reduzieren können.

6.4 Kann Spiritualität bei Substanzabhängigkeit helfen?

Ob Kaffee oder Energydrink, Wein und Bier oder Zigaretten, all diese Güter sind hierzulande recht alltäglich. – Aber ab wann beginnt eine Sucht?

Substanzabhängigkeit Eine **Substanzabhängigkeit** – also die Abhängigkeit von Alkohol, Nikotin oder anderen Drogen – äußert sich durch zwanghaftes Einnehmen dieser Substanz. Hieraus entstehen häufig schwere Beeinträchtigungen. Der Körper kann von einer Substanz regelrecht abhängig werden und eine Toleranz gegen diese entwickeln, sodass immer höhere Dosierungen eingenommen werden. Erhält der Körper keinen Nachschub, so können (je nach Substanz) Entzugssymptome wie Ruhelosigkeit, Angst, Schlafstörungen, aber auch körperliche Erscheinungen wie Zittern, Krämpfe oder Schmerzen eintreten. Von den Substanzen wieder loszukommen, ist oftmals leider sehr schwierig. Heute gibt es jedoch

> schon viele Therapieansätze, die Menschen mit Abhängigkeiten dabei helfen sollen, sich von der Sucht wieder zu befreien (Davison et al. 2007).

Auch Spiritualität und Religiosität scheinen hierbei einen hilfreichen Einfluss nehmen zu können.

?

Welche Rolle spielen Spiritualität und Religiosität in Bezug auf Substanzabhängigkeiten?

Im Islam wird der Genuss von Alkohol abgelehnt, da dieser zu menschlichen Verfehlungen führen kann (Hutter 2008). Im Judentum und Christentum hingegen wird zwar beispielsweise Wein aus rituellen Aspekten getrunken (Tyler-Hitchcock und Esposito 2004), jedoch wird Trunkenheit abgelehnt. Religiös engagierte Personen nehmen allgemein betrachtet weniger Alkohol und andere Drogen zu sich. Zwar gibt es auch spezifische Drogen, die in einigen Religionen zu heiligen Zwecken genutzt werden und beispielsweise dazu dienen, eine tiefere Spiritualität zu erreichen – es gibt jedoch deutliche Hinweise darauf, dass spirituelles und religiöses Engagement mit einem generell niedrigeren Risiko von Alkohol- und Drogenmissbrauch sowie Problemen durch und Abhängigkeit von solchen Substanzen assoziiert sind. Spirituelle Gesundheitsaspekte können sehr hilfreich dabei sein, die Genesungsprozesse von Abhängigkeiten zu verstehen und zu verbessern (Miller 1998).

Ein bekanntes Beispiel für die Integration von Spiritualität zur Bewältigung von einer Suchterkrankung (genauer gesagt, von einer Alkoholabhängigkeit) ist das Programm der Anonymen Alkoholiker (AA). Diese weltweit organisierte Selbsthilfegruppe sieht Spiritualität als wichtiges Element für die Genesung an (Murken 1994). Die sogenannten zwölf Schritte im Programm der Anonymen Alkoholiker beinhalten eine höhere Macht wahrzunehmen, diese um Hilfe zu bitten, zu beten und zu meditieren (Miller 1998). Empirische Studien konnten die positive Wirkung des Programms wie eine erreichte Abstinenz und Remission von der Erkrankung nachweisen (Kelly und Greene 2014).

Laut Warfield und Goldstein (1996) können Gründe wie eine negative Spiritualität, eine negative Beziehung zu sich selbst, zu anderen, der Welt, dem Leben und zu Gott zu Alkoholmissbrauch führen. Eine positive Spiritualität hingegen drückt sich durch eine positive Weltanschauung aus. Hierzu gehört, sich selbst zu lieben und zu akzeptieren, die Welt als sicheren Ort zu empfinden, Gott als liebend und helfend wahrzunehmen und das Leben als sinnvoll und positiv anzusehen. Sofern eine positive Spiritualität unser Leben dominiert, haben wir den Autoren zufolge keinen Grund dazu, abhängig machende Substanzen zu konsumieren. Alkohol wird oft als Emotions- und Stressbewältigungsmethode eingesetzt. Mit dem Programm der Anonymen Alkoholiker soll dagegen eine positive Spiritualität entwickelt werden. In den Gruppen soll ein sicheres und unterstützendes Umfeld geschaffen werden, in welchem die Persönlichkeitsentwicklung der Teilnehmer gefördert wird. Mithilfe der positiven Spiritualität wird demnach eine Grundlage geschaffen, auf eine konstruktive Weise mit den Anforderungen des Lebens umzugehen (Warfield und Goldstein 1996). Somit kann Spiritualität im Hinblick auf Substanzabhängigkeiten in durchaus sehr wichtiger Weise dazu beitragen, eine Sucht zu bewältigen und eine neue Perspektive für das Leben zu entwickeln.

6.5 Schwere körperliche Krankheiten – kann Spiritualität helfen?

Spiritualität und Krebserkrankungen

Die Diagnose *Krebs* ist für die meisten Menschen ein sehr schwerer Schicksalsschlag. Krebs wird als Bezeichnung für das Vorliegen eines oder mehrerer bösartiger Tumore verwendet, die durch das unkontrollierte Wachsen von entarteten Zellen auf Grund verschiedener genetischer Veränderungen entstehen. Die Diagnose Krebs führt zumeist zu einer psychischen Krise, mit starken Stressreaktionen, emotionalen Belastungen, Angst vor dem Tod und starken psychischen Beeinträchtigungen. Seelisches Leid, Schmerzen, Depressivität und sogar der Wunsch nach einem Suizid können die Folge einer Krebserkrankung sein (Kusch et al. 2013).

?

Welche Kräfte entwickeln Menschen im Umgang mit solchen schweren Erkrankungen? Welche Rolle kann Spiritualität bei Krebserkrankungen einnehmen?

Eine Krebserkrankung führt zu einem starken existenziellen Einschnitt mit Unsicherheit, Ängsten und Gedanken an die eigene Sterblichkeit (Murken und Müller 2007). Spiritualität und Religiosität können sehr wichtige Ressourcen vor dem Hintergrund einer Krebserkrankung darstellen. Häufig helfen sie Patienten, mit der Erkrankung umzugehen (erforscht sowohl in den USA als auch in Europa), und können somit eine sehr wichtige Rolle bei der Anpassung an die Krankheit einnehmen (Thuné-Boyle 2013).

Peterman et al. (2002) untersuchten in den USA 1617 Patienten, von welchen 1344 Patienten an Krebs erkrankt waren, hinsichtlich ihres spirituellen Wohlbefindens, ausgedrückt als Gefühl von Sinn im Leben, Harmonie, Frieden, Kraft und Wohlbefinden durch den Glauben. Ein höheres spirituelles

Wohlbefinden hing jeweils mit einem besseren körperlichen, emotionalen sowie sozialen Wohlbefinden und jeweils mit weniger Depressivität, Anspannung, Angst, Müdigkeit, Verwirrtheit und mit mehr empfundener Kraft zusammen.

Studien

Yanez et al. (2009) befragte eine große Stichprobe von US-amerikanischen Patientinnen mit Brustkrebs im Langzeitverlauf. Auch in dieser Studie wurde das spirituelle Wohlbefinden gemessen (abgebildet in den Faktoren Sinn/Frieden und Glaube). Die erste Messung der Spiritualität fand innerhalb von vier Wochen nach der Behandlung (Operation, Chemotherapie) statt. Jeweils nach sechs und zwölf Monaten wurden psychische Gesundheitsmaße erhoben.

Hierbei zeigte sich, dass die spirituelle Komponente Sinn/Frieden mit weniger Depressivität, einer höheren Vitalität und mit weniger auf die Erkrankung bezogenem Stress zusammenhing. Der spirituelle Glaube ging mit einem stärker empfundenen persönlichen Wachstum durch die Erkrankung einher: So wurde beispielsweise mehr Wertschätzung für das Leben empfunden. Die Ergebnisse einer Regressionsanalyse zeigten zudem, dass der Glaube allein, ohne ein Gefühl von Sinn und Frieden, nicht hilfreich ist und die Patienten mit einem inneren Konflikt bezüglich ihres Glaubens zurücklassen kann. Somit ist vor allem die Komponente Sinn/Frieden für Frauen mit Brustkrebs ein wichtiger Indikator für die psychische Anpassung an die Erkrankung.

In einer Folgestudie untersuchten die Forscher Männer und Frauen, bei welchen eine Krebsbehandlung durchschnittlich drei Jahre zurücklag. Gemessen wurden spirituelles Wohlbefinden (analog zur ersten Studie), psychische Gesundheit, persönliche Weiterentwicklung durch die Erkrankung, private und öffentliche spirituell-religiöse Praktiken (Gebet, Meditation, Kirchgänge), krankheitsbezogener Stress und spirituell-religiöse Krisen (wie das Gefühl, von Gott bestraft zu werden). Diese Variablen wurden an zwei Zeitpunkten im Abstand von einem Jahr erhoben.

Die spirituell-religiösen Praktiken hingen mit einer stärkeren persönlichen Weiterentwicklung durch die Erkrankung zusammen. Spirituell-religiöse Krisen waren dagegen mit einer schlechteren psychischen Gesundheit assoziiert. Eine Zunahme von Sinn/Frieden ging dabei mit einer verbesserten psychischen Gesundheit und weniger empfundenem Stress einher. Ein zunehmender spiritueller Glaube hing mit einem höheren persönlichen Wachstum der Frauen zusammen.

Auch Hasson-Ohayon et al. (2009) untersuchten die Glaubensüberzeugungen von Frauen mit Brustkrebs. Befragt wurden die 300 jüdisch-israelischen Teilnehmerinnen unter anderem hinsichtlich der Stärke ihres Glaubens, des Glaubens an Gott, religiöser/spiritueller Praktiken und der sozialen Unterstützung durch die Glaubensgemeinschaft. Die Glaubensüberzeugungen hingen mit einem kämpferischen Krankheitsverarbeitungsstil, einer höheren fatalistischen Akzeptanz, mehr Hoffnung, aber auch mit mehr Vermeidungsverhalten zusammen. Hoffnung verstärkte den positiven Zusammenhang zwischen den Glaubensüberzeugungen und einer kämpferischen Haltung und verringerte den Zusammenhang zwischen den Glaubensüberzeugungen und fatalistischer Akzeptanz.

Wodurch werden verschiedene spirituelle bzw. religiöse Verarbeitungsstile charakterisiert? Welche Auswirkungen können diese haben?

Studien

Murken und Müller (2007) identifizierten und benannten vier verschiedene Verarbeitungsstile bei deutschen Frauen mit Brustkrebs:

Zum einen ein unerschütterliches Gottvertrauen, durch welches die Patientinnen auf Gottes Unterstützung vertrauten und sich sicher und aufgefangen fühlten (passiver Stil).

Zum anderen eine Aktivierung der eigenen religiösen Ressourcen, welche nach der Krebsdiagnose Ruhe, Halt und Geborgenheit bieten können. Hierbei wurden die Patientinnen insofern aktiv, indem sie sich vermehrt mit ihrem Glauben auseinandersetzten und häufiger beteten.

Der dritte Stil war die gemeinsame Bewältigung, bei der das Gottvertrauen ähnlich stark wie beim ersten Stil ausgeprägt war, die Patientinnen sich jedoch weiterhin als handlungsfähig angesehen und ihre eigenen Ressourcen aktiviert haben.

Der vierte Typus enthielt religiöse Zweifel. Der Glaube wurde hierbei infrage gestellt: Die Patientinnen fühlten sich von Gott verlassen, traurig, verunsichert und wütend. Die positiven Stile wurden jedoch sehr viel häufiger berichtet als die religiösen Zweifel.

Eine Beziehung zu Gott, welche Wohlbefinden erzeugt, und auch das Beten für die Heilung können einen positiven Einfluss auf die Lebensqualität und sogar auf das Gesamtüberleben von Patienten mit Krebserkrankungen haben (Grossarth-Maticek und Vetter 2011). Auch nach Seybold und Hill (2001) können Spiritualität und Religiosität die Mortalität von Patienten mit Krebserkrankungen verringern. Vor allem nach schwierigen und belastenden Eingriffen wie einer Stammzelltransplantation kann Spiritualität eine wichtige Ressource für die Gesundheit von Menschen mit einer Krebserkrankung darstellen (Leeson et al. 2014).

Spiritualität und HIV bzw. Aids

Auch eine HIV-Infektion bzw. Aids-Erkrankung stellt eine sehr starke Belastung dar, welche zu einer schweren existenziellen Krise führen kann. Vor diesem Hintergrund kann Spiritualität eine wichtige Ressource darstellen. HIV ist ein Virus, welcher das Immunsystem angreift und zu Aids führen kann – eine Erkrankung, die leider bis heute zu den nicht heilbaren Krankheiten gehört und erstmals im Jahre 1981 identifiziert wurde (Davison et al. 2007).

Kann Spiritualität auch beim Umgang mit Erkrankungen wie HIV und Aids helfen?

Studien

Löckenhoff et al. (2009) befragten in den USA 112 HIV-positive Personen im Alter von 18 bis 66 Jahren: Gemessen wurden Persönlichkeit, Spiritualität, Religiosität und Wohlbefinden der Studienteilnehmer. Spiritualität wurde hierbei in den zwei Faktoren *Gefühl von Frieden* (zum Beispiel ausgedrückt als ausgeglichener Blick auf das Leben und ein Gefühl von Sinn im Leben) und *mitfühlende Sichtweise anderen gegenüber* (wie Toleranz, Mitgefühl, Verbundenheit mit anderen) abgebildet. Religiosität wurde als Glaube an Gott und Teilnahme an religiösen Praktiken gemessen. Für die Auswertung wurden die Effekte von Alter, Geschlecht, Ethnie und Bildung kontrolliert.

Beide Faktoren von Spiritualität waren jeweils mit weniger Hoffnungslosigkeit, Angst, empfundenem Stress, jedoch mit einem gesteigerten Optimismus assoziiert. Das Gefühl von Frieden hing darüber hinaus auch mit weniger Symptomen von Depressionen zusammen. Der Glaube an Gott und auch religiöse Verhaltensweisen hingen ebenfalls jeweils mit weniger Hoffnungslosigkeit, Angst, empfundenem Stress und mit mehr Optimismus zusammen und waren zudem mit weniger Symptomen von Depressionen assoziiert.

Woods et al. (1999) untersuchten über 100 mit HIV infizierte US-amerikanische Männer hinsichtlich ihrer Gesundheit und ihrer religiösen Ressourcen bzw. Verhaltensweisen wie Beten, Kirchenbesuche, Lesen religiöser Texte, Anzahl spiritueller Gespräche und religiösem bzw. spirituellem Coping-Verhalten.

Diejenigen Männer, welche häufiger religiöse bzw. spirituelle Coping-Strategien zeigten, berichteten von weniger Symptomen von Depressionen. Interessanterweise ergab sich ein Zusammenhang zwischen den religiösen Ressourcen bzw. Verhaltensweisen und der Anzahl von CD4+-(Helfer-)Zellen, welche einen Indikator für den Immunstatus darstellt. Häufigere religiöse Verhaltensweisen hingen mit einer höheren Anzahl der CD4+-Zellen zusammen, was für einen besseren Immunstatus spricht.

Auch Dalmida et al. (2009) haben in den USA einen positiven Zusammenhang von Spiritualität und der Anzahl der CD4+-Zellen in einer Stichprobe von 129 HIV-positiven Frauen vorgefunden. Diese Ergebnisse zeigen, dass Spiritualität erstaunlicherweise sogar mit den Prozessen unseres Immunsystems verknüpft sein kann.

Studien

Ironson et al. (2002) haben eine Gruppe von Langzeitüberlebenden mit Aids und eine Kontrollgruppe von HIV-positiven Patienten untersucht. Die Spiritualität dieser Patienten hing mit weniger empfundenem Stress, Hoffnungslosigkeit, Angst, Depressivität und mehr sozialer Unterstützung zusammen. Darüber hinaus ging Spiritualität mit einem besseren Gesundheitsverhalten (zum Beispiel weniger Zigaretten- und Alkoholkonsum), einer stärkeren Unterstützung anderer Personen mit HIV und einer geringeren Cortisolkonzentration im Urin (ein Hormon, welches mit Stress assoziiert ist) einher.

Der Vergleich der beiden Gruppen zeigte, dass die Langzeitüberlebenden eine höhere Spiritualität im Vergleich zur Kontrollgruppe aufwiesen. Der Zusammenhang zwischen Spiritualität und Langzeitüberleben wurde hierbei durch die Cortisolkonzentration und die Verhaltensweise, anderen von HIV betroffenen Menschen zu helfen, mediiert.

Zur genaueren Untersuchung der Frage, ob Spiritualität das Langzeitüberleben fördere, oder ob die Erkrankung zu einer höheren Spiritualität führe, wurde die Kontrollgruppe im Langzeitverlauf befragt: 22 der Patienten aus der Kontrollgruppe entwickelten Aids-assoziierte Erkrankungssymptome, zeigten aber keine Veränderung innerhalb ihrer Spiritualität.

Spiritualität und chronische Schmerzen

Chronische Schmerzen werden zwar nicht unbedingt mit dem Tod assoziiert wie zumeist Krebserkrankungen oder HIV, aber auch Menschen mit chronischen Schmerzen können vielen Stressoren ausgesetzt sein, die sich auf die Lebensqualität auswirken (Gebershagen et al. 2008).

> ?
>
> Welche Effekte auf die Gesundheit kann Spiritualität bei Patienten mit chronischen Schmerzen haben?

Büssing et al. (2009) haben herausgefunden, dass die Spiritualität und Religiosität bei Patienten mit chronischen Schmerzen mit einer positiveren Interpretation ihrer Krankheit einherging. So wurde die Krankheit als eine Chance angesehen, oder es wurde vermehrt darüber reflektiert, was für die Betroffenen im Leben wirklich wichtig ist. Interessanterweise zeigten hochreligiöse Patienten in einer Studie von Gebershagen et al. (2008) vergleichsweise eine höhere Schmerzakzeptanz bei chronischen Schmerzen. Eine höhere Schmerzakzeptanz wiederum hing jeweils mit einer geringeren Depressivität und Ängstlichkeit sowie mit einer höheren gesundheitsbezogenen Lebensqualität zusammen. Aber auch für Menschen mit anderen schweren Erkrankungen kann Spiritualität eine wichtige Ressource darstellen.

Studien

Büssing et al. (2013b) befragten 213 deutsche Patienten mit Multipler Sklerose. Auch in dieser Stichprobe wurden Spiritualität und Religiosität als relevante Coping-Strategien benannt. Diese gingen mit einer höheren Tendenz zu reflektieren, was im Leben wirklich wichtig ist, die Krankheit als Chance für die persönliche Weiterentwicklung und in gewisser Weise als sinnhaft anzusehen, sowie einer höheren Tendenz dankbar und wertschätzend gegenüber dem Leben zu sein, einher. Zwar berichteten diejenigen Patienten, welche weder spirituell noch religiös waren, keine geringere Lebenszufriedenheit oder stärker beeinträchtigte Affektivität als spirituelle und religiöse Patienten, jedoch eine vergleichsweise geringere Tendenz, die Krankheit als positiv zu interpretieren.

Masters und Hooker (2013) haben in einem Überblicksartikel viele Studien zu dieser Thematik zusammengefasst: Hierbei standen Spiritualität und Religiosität in Langzeituntersuchungen in Zusammenhang mit einer verringerten Sterbewahrscheinlichkeit bei kardiovaskulären Erkrankungen. Die bisherige Lage der Literatur zu Krebserkrankungen sehen sie hingegen als sehr viel komplexer an, da in vielen Studien Religiosität und Spiritualität nicht im Untersuchungsfokus standen; dennoch lässt sich auch hierbei die Tendenz ablesen, dass einige Komponenten von Spiritualität mit einem besseren Wohlbefinden der Patienten zusammenhingen – unabhängig von dem Krebsstadium. Die Integration von Spiritualität in Psychotherapien für Menschen mit solchen schweren Erkrankungen steht erst am Anfang, erscheint den Autoren aber als potenziell sehr wertvoll. Sie bemängeln vor allem, dass bislang der kulturelle Kontext in der Forschung wenig adressiert wurde. Ohne diesen wichtigen Faktor sei das Verständnis für Spiritualität, Religiosität und deren Wirkmechanismen nur oberflächlich. Die Autoren betonen jedoch die sehr wichtigen möglichen Zusammenhänge von Spiritualität und Religiosität sowohl mit der allgemeinen Gesundheit als auch vor dem Hintergrund von schweren Erkrankungen wie Krebs oder kardiovaskulären Krankheiten.

Zusammengefasst kann Spiritualität eine wichtige Ressource im Umgang mit schweren körperlichen Krankheiten darstellen, Halt, Frieden, Sinn und Kraft geben und das Wohlbefinden sowie die körperlichen, immunologischen Prozesse von Menschen in einer solch belastenden Lebenssituation verbessern.

6.6 You're not alone: Spiritualität als potenzielle Ressource im Umgang mit Verlusten

Der Tod einer uns nahestehenden Person ist oftmals ein einschneidendes und manchmal sehr traumatisches Erlebnis. Aber auch die Konfrontation mit dem eigenen Tod kann zu einer sehr schweren Belastung werden. Wie wir in Abschn. 6.5 gesehen haben, können spirituelle Überzeugungen bei dem Umgang mit schweren und lebensbedrohlichen Erkrankungen helfen. Doch was, wenn eine geliebte Person verstirbt? Trauer, Hoffnungslosigkeit, Wut, Angst, Schuld – die Auswirkungen können vielfältig sein.

> ？
>
> Welche Rolle spielt Spiritualität für den Umgang mit Verlusten?

Studien

Walsh et al. (2002) befragten nahe Angehörige, Lebenspartner und Freunde von Patienten mit schweren Krankheiten bevor und nachdem diese Patienten verstarben. Die Stärke des spirituellen Glaubens hing hierbei mit der Verarbeitung des Todesfalls zusammen: Personen mit einem schwächeren spirituellen Glauben verarbeiteten ihre Trauer während der ersten neun Monate langsamer als diejenigen, welche einen starken Glauben hatten. Nach 14 Monaten glichen sich die beiden spirituellen Gruppen jedoch in der Stärke ihrer Trauer. Nichtspirituelle Personen zeigten hingegen auch nach 14 Monaten noch starke Trauersymptome, die Verarbeitung des Todesfalls war bei ihnen also weniger fortgeschritten als in den beiden spirituellen Gruppen.

Auch spirituell-religiöse Aktivitäten scheinen sich förderlich auf das Wohlbefinden nach dem Verlust eines Angehörigen auszuwirken.

Studien

Neill und Kahn (1999) befragten zehn US-amerikanische Frauen im Alter von 76 bis 93 Jahren, welche ihren Mann verloren hatten. Es zeigte sich, dass religiöse Aktivitäten (wie etwa Kirchenbesuche) mit einer höheren Lebensqualität der verwitweten Frauen zusammenhingen. In Interviews berichteten die Frauen zudem, dass sie regelmäßig beteten und der Glaube an Gott sowie an ein Leben nach dem Tod für sie hilfreich waren. Viele beschrieben Gott als liebend oder wie einen Freund, der sie beschützt. Keine der Frauen äußerte Ängste vor dem Tod. Die religiöse Aktivität habe sie nach dem Verlust ihres Mannes vergleichbar wie der Rückhalt durch eine Familie gestärkt.

Spiritualität und Religiosität erscheinen nicht nur als potenzielle Präventivfaktoren für die psychische Gesundheit in Bezug auf Themen wie den Tod (Kap. 5), sondern können auch hilfreich, ermutigend und stärkend nach erlebten Verlusten sein.

?

Wo kann in belastenden Zeiten Hilfe gefunden werden?

Ein Ansprechpartner während Zeiten von Trauer, Leid, von Krankheit und Krisen kann beispielsweise ein Psychotherapeut oder der Hausarzt sein, aber auch Gespräche mit Freunden, Familie und Bekannten können helfen. Viele weitere hilfreiche Anregungen, wie sorgenvolles Grübeln vermindert oder Entspannung gefunden werden kann, finden sich beispielsweise in dem Werk *Hilfen bei Stress und Belastung* von Reinhard Tausch (1996).

Spirituelle Hilfe bzw. Unterstützung kann in Meditations- bzw. stillen Räumen, Kirchen, heiligen Texten und Artefakten, Gemeinden, bei Familie und Freunden, Seelsorgern, Pfarrern oder Medizinern gefunden werden (Mueller et al. 2001).

Fazit

Spiritualität und Religiosität sind zwar leider kein Garant für psychische und körperliche Gesundheit, können jedoch in Zeiten von Krankheit und Krisen für viele Menschen eine wichtige Ressource darstellen. Viele Patienten mit schweren bzw. chronischen Erkrankungen äußern spirituelle Bedürfnisse. Spiritualität kann potenziell sowohl die schädlichen Auswirkungen von Stress abmildern und Burnoutsymptome verringern als auch die Genesung von einer Depression fördern. Darüber hinaus kann sie Ängste nehmen und ein wichtiges Element bei der Überwindung einer Substanzabhängigkeit darstellen. Vor allem jedoch in Zeiten von schweren Krisen, ausgelöst durch Erkrankungen wie Krebs oder HIV, können Menschen Hilfe in ihren spirituellen Ressourcen finden.

Die Frage, *wie* Spiritualität und Religiosität wirken, ist in großen Teilen ungeklärt. Auch in diesem Zusammenhang sind indirekte Wege über adaptives Gesundheitsverhalten und Coping, soziale Verbundenheit und Unterstützung und direkte Wege über Glaubensinhalte und physiologische Prozesse zu nennen.

Zusammengefasst kann Spiritualität vielen Menschen in belastenden und krisenhaften Zeiten helfen, Halt geben und Trost sowie Kraft nach einem erlebten Verlust spenden.

Literatur

Appel, C., Müller, C., & Murken, S. (2010). Subjektive Belastung und Religiosität bei chronischen Schmerzen und Brustkrebs. *Der Schmerz, 24*, 449–458.

Benefiel, M., Fry, L. W., & Geigle, D. (2014). Spirituality and Religion in the Workplace: History, Theory, and Research. *Psychology of Religion and Spirituality, 6*(3), 175–187. doi:10.1037/a0036597.

Berry, D. M., & York, K. (2011). Depression and religiosity and/or spirituality in college: A longitudinal survey of students in the USA. *Nursing and Health Sciences, 13*, 76–83. doi:10.1111/j.1442-2018.2011.00584.x.

Bjorck, J. P., & Thurman, J. W. (2007). Negative Life Events, Patterns of Positive and Negative Religious Coping, and Psychological Functioning. *Journal for the Scientific Study of Religion, 46*(2), 159–167.

Burisch, M. (2010). *Das Burnout-Syndrom*. Berlin: Springer Verlag.

Bush, A., Jameson, J. P., Barrera, T., Phillips, L. L., Lachner, N., Evans, G., Jackson, A. D., & Stanley, M. A. (2012). An evaluation of the brief multidimensional measure of religiousness/spirituality in older patients with prior depression or anxiety. *Mental Health, Religion & Culture, 15*(2), 191–203. doi:10.1080/13674676.2011.566263.

Bussema, E. F., & Bussema, K. E. (2007). Gilead Revisited: Faith and Recovery. *Psychiatric Rehabilitation Journal, 30*(4), 301–305. doi:10.2975/30.4.2007.301.305.

Büssing, A., & Surzykiewicz, J. (2014). Spirituelle Bedürfnisse chronisch Kranker. *Imago Hominis, 21*(1), 17–23.

Büssing, A., Michalsen, A., Balzat, H.-J., Grünther, R.-A., Ostermann, T., Neugebauer, E. A. M., & Matthiessen, P. F. (2009). Are Spirituality and Religiosity Resources for Patients with Chronic Pain Conditions? *Pain Medicine, 10*(2), 327–339. doi:10.1111/j.1526-4637.2009.00572.x.

Büssing, A., Janko, A., Baumann, K., Hvidt, N. C., & Kopf, A. (2013a). Spiritual Needs among Patients with Chronic Pain Diseases and Cancer Living in a Secular Society. *Pain Medicine, 14*(9), 1362–1373. doi:10.1111/pme.12198.

Büssing, A., Wirth, A. G., Humbroich, K., Gebershagen, K., Schimrigk, S., Haupts, M., Baumann, K., & Heusser, P. (2013b). Faith as a Resource in Patients with Multiple Sclerosis Is Associated with a Positive Interpretation of Illness and Experience of Gratitude/Awe. *Evidence-Based Complementary and Alternative Medicine*. doi:10.1155/2013/128575.

Büssing, A., Reiser, F., Michalsen, A., Zahn, A., & Baumann, K. (2015). Do Patients with Chronic Pain Diseases Believe in Guardian Angels: Even in a Secular Society? A Cross-Sectional Study Among German Patients with Chronic Diseases. *Journal of Religion and Health, 54*(1), 76–86. doi:10.1007/s10943-013-9735-9.

Dalmida, S. G., McDonnell Holstad, M., Diiorio, C., & Laderman, G. (2009). Spiritual Well-Being, Depressive Symptoms, and Immune Status

Among Women Living with HIV/AIDS. *Women & Health*, *49*, 119–143. doi:10.1080/03630240902915036.

Davison, G. C., Neale, J. M., & Hautzinger, M. (2007). *Klinische Psychologie*. Weinheim: Beltz Verlag.

Fallot, R. D. (2007). Spirituality and Religion in Recovery: Some Current Issues. *Psychiatric Rehabilitation Journal*, *30*(4), 261–270. doi:10.2975/30.4.2007.261.270.

Galea, M. (2014). Assessing the Incremental Validity of Spirituality in Predicting Nurses' Burnout. *Archive for the Psychology of Religion*, *34*, 118–136. doi:10.1163/15736121-12341276.

Gebershagen, K., Trojan, M., Kuhn, J., Limmroth, V., & Bewermeyer, H. (2008). Bedeutung der gesundheitsbezogenen Lebensqualität und Religiosität für die Akzeptanz von chronischen Schmerzen. *Der Schmerz*, *5*, 586–593. doi:10.1007/s00482-008-0656-6.

Grossarth-Maticek, R., & Vetter, H. (2011). Gottesbeziehung, Gesamtüberleben und Lebensqualität bei Krebspatienten im multifaktoriellen Zusammenhang. *Wege zum Menschen*, *63*, 577–595.

Hasson-Ohayon, I., Braun, M., Galinsky, D., & Baider, L. (2009). Religiosity and Hope: A Path for Women Coping With a Diagnosis of Breast Cancer. *Psychosomatics*, *50*(5), 525–533. doi:10.1016/S0033-3182(09)70846-1.

Holland, J. M., & Neimeyer, R. A. (2005). Reducing the risk of burnout in end-of-life care settings: The role of daily spiritual experiences and training. *Palliative and Supportive Care*, *3*, 173–181. doi:10.10170S1478951505050297.

Hutter, M. (2008). *Die Weltreligionen*. München: Beck.

Ironson, G., Solomon, G. F., Balbin, E. G., O'Cleirigh, C., George, A., Kumar, M., Larson, D., & Woods, T. E. (2002). The Ironson–Woods Spirituality/Religiousness Index Is Associated With Long Survival, Health Behaviors, Less Distress, and Low Cortisol in People With HIV/AIDS. *Annals of Behavioral Medicine*, *24*(1), 34–48.

Keller, B. (2008). Arbeits- und Organisationspsychologie. In D. G. Myers (Hrsg.), *Psychologie*. Heidelberg: Springer Medizin Verlag.

Kelly, J. F., & Greene, M. C. (2014). Toward an Enhanced Understanding of the Psychological Mechanisms by which Spirituality Aids Recovery in Alcoholics Anonymous. *Alcoholism Treatment Quarterly*, *32*, 299–318. doi:10.1080/07347324.2014.907015.

Kim, Y., & Seidlitz, L. (2002). Spirituality moderates the effect of stress on emotional and physical adjustment. *Personality and Individual Differences*, *32*(8), 1377–1390. doi:10.1016/S0191-8869(01)00128-3.

Koenig, H. G. (2010). Spirituality and Mental Health. *International Journal of Applied Psychoanalytic Studies*, *7*(2), 116–122. doi:10.1002/aps.

Koenig, H. G., George, L. K., & Peterson, B. L. (1998). Religiosity and Remission of Depression in Medically Ill Older Patients. *American Journal of Psychiatry, 155*(4), 536–542.

Koenig, H. G., Zaben, F. A., & Khalifa, D. A. (2012). Religion, spirituality and mental health in the West and the Middle East. *Asian Journal of Psychiatry, 5*(2), 180–182. doi:10.1016/j.ajp.2012.04.004.

Kollak, I. (2008). Stress und Burnout – Wie sie entstehen und sich auswirken. In I. Kollak (Hrsg.), *Burnout und Stress – Anerkannte Verfahren zur Selbstpflege in Gesundheitsfachberufen.* Heidelberg: Springer Medizin Verlag.

Kusch, M., Labouvie, H., & Hein-Nau, B. (2013). *Klinische Psychoonkologie.* Berlin: Springer Verlag.

Larson, D. B., & Larson, S. B. (2003). Spirituality's potential relevance to physical and emotional health: a brief review of quantitative research. *Journal of Psychology and Theology, 31*(1), 37.

Lawler, K. A., & Younger, J. W. (2002). Theobiology: An Analysis of Spirituality, Cardiovascular Responses, Stress, Mood, and Physical Health. *Journal of Religion and Health, 41*(4), 347–362.

Lazarus, R. S., & Folkman, S. (1984). *Stress, appraisal, and coping.* New York: Springer.

Leeson, L. A., Nelson, A. M., Rathouz, P. J., Juckett, M. B., Coe, C. L., Caes, E. W., & Costanzo, E. S. (2014). Spirituality and the Recovery of Quality of Life Following Hematopoietic Stem Cell Transplantation. *Health Psychology.* doi:10.1037/hea0000196.

Löckenhoff, C. E., Ironson, G. H., O'Cleirigh, C., & Costa, P. T. (2009). Five-Factor Model Personality Traits, Spirituality/Religiousness, and Mental Health Among People Living with HIV. *Journal of Personality, 77*(5), 1411–1436. doi:10.1111/j.1467-6494.2009.00587.x.

Masters, K. S., & Hooker, S. A. (2013). Religiousness/Spirituality, Cardiovascular Disease, and Cancer: Cultural Integration for Health Research and Intervention. *Journal of Consulting and Clinical Psychology, 81*(2), 206–216. doi:10.1037/a0030813.

Miller, W. R. (1998). Researching the spiritual dimensions of alcohol and other drug problems. *Addiction, 93*(7), 979–990.

Mofidi, M., DeVellis, R. F., Blazer, D. G., DeVellis, B. M., Tanter, A. T., & Jordan, J. M. (2006). Spirituality and Depressive Symptoms in a Racially Diverse US Sample of Community-Dwelling Adults. *The Journal of Nervous and Mental Disease, 194*(12), 975–977.

Mueller, P. S., Plevak, D. J., & Rummans, T. A. (2001). Religious Involvement, Spirituality, and Medicine: Implications for Clinical Practice. *Mayo Clinic Proceedings, 76*, 1225–1235.

Murken, S. (1994). Die Konzeptualisierung von Spiritualität und „Höherer Macht" im Genesungsprogramm der Anonymen Alkoholiker (AA). *Archiv für Religionspsychologie, 21*, 141–152.

Murken, S., & Müller, C. (2007). „Gott hat mich so ausgestattet, dass ich den Weg gehen kann." Religiöse Verabeitungsstile nach der Diagnose Brustkrebs. *Lebendiges Zeugnis, 62*, 115–128.

Muthny, F. A. (1989). *Freiburger Fragebogen zur Krankheitsverarbeitung (FKV)*. Weinheim: Beltz.

Neill, C. M., & Kahn, A. S. (1999). The Role of Personal Spirituality and Religious Social Activity on the Life Satisfaction of Older Widowed Women. *Sex Roles, 40*, 319–329.

Nickel, M. (2009). *Depressive Erkankungen*. Wien: Springer Verlag.

Pargament, K. I., Smith, B. W., Koenig, H. G., & Perez, L. (1998). Patterns of Positive and Negative Religious Coping with Major Life Stressors. *Journal for the Scientific Study of Religion, 37*(4), 710–724.

Pargament, K. I., Tarakeshwar, N., Ellison, C. G., Keith, M., & Wulff, K. M. (2001). Religious Coping Among the Religious: The Relationships Between Religious Coping and Well-Being in a National Sample of Presbyterian Clergy, Elders, and Members. *Journal for the Scientific Study of Religion, 40*(3), 497–513.

Pargament, K. I., Koenig, H. G., Tarakeshwar, N., & Hahn, J. (2004). Religious coping methods as predictors of psychological, physical and spiritual outcomes among medically ill elderly patients: A two-year longitudinal study. *Journal of Health Psychology, 9*(6), 713–730. doi:10.1177/1359105304045366.

Peterman, A. H., Fitchett, G., Brady, M. J., Pharm, L. H., & Cella, D. (2002). Measuring Spiritual Well-Being in People With Cancer: The Functional Assessment of Chronic Illness Therapy—Spiritual Well-Being Scale (FACIT-Sp). *Annals of Behavioral Medicine, 24*(1), 49–58.

Pinel, J. P. J. (2001). *Biopsychologie*. Heidelberg: Spektrum Akademischer Verlag.

Seybold, K. S., & Hill, P. C. (2001). The Role of Religion and Spirituality in Mental and Physical Health. *Current Directions in Psychological Science, 10*(1), 21–24.

Tausch, R. (1996). *Hilfen bei Stress und Belastung*. Reinbek bei Hamburg: Rowohlt.

Thuné-Boyle, I. C. V. (2013). Religiousness and Spirituality in Coping with Cancer. In B. I. Carr, & J. Steel (Hrsg.), *Psychological Aspects of Cancer* (S. 129–156). New York Heidelberg Dordrecht London: Springer.

Tyler-Hitchcock, S., & Esposito, J. (2004). *Die Weltreligionen. Hinduismus, Buddhismus, Judentum, Christentum und Islam*. Washington D. C.: National Geographic.

Wagner, J. I. J., & Gregory, D. M. (2015). Spirit at Work (SAW): Fostering a Healthy RN Workplace. *Western Journal of Nursing Research, 37*(2), 197–216. doi:10.1177/0193945914521304.

Walsh, K., King, M., Jones, L., Tookman, A., & Blizard, R. (2002). Spiritual beliefs may affect outcome of bereavement: prospective study. *British Medical Journal, 324*(7353), 1551–1554. doi:10.1136/bmj.324.7353.1551.

Warfield, R. D., & Goldstein, M. B. (1996). Spirituality: The key to recovery from alcoholism. *Counseling & Values, 40*(3), 196–205.

Woods, T. E., Antoni, M. H., Ironson, G. H., & Kling, D. W. (1999). Religiosity is associated with affective and immune status in symptomatic HIV-infected gay men. *Journal of psychosomatic research, 46*(2), 165–176.

Yanez, B., Edmondson, D., Stanton, A. L., Park, C. L., Kwan, L., & Ganz, P. A. (2009). Facets of Spirituality as Predictors of Adjustment to Cancer: Relative Contributions of Having Faith and Finding Meaning. *Journal of Consulting and Clinical Psychology, 77*(4), 730–741. doi:10.1037/a0015820.

Zimbardo, P. G. (1995). *Psychologie*. Berlin, Heidelberg: Springer Verlag.

7

Spirituelle und religiöse Praktiken – Auswirkungen auf Gesundheit und Wohlbefinden

Inhalt

© Springer-Verlag Berlin Heidelberg 2015
C. Krause, *Mit dem Glauben Berge versetzen?*, Kritisch hinterfragt, DOI 10.1007/978-3-662-48457-9_7

7.1   It's like a little prayer – das persönliche Gebet

Seit Jahrtausenden ist das Gebet in verschiedenen spirituellen bzw. religiösen Traditionen fest verankert (Hutter 2008). Die Inhalte von Gebeten können sehr vielfältig sein und sich von Person zu Person unterscheiden. Zu den möglichen Gebetsinhalten können Danksagungen, Bittstellungen oder Äußerungen von Angst und Hader zählen. Des Weiteren können Gebete auch der Vergebung dienen (Huber 2008). Beten kann als eine der häufigsten Formen der Erfahrung des Heiligen bzw. der Verbundenheit mit diesem angesehen werden. Ob in Stille, durch Gesang, Chanten, Sprache, allein oder in Gruppen, gefüllt mit positiven oder negativen Inhalten – die Ausdrucksformen des Gebets sind äußerst vielfältig und individuell (Trevino und Pargament 2008).

Gebete zählen, wie auch das Lesen heiliger Texte oder die Meditation, zu den privaten Praktiken, während Kirchenbesuche oder die Teilnahme am Gottesdienst zu den öffentlichen Praktiken gehören (zum Beispiel Helm et al. 2000). Menschen beten aus den unterschiedlichsten Gründen. Das Beten gilt zwar als spirituell-religiöse Praktik (Powers et al. 2007; Trevino und Pargament 2008), aber auch nichtspirituelle bzw. nichtreligiöse Menschen haben in bestimmten Situationen (wie in Zeiten von Krankheit) das Bedürfnis zu beten (so zum Beispiel in einer Untersuchung von Büssing et al. 2013).

> **?**
> Welche Zusammenhänge zeigen sich zwischen dem Beten und der psychischen Gesundheit?

In einigen Studien wurde ein positiver Zusammenhang zwischen häufigerem Beten und vermehrt empfundenen psychischen Symptomen wie Angst, Depressivität oder Somatisierungen vorgefunden (Bradshaw et al. 2008; Flannelly et al. 2006). Daraus lässt sich jedoch nicht schlussfolgern, dass das Beten kausal zu diesen Symptomen geführt hat (Kap. 2). Vielleicht wird gerade in Zeiten von psychischen Krisen wie Angstzuständen oder Depressionen häufiger gebetet, sodass sich deshalb dieser positive Zusammenhang zeigt. Diese Vermutung steht im Einklang mit den Ergebnissen von Koenig (1998): Das Beten stand in seiner Studie mit der Anzahl von belastenden Lebensereignissen im Zusammenhang. Auch hierbei wären Langzeitstudien aufschlussreicher, um die kausalen Effekte des Betens zu untersuchen.

Dennoch scheint das Gebet vor allem in Zeiten schwerer Krankheit eine wirkungsvolle Ressource darzustellen: Interessanterweise führte das Beten um Heilung bei Patienten mit einer Krebserkrankung zu einer Steigerung der Lebensqualität und einer positiven Beeinflussung der Gesamtüberlebensrate (Grossarth-Maticek und Vetter 2011). In einer Übersichtsarbeit von Jors et al. (2015) zeigte sich, dass viele Patienten mit chronischen Erkrankungen regelmäßig beten. Am häufigsten wurde hierbei das Beten im Kontext der Erkrankung, also für eine Besserung der Gesundheit, Umgang mit der Erkrankung oder gesundheitsbezogene Entscheidungen, genannt. Aber auch Inhalte wie das Beten um Schutz, Kraft, Hoffnung, Dankbarkeit, Vergebung und Vertrauen wurden häufig angegeben.

Beten auch Sie? Falls ja, so beobachten Sie doch bei sich selbst einmal, in welchen Situationen und Lebensbedingungen Sie besonders häufig beten und welchen Effekt das Beten auf Ihre Stimmung, Ihren Körper und Ihr inneres Wohlbefinden hat.

7.2 Altbewährt? – Das Lesen heiliger Schriften

Viele Religionen haben ihre eigenen heiligen Schriften, welche gepredigt, rezitiert, gelesen und verwahrt werden. In diesen Schriften finden sich zum Beispiel Gebete, Schöpfungsgeschichten, Gebote, die Spuren vergangener Zeiten, Heilsgeschichten, Reden oder Lobeshymnen. Zu den religiösen heiligen Schriften zählen beispielsweise die Bibel (Christentum), der Koran (Islam) oder die Veden (Hinduismus) (Küng 1990). Das Lesen heiliger Texte kann die Suche nach dem Heiligen und das Bewahren des Heiligen fördern. Auch das Verständnis für den Sinn des eigenen Lebens kann durch die Auseinandersetzung mit solchen Schriften vertieft werden (Trevino und Pargament 2008).

Einige psychologische Forschungsstudien haben sich bereits mit dieser Praktik befasst, wobei hier beispielsweise der Zusammenhang zwischen dem Lesen der Bibel und der psychischen Gesundheit von Interesse war.

------- ? -------

Wie kann sich das Lesen heiliger Schriften auf die psychische Gesundheit auswirken?

Das Lesen der Bibel kann sich vermutlich auf die Stimmung auswirken. So zeigte sich bei häufigerer Beschäftigung mit biblischen Texten ein Zusammenhang mit einem gesteigerten positiven und einem verringerten negativen Affekt (Pargament et al. 2001). Interessanterweise hing auch das Lesen der Bibel in einer Untersuchung von Koenig (1998) mit der Anzahl von belastenden Lebensereignissen zusammen. Vielleicht werden auch heilige Schriften vermehrt in schweren Zeiten bzw. in belastenden Lebenssituationen gelesen. Im Vergleich haben Frauen hierbei insgesamt häufiger in der Bibel gelesen als Männer.

Studien

Helm et al. (2000) untersuchten über 3800 US-amerikanische Personen mit einem Mindestalter von 65 Jahren über einen Zeitraum von sechs Jahren. Diese wurden hinsichtlich ihrer privaten spirituell-religiösen Praxis befragt (Häufigkeit des Betens, des Lesens der Bibel und des Meditierens). Personen ohne funktionelle Defizite wie Alzheimer, welche von einer hohen privaten spirituell-religiösen Praxis berichteten, verstarben innerhalb der sechs Jahre dabei seltener.

Das Lesen anderer heiliger Schriften stand bislang leider kaum im Fokus der Forschung – entsprechende Ergebnisse bleiben also noch abzuwarten.

7.3 Meditation, Achtsamkeit, Yoga und Co. – Hype oder hilfreich?

Der tiefe Klang einer tibetischen Klangschale, der feine Geruch zarter Blüten oder heißer Steine, engelsgleiche Melodien oder rhythmisches Trommeln. Ein Tanzen bis in die Trance oder aber ein Sitzen in Stille bei Sonnenaufgang, in absoluter Konzentration mit einer Fokussierung auf das Hier und Jetzt – spirituelle Rituale und Praktiken werden häufig angewendet, um den Geist zu Klären und eine Verbundenheit mit dem Heiligen zu erreichen. Hierbei wird das spirituelle Wissen in Form von organisierten oder aber auch sehr individuellen Praktiken umgesetzt. Durch diese Praktiken, bei denen oftmals spezifische Symbole wie beispielsweise bestimmte Objekte, Gerüche oder aber Klänge eingesetzt werden, kann eine subjektiv wahrgenommene Nähe zum Heiligen erreicht werden (Trevino und Pargament 2008).

Die Möglichkeiten, gewisse Praktiken zu erlernen und durchzuführen, sind vielfältig. Das derzeitige Angebot, ob im Internet, in Büchern oder angeleiteten Kursen, scheint auf eine entsprechend reichhaltige Nachfrage zu stoßen. Aber woher stammen solche Übungen und Rituale? Eine häufig angewendete Praktik ist die Meditation.

Meditation

Meditationsübungen sind Techniken der geistigen und emotionalen Kontrolle, welche verschiedenen kulturellen und religiösen Kontexten entstammen. Auch wenn sie meist den östlich-spirituellen Traditionen aus Indien, Tibet, Japan und China zugeschrieben werden, sind sie jedoch auch mit christlichen und muslimischen Traditionen verknüpft (Thomas und Cohen 2014). Eine Form buddhistischer Meditation besteht darin, den Geist zu sammeln, zu beruhigen und zu klären, um durch diese Übung eine tiefere Einsicht in das

Wesen unserer Welt erlangen zu können – in Stille, sitzend, stehend, oder gehend (Tyler-Hitchcock und Esposito 2004). Herzstück der Meditation ist die Konzentration – die Fähigkeit, die eigene Aufmerksamkeit auf einen Punkt ausrichten zu können (Sadhu 2007).

Aber weshalb meditieren Menschen? Nach Sedlmeier et al. (2012) gibt es hierfür zwei Gründe. Zum einen dient die Meditation der Bewusstseinserweiterung, um ein besseres Verständnis für das Leben zu entwickeln oder um Weisheit zu erlangen. Zum anderen dient die Meditation auch der Selbstregulation, um beispielsweise psychische oder emotionale Probleme zu bewältigen. Sedlmeier et al. (2012) zufolge ist Meditation jedoch nicht nur eine Entspannungstechnik, sondern auch eine kognitive Übung.

?

Welche Auswirkungen kann Meditation auf die Gesundheit haben?

Zu den Auswirkungen von Meditation auf die psychische und körperliche Gesundheit gibt es Zusammenfassungen und Auswertungen vieler verschiedener Studien (Reviews und Metaanalysen). Aus diesen geht hervor, dass Meditation beispielsweise deutlich negative, kontraproduktive Emotionen und Neurotizismus reduzieren kann (Sedlmeier et al. 2012). Meditation kann sogar die psychische Gesundheit bzw. psychische Funktionsfähigkeit in Zeiten von Krankheit verbessern und Angstsymptome reduzieren. Die entspannende Wirkung des Meditierens kann beispielsweise auch Frauen mit prämenstruellem Syndrom oder mit Symptomen der Perimenopause helfen (Arias et al. 2006).

Langzeitstudien zeigten, dass die Hirnareale und Strukturen, welche an Aufmerksamkeitsprozessen teilhaben, bei geübten Meditierenden interessanterweise dicker ausgebildet sind als bei Kontrollpersonen (Chiesa und Serretti 2010). Eine regelmäßige Meditationspraxis nimmt also nicht nur einen kurzfristigen Einfluss auf uns, sondern auch einen nachhaltigen auf unsere Gehirnstrukturen. In vielen Studien wurde speziell auch Achtsamkeit bzw. die achtsamkeitsbasierte Meditation untersucht.

Achtsamkeit
Achtsamkeit ist ein Zustand, bei welchem die Aufmerksamkeit auf den aktuellen Moment gelenkt wird. Gedanken, Gefühle und Empfindungen, welche auftreten oder vorliegen können, werden zwar registriert, jedoch nicht im Sinne von *gut* oder *schlecht* bewertet (Abb. 7.1) (Bishop et al. 2004).

?

Welchen Einfluss kann Achtsamkeit auf die Gesundheit haben?

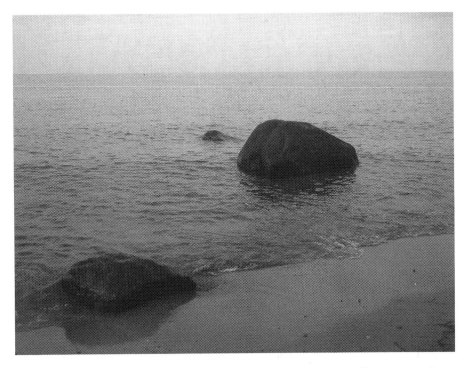

Abb. 7.1 Eine bewertungsneutrale Aufmerksamkeit für den aktuellen Moment kann sehr heilsam sein

Achtsamkeit wird in Verbindung damit gebracht, ein erfolgreiches Coping in stressreichen Situationen zu verbessern. Sie kann vermutlich auch eine hilfreiche Strategie für Betroffene von Diskriminierungen (beispielsweise aufgrund des Geschlechts, der Ethnie, des Gewichts oder der Religion) darstellen (Brown-Iannuzzi et al. 2014).

Interessanterweise kann achtsamkeitsbasierte Meditation sogar unsere kognitiven Fähigkeiten verbessern (Chiesa et al. 2011). Unter anderem führt sie zu Veränderungen in gewissen Hirnrealen wie zu einer Aktivierung des präfrontalen Kortex (Chiesa und Serretti 2010). Der präfrontale Kortex wird beispielsweise mit dem Planen von Verhalten und der Regulation von emotionalen Prozessen in Verbindung gebracht (Kirschbaum 2008). Außerdem führt die achtsamkeitsbasierte Meditation zu einem Anstieg der Alpha- und Thetaaktivität, was mithilfe des Elektroenzephalogramms, einer Methode zur Ableitung von Verarbeitungsprozessen des Gehirns durch auf der Kopfhaut angebrachte Elektroden (Kirschbaum 2008), nachgewiesen wurde (Chiesa und Serretti 2010). Thetaaktivität wurde hierbei vor allem bei geübten Meditierenden festgestellt; dies weist darauf hin, dass die Übung mit einer höheren Fähigkeit, sich selbst in tiefe Entspannung zu versetzen, zusammenhängt (Chiesa und Serretti 2010).

Spezifische Bestandteile von Achtsamkeit können noch weitere Einflüsse auf uns haben: Die Fähigkeit des Beobachtens innerer und äußerer Zustände ist mit einer gesteigerten Kreativität assoziiert, zum Teil erklärt durch eine höhere kognitive Flexibilität (Baas et al. 2014).

Yoga

Eine weitere, häufig angewandte Praktik ist Yoga, eine spirituelle und physische Praktik, welche zentraler Bestandteil asiatischer Religionen ist (zum Beispiel im Buddhismus und Hinduismus). Ziel dieser introspektiven Praktik ist es, die Kontrolle der materiellen Umwelt über den menschlichen Geist zu durchbrechen (Miller 1996). Das traditionelle Yoga ist eher streng, mühsam und beinhaltet eine lebenslange strikte Praxis. Heutzutage haben viele Yoga-Schulen die Techniken vereinfacht und besser an die unterschiedlichen Lebensumstände ihrer Schüler angepasst (Sharma 2014b).

?

Wie kann sich Yoga auf die Gesundheit auswirken?

Yoga, als Körper-Geist-Praxis, beinhaltet Kombinationen von Atemübungen und Entspannungstechniken, aber auch spirituelle Elemente von Achtsamkeit, Aufmerksamkeit und Meditation (Boynton 2014). Yoga kann viele positive Auswirkungen auf unsere psychischen und körperlichen Zustände haben. Menschen mit Arthritis scheinen nicht nur körperlich, sondern auch psychisch von Yoga-Übungen profitieren zu können (Sharma 2014a). Auch bei Personen, die unter Rückenschmerzen leiden, zeigten sich positive Effekte durch das Yoga, beispielsweise durch eine deutliche Schmerzreduzierung und eine verbesserte Beweglichkeit (Sharma und Haider 2013). Ebenso können die psychischen und körperlichen Zustände bei Stress durch Yoga verbessert werden (Sharma 2014b).

?

Sind die genannten Praktiken allgemein gesundheitsförderlich? Welche weiteren Praktiken gibt es?

Insgesamt sind die beschriebenen Praktiken potenziell sehr förderlich für die Gesundheit. Mittlerweile werden sie auch vermehrt in klinische Therapien integriert. Die genauen Effekte sind jedoch noch nicht vollständig geklärt. Neben Langzeitstudien sind daher vor allem auch methodologische Verbesserungen für zukünftige Studien nötig (Sedlmeier et al. 2012). Es gibt jedoch bereits viele Hinweise darauf, dass diese Praktiken in vielfältiger Weise hilfreich und gesundheitsförderlich sein können, wie auch beispielsweise bei Multipler Sklerose (Crescentini et al. 2014) oder Substanzabhängigkeit (Zgierska et al. 2009). Problematisch könnte Meditation jedoch bei Psychosen sein: Es wurde bereits von einigen Einzelfällen berichtet, in denen Meditation hierbei mit psychotischen und affektiven Symptomen assoziiert war (Kuijpers et al. 2007).

Interessanterweise gibt es erste Forschungsergebnisse, die zeigen, dass diese Praktiken auch auf molekularer Ebene wirken, indem sie einen Einfluss auf unsere Genexpression nehmen und das Überleben unserer Immunzellen verbessern können (Saatcioglu 2013). Auch die Aktivität von Immunzellen, welche mit der Gesundheit und dem Überleben assoziiert ist, kann anscheinend durch die achtsamkeitsbasierte Meditation erhöht werden (Schutte und Malouff 2014).

Es gibt noch viele weitere spirituell-religiöse Praktiken und Übungen; zu nennen wären beispielsweise Zen-Meditation, Qigong, Atemübungen oder Tai Chi. Im Rahmen dieses Buches können jedoch nicht all diese Praktiken näher erläutert werden.

Zusammengefasst können spirituell-religiöse Rituale und Praktiken unsere wahrgenommene Verbundenheit mit dem Heiligen stärken und unser Bewusstsein erweitern. Im Kontext von Gesundheit stellt vor allem die (Achtsamkeits-)Meditation eine potenziell sehr förderliche Ressource dar. Sie kann darüber hinaus auch sehr hilfreich bei Vorliegen verschiedener psychischer und körperlicher Symptome sein. Dennoch sollte Meditation mit Vorsicht bzw. mit Rücksicht auf den vorliegenden, individuellen psychischen Status einer Person angeraten werden (McGee 2008).

7.4 Öffentliche Praktiken: Kirchenbesuche und Teilnahme an Gottesdiensten

Mystische, goldene Tempelanlagen, deren Glanz sich im Wasser widerspiegelt; gewaltige Moscheen, geschmückt von prachtvollen Mosaiken; ein Kloster an einer Felswand, welches durch die Morgenröte erstrahlt. Gemeinsame Gebete, Gesänge, traditionelle Feste, Andachten, Rezitationen oder Predigten: Kirchen- und Gottesdienstbesuche sind in vielen religiösen Traditionen tief verwurzelt. Die prachtvollen und mächtigen heiligen Bauten lösen dabei nicht nur bei religiösen Menschen tiefe Gefühle von Ehrfurcht aus. Die Inhalte von den in diesen Bauten gefeierten Zeremonien variieren zum Teil stark, abhängig von der jeweiligen Religion. So besteht etwa ein christlicher Gottesdienst aus Elementen, wie Lesungen, Gebeten, Predigten, dem Glaubensbekenntnis sowie dem Abendmahl (Nowak 2009). Wie wir erfahren haben, stellen private Praktiken einen überwiegend positiv wirkenden Faktor für die psychische und physische Gesundheit dar. Doch auch öffentliche Praktiken wie die Teilnahme am Gottesdienst scheinen in einem solchen positiven Zusammenhang mit verschiedenen Gesundheitsdimensionen zu stehen (Larson et al. 1992).

?

Welche Zusammenhänge zeigen sich zwischen Kirchen- bzw. Gottesdienstbesuchen und Gesundheit?

Laut den Studienergebnissen von Koenig (1998) hängt die Teilnahme an Gottesdiensten mit einem selteneren Auftreten von Belastungen durch medizinische Erkrankungen und Atemwegserkrankungen sowie mit weniger Symptomen von Depressionen zusammen. Darüber hinaus scheinen Menschen, welche regelmäßig in die Kirche gehen, auch vermehrt soziale Unterstützung zu erhalten. Auch mit geringeren Angstsymptomen stehen diese in Verbindung.

Studien

Koenig et al. (1993) haben die Zusammenhänge zwischen der Häufigkeit von Gottesdienstbesuchen und Angstsymptomen untersucht. Untersucht wurde eine Stichprobe von ca. 3000 Teilnehmern aus den USA. Zunächst wurden die Gruppen junger Erwachsener, welche häufig und welche selten in die Kirche gingen, untereinander verglichen. Bei jungen Erwachsenen, welche häufiger in die Kirche gingen, zeigten sich geringere Werte von Angstsymptomen und dies sowohl im Verlauf der letzten sechs Monate als auch im gesamten Lebensverlauf. Erwachsene mittleren Alters wiesen geringere Werte von sozialer Phobie auf, sofern sie häufiger zur Kirche gingen.

Flannelly et al. (2006) hingegen konnten keine Zusammenhänge von religiöser Teilnahme und psychischen Symptomen feststellen.

Studien

Cox und Hammonds (1989) werteten viele verschiedene Studien zu dieser Thematik aus und kamen zu dem Ergebnis, dass die Häufigkeit von Kirchenbesuchen mit dem Alter variiert. Im Alter von 18–24 Jahren sind Kirchenbesuche am seltensten, bleiben im Alter von 25–54 relativ stabil, steigen ab einem Alter von 54 leicht an und nehmen schließlich ab einem Alter von 80 Jahren wieder leicht ab. In allen ausgewerteten Studien berichteten Personen, welche regelmäßig zur Kirche gingen, jedoch eine höhere Lebenszufriedenheit.

Mochon et al. (2008) befragten über 2000 US-amerikanische religiöse Personen zwölf unterschiedlicher Konfessionen bevor und nachdem sie an kirchlichen Gottesdiensten teilgenommen hatten. In allen untersuchten Gruppen zeigte sich eine kleine, aber signifikante Zunahme des Wohlbefindens nach der Teilnahme.

McCullough et al. (2000) werteten in einer Metaanalyse die Ergebnisse zur religiösen Teilnahme bzw. zum religiösen Engagement, überwiegend gemessen an der Häufigkeit von Kirchen- und Gottesdienstbesuchen, und Mortalität aus. Hierbei zeigte sich, dass höheres religiöses Engagement mit einer geringeren Mortalität einherging. Ferriss (2002) schlussfolgert, dass Kirchenbesuche und Gottesdienstteilnahme wichtige Faktoren für das Glücklichsein darstellen können. Insgesamt scheinen sich also auch die öffentlichen Praktiken potenziell positiv auf unser Wohlbefinden und zum Teil auch auf unsere körperliche Gesundheit auszuwirken.

Spirituelle Praktiken zeigen erstaunliche Zusammenhänge mit Gesundheitsdimensionen: Sie können das subjektive Wohlbefinden und die mentale Gesundheit steigern. Auch mit körperlichen und medizinischen Gesundheitsfaktoren wurden verblüffende Zusammenhänge identifiziert. Zudem können Menschen durch spirituelle und religiöse Praktiken auch eine Form der spirituellen Unterstützung erfahren, welche wiederum die wahrgenommene Verbundenheit mit dem Heiligen stärken kann (Trevino und Pargament 2008). Auch bei den in diesem Kapitel dargestellten Ergebnissen ist darauf hinzuweisen, dass die Frage, wie Spiritualität wirkt, noch in großen Teilen zu klären ist (Kap. 5). Inwieweit die Wirkung etwa des Betens einem Placeboeffekt entspricht, ist ungewiss (Körtner 2009). Ein Placeboeffekt bedeutet, dass eine Wirkung allein durch die Erwartung dieser Wirkung eintritt (Myers 2008). Wie nützlich in diesem Zusammenhang jedoch doppelblinde Placebokontrollierte Studien sind, erscheint fragwürdig (Krug 2009).

Fazit

Spirituelle und religiöse Praktiken sind seit Jahrtausenden ein wichtiger und fester Lebensbestandteil vieler Menschen aus den verschiedensten Teilen der Welt. Die Rituale und Praktiken können sehr vielfältig sein und von Person zu Person, aber auch zwischen verschiedenen Kulturen variieren. Ob allein, in Gemeinschaft, in einer Institution, als Gebet, Meditation, Lesen und Rezitieren, klangvoll oder in Stille: Die Formen reichen von institutionalisiert bis hin zu stark individualisiert. Häufig dienen Praktiken und Rituale dazu, eine (individuelle) Verbundenheit mit dem Heiligen zu erreichen, das Bewusstsein zu erweitern oder den Geist zu klären sowie Ruhe und Entspannung zu finden.

Wie genau spirituelle Praktiken auf die Gesundheit wirken, ist bislang nicht gänzlich geklärt. Festzuhalten ist daher vielmehr: Für viele Menschen sind spirituelle und religiöse Praktiken – im Alltag oder auch in Zeiten von Krankheit und Leid, öffentlich oder privat – ein wichtiger und fester Lebensbestandteil. Forschungsergebnisse zeigen bereits viele gesundheitsförderliche Effekte im Zusammenhang mit diesen seit Jahrtausenden in verschiedenen religiösen und spirituellen Traditionen fest verankerten Praktiken.

Literatur

Arias, A. J., Steinberg, K., Banga, A., & Trestman, R. L. (2006). Systematic Review of the Efficacy of Meditation Techniques as Treatments for Medical Illness. *The Journal of alternative and complementary Medicine*, *12*, 817–832.

Baas, M., Nevicka, B., & Ten Velden, F. S. (2014). Specific Mindfulness Skills Differentially Predict Creative Performance. *Personality and Social Psychology Bulletin*, *40*(9), 1092–1106. doi:10.1177/0146167214535813.

Bishop, S. R., Lau, M., Shapiro, S., Carlson, L., Anderson, N. D., Carmody, J., Segal, Z. V., Abbey, S., Speca, M., Velting, D., & Devins, G. (2004). Mindfulness: A proposed operational definition. *Clinical Psychology: Science and Practice*, *11*(3), 230–241. doi:10.1093/clipsy/bph077.

Boynton, H. M. (2014). The HEALTHY Group: A Mind–Body–Spirit Approach for Treating Anxiety and Depression in Youth. *Journal of Religion & Spirituality in Social Work: Social Thought*, *33*, 236–253. doi:10.1080/15426432.2014.930629.

Bradshaw, M., Ellison, C. G., & Flannelly, K. J. (2008). Prayer, God Imagery, and Symptoms of Psychopathology. *Journal for the Scientific Study of Religion*, *47*(4), 644–659. doi:10.1111/j.1468-5906.2008.00432.x.

Brown-Iannuzzi, J., Adair, K. C., Payne, B. K., Smart Richman, L., & Fredrickson, B. L. (2014). Discrimination hurts, but mindfulness may help: Trait mindfulness moderates the relationship between perceived discrimination and depressive symptoms. *Personality and Individual Differences*, *56*, 201–205. doi:10.1016/J.paid.2013.09.015.

Büssing, A., Janko, A., Baumann, K., Hvidt, N. C., & Kopf, A. (2013). Spiritual Needs among Patients with Chronic Pain Diseases and Cancer Living in a Secular Society. *Pain Medicine*, *14*(9), 1362–1373. doi:10.1111/pme.12198.

Chiesa, A., & Serretti, A. (2010). A systematic review of neurobiological and clinical features of mindfulness meditations. *Psychological Medicine*, *40*, 1239–1252. doi:10.1017/S0033291709991747.

Chiesa, A., Calati, R., & Serretti, A. (2011). Does mindfulness training improve cognitive abilities? A systematic review of neuropsychological findings. *Clin Psychology Review*, *31*(3), 449–464. doi:10.1016/j.cpr.2010.11.003.

Cox, H., & Hammonds, A. (1989). Religiosity, Aging, and Life Satisfaction. *Journal of Religion & Aging*, *5*(1–2), 1–21.

Crescentini, C., Urgesi, C., Fabbro, F., & Eleopra, R. (2014). Cognitive and brain reserve for mind-body therapeutic approaches in multiple sclerosis: A review. *Restorative Neurology and Neuroscience*, *32*, 575–595. doi:10.3233/RNN-130364.

Ferriss, A. L. (2002). Religion and the Quality of Life. *Journal of Happiness Studies*, *3*, 199–215.

Flannelly, K. J., Koenig, H. G., Ellison, C. G., Galek, K., & Krause, N. (2006). Belief in life after death and mental health: findings from a national survey. *The Journal of nervous and mental disease*, *194*(7), 524–529. doi:10.1097/01.nmd.0000224876.63035.23.

Grossarth-Maticek, R., & Vetter, H. (2011). Gottesbeziehung, Gesamtüberleben und Lebensqualität bei Krebspatienten im multifaktoriellen Zusammenhang. *Wege zum Menschen*, *63*, 577–595.

Helm, H. M., Hays, J. C., Flint, E. P., Koenig, H. G., & Blazer, D. G. (2000). Does Private Religious Activity Prolong Survival? A Six-Year Follow-up Study of 3,851 Older Adults. *Journal of Gerontology*, *55A*(7), 400–405.

Huber, S. (2008). Kerndimensionen, Zentralität und Inhalt. Ein interdisziplinäres Modell der Religiosität. *Journal für Psychologie*, *26*(3), 1–17.

Hutter, M. (2008). *Die Weltreligionen*. München: Beck.

Jors, K., Büssing, A., Hvidt, N. C., & Baumann, K. (2015). Personal Prayer in Patients Dealing with Chronic Illness: A Review of the Research Literature. *Evidence-Based Complementary and Alternative Medicine*. doi:10.1155/2015/927973.

Kirschbaum, C. (2008). *Biopsychologie von A bis Z*. Heidelberg: Springer Medizin Verlag.

Koenig, H. G. (1998). Religious attitudes and practices of hospitalized medically ill older adults. *International Journal of Geriatric Psychiatry*, *13*, 213–224.

Koenig, H. G., Ford, S. M., George, L. K., Blazer, D. G., & Meador, K. G. (1993). Religion and anxiety disorder: An examination and comparison of associations in young, middle-aged, and elderly adults. *Journal of Anxiety Disorders*, *7*, 321–342. doi:10.1016/0887-6185(93)90028-J.

Körtner, U. H. J. (2009). Spiritualität, Religion und Kultur – eine begriffliche Annäherung. In U. H. J. Körtner, S. Müller, M. Kletecka-Pulker, & J. Inthorn (Hrsg.), *Spiritualität, Religion und Kultur am Krankenbett* (S. 1–17). Wien: Springer-Verlag.

Krug, H. (2009). Spirituelle Dimensionen ärztlichen Handelns. In U. H. J. Körtner, S. Müller, M. Kletecka-Pulker, & J. Inthorn (Hrsg.), *Spiritualität, Religion und Kultur am Krankenbett* (S. 61–70). Wien: Springer-Verlag.

Kuijpers, H. J. P., van der Heijden, F. M. M. A., Tuinier, S., & Verhoeven, W. M. A. (2007). Meditation-Induced Psychosis. *Psychopathology*, *40*, 461–464. doi:10.1159/000108125.

Küng, H. (Hrsg.). (1990). *Christentum und Weltreligionen. Hinführung zum Dialog mit Islam, Hinduismus und Buddhismus*. Frankfurt am Main, Wien: Büchergilde Gutenberg.

Larson, D. B., Sherrill, K. A., Lyons, J. S., Craigie, F. C., Thielman, S. B., Greenwold, M. A., & Larson, S. S. (1992). Associations Between Dimensions of Religious Commitment and Mental Health Reported in the American Journal of Psychiatry and Archives of General Psychiatry: 1978–1989. *American Journal of Psychiatry*, *149*, 557–559.

McCullough, M. E., Hoyt, W. T., Larson, D. B., Koenig, H. G., & Thoresen, C. (2000). Religious involvement and mortality: A meta-analytic review. *Health Psychology, 19*(3), 211–222. doi:10.1037//0278-6133.19.3.211.

McGee, M. (2008). Meditation and Psychiatry. *Psychiatry, 5*(1), 28–41.

Miller, B. (1996). *Yoga: Discipline of Freedom: The Yoga Sutra Attributed to Patanjali.* Berkeley: University of California Press.

Mochon, D., Norton, M. I., & Ariely, D. (2008). Getting off the hedonic treadmill, one step at a time: The impact of regular religious practice and exercise on well-being. *Journal of Economic Psychology, 29*(5), 632–642. doi:10.1016/j.joep.2007.10.004.

Myers, D. G. (2008). *Psychologie.* Heidelberg: Springer Medizin Verlag.

Nowak, K. (2009). *Das Christentum: Geschichte, Glaube, Ethik.* München: C. H. Beck.

Pargament, K. I., Tarakeshwar, N., Ellison, C. G., Keith, M., & Wulff, K. M. (2001). Religious Coping Among the Religious: The Relationships Between Religious Coping and Well-Being in a National Sample of Presbyterian Clergy, Elders, and Members. *Journal for the Scientific Study of Religion, 40*(3), 497–513.

Powers, D. V., Cramer, R. J., & Grubka, J. M. (2007). Spirituality, Life Stress, and affective Well-Being. *Journal of Psychology and Theology, 35,* 235–243.

Saatcioglu, F. (2013). Regulation of gene expression by yoga, meditation and related practices: A review of recent studies. *Asian Journal of Psychiatry, 6*(1), 74–77. doi:10.1016/j.ajp.2012.10.002.

Sadhu, M. (2007). *Meditation. An Outline for Practical Study.* London: Aeon Books.

Schutte, N. S., & Malouff, J. M. (2014). A meta-analytic review of the effects of mindfulness meditation on telomerase activity. *Psychoneuroendocrinology, 42,* 45–48. doi:10.1016/j.psyneuen.2013.12.017.

Sedlmeier, P., Eberth, J., Schwarz, M., Zimmermann, D., Haarig, F., Jaeger, S., & Kunze, S. (2012). The Psychological Effects of Meditation: A Meta-Analysis. *Psychological Bulletin, 138*(6), 1139–1171. doi:10.1037/a0028168.

Sharma, M. (2014a). Yoga as an Alternative and Complementary Approach for Arthritis: A Systematic Review. *Journal of Evidence-Based Complementary & Alternative Medicine, 19*(1), 51–58. doi:10.1177/2156587213499918.

Sharma, M. (2014b). Yoga as an Alternative and Complementary Approach for Stress Management: A Systematic Review. *Journal of Evidence-Based Complementary & Alternative Medicine, 19*(1), 59–67. doi:10.1177/2156587213503344.

Sharma, M., & Haider, T. (2013). Yoga as an Alternative and Complementary Treatment for Patients With Low Back Pain: A Systematic Review. *Journal of Evidence-Based Complementary & Alternative Medicine, 18*(1), 23–28. doi:10.1177/2156587212458693.

Thomas, J. W., & Cohen, M. (2014). A methodological review of meditation research. *Frontiers in Psychiatry, 5*(74). doi:10.3389/fpsyt.2014.00074.

Trevino, K. M., & Pargament, K. I. (2008). Auf dem Weg zu einem theoretischen Model von Spiritualität für die klinische Praxis: Eine amerikanische Perspektive. *Journal für Psychologi, 16*(3), 1–27.

Tyler-Hitchcock, S., & Esposito, J. (2004). *Die Weltreligionen. Hinduismus, Buddhismus, Judentum, Christentum und Islam.* Washington D. C.: National Geographic.

Zgierska, A., Rabago, D., Chawla, N., Kushner, K., Koehler, R., & Marlatt, A. (2009). Mindfulness Meditation for Substance Use Disorders: A Systematic Review. *Substance Abuse, 30*(4), 266–294. doi:10.1080/08897070903250019.

8

Die Kehrseite der Medaille – negative Auswirkungen von Spiritualität und Religiosität

Inhalt

© Springer-Verlag Berlin Heidelberg 2015
C. Krause, *Mit dem Glauben Berge versetzen?*, Kritisch hinterfragt, DOI 10.1007/978-3-662-48457-9_8

8.1 Können Spiritualität und Religiosität auch schädlich sein?

Wo viel Licht ist, ist auch viel Schatten? In den vorherigen Kapiteln haben wir von vielen Forschungsergebnissen zu den potenziell positiven Effekten von Spiritualität und Religiosität auf unsere psychische und körperliche Gesundheit erfahren. Spiritualität und Religiosität werden zwar überwiegend als positive Faktoren (Präventivfaktoren Kap. 5 und Ressourcen Kap. 6) für die Gesundheit angesehen, jedoch gibt es auch potenziell schädliche Faktoren (Weber und Pargament 2014).

?

Wie und wann können Spiritualität und Religiosität schaden?

Abhängig vom Einzelfall und dem jeweiligen Kontext können die Wirkungen durchaus unterschiedlich, in einer Bandbreite von positiv bis negativ, ausfallen. Dies können wir uns an einem vereinfachten Beispiel verdeutlichen: Medikamente können bei manchen Menschen sehr effektiv, bei anderen wenig effektiv wirken. Sie können heilend wirken, aber manchmal gleichzeitig Nebenwirkungen haben und unter gewissen Voraussetzungen auch nicht helfen bzw. sogar eher schädlich sein.

So vermögen Spiritualität und Religiosität beispielsweise zwar oftmals Ängsten entgegenzuwirken (Abschn. 6.3), jedoch können gewisse spirituelle Überzeugungen auch Ängste hervorrufen. So kann der Glaube an böse Kräfte oder an drohende Bestrafungen Ängste verstärken oder auch entstehen lassen (Koenig 2010).

Spirituelle Erfahrungen
Ähnliches kann sich auch bei spirituellen Erfahrungen zeigen. Viele Menschen berichten von spirituellen Erfahrungen, die zwar oftmals, jedoch nicht von jedem als positiv empfunden werden (Kohls et al. 2008).

?

Wann sind spirituelle Erfahrungen negativ?

Manche Menschen reagieren auf eine spirituelle Erfahrung zum Beispiel mit Gefühlen von Minderwertigkeit (im Gegensatz zur psychischen Inflation, Abschn. 3.7). Diese Reaktionen können noch subtiler ablaufen, etwa als falsche Demut, wie die Annahme, die eigene spirituelle Erfahrung sei nur eine Täuschung oder nur ein Traum gewesen, da andere Menschen solche nicht in dieser Form erleben würden (Scagnetti-Feurer 2004). Und auch *negative*, also beängstigende oder unangenehme spirituelle Erfahrungen sind möglich, wie angsteinflößende Gefühle von Isolation und Einsamkeit als Konsequenz, dem eigenen spirituellen Pfad zu folgen. Eine regelmäßige spirituelle Praxis kann jedoch anscheinend vor den potenziell gesundheitsschädigenden Effekten solcher negativen spirituellen Erfahrungen schützen. So hilft beispielsweise eine regelmäßige Achtsamkeitspraxis, die aus solchen Erfahrungen resultierenden negativen Stresssymptome zu reduzieren und sogar vor einem Auftreten solcher zu schützen (Kohls et al. 2009).

> Können spirituelle Erfahrungen auch durch eine Erkrankung entstehen?

Einige psychische, allerdings selten auftretende Erkrankungen werden mit bestimmten Erfahrungen wie Halluzinationen oder Wahnideen in Verbindung gebracht. Auch Gedankeneingebungen, also das Gefühl, eine höhere Macht habe gewisse Gedanken hervorgerufen, können dabei vorkommen. Solche Erkrankungen können zu starken Beeinträchtigungen im Alltag führen und vor allem durch persönliches Leid gekennzeichnet sein (Davison et al. 2007).

Als spirituell und metaphysisch wahrgenommene Erfahrungen können völlig unabhängig von psychischen Problemen und Krankheiten, jedoch in seltenen Fällen auch vor dem Hintergrund von Pathologien auftreten (Siddle et al. 2002). So können auf der einen Seite pathologische Phänomene spirituell-religiöse Elemente, auf der anderen Seite spirituell-religiöse Phänomene auch pathologische Elemente umfassen. Eine Berücksichtigung des jeweiligen Kontextes ist daher wichtig (Scagnetti-Feurer 2004). Scagnetti-Feurer (2004) weist zudem darauf hin, dass in unserer Gesellschaft die Gefahr, pathologische Zustände nicht zu erkennen, vergleichsweise geringer ist als diejenige, ungewöhnlich anmutende Phänomene (wie manche spirituellen Erfahrungen) zu pathologisieren, also als krankhaft zu bewerten. So erscheint es wenig erstaunlich, dass das Erleben von außergewöhnlichen Phänomenen wie beispielsweise Reinkarnationsgedanken (Kap. 1) mitunter lieber für sich behalten und teilweise selbst engen Freunden und Familienmitgliedern nicht mitgeteilt wird (Tucker 2008).

> Ist Spiritualität in belastenden Zeiten immer hilfreich?

Auch hierbei kommt es auf den Einzelfall und den Kontext an. Spiritualität stellt in schwierigen und belastenden Lebensphasen für viele Menschen eine sehr wichtige Ressource dar (Kap. 6). Doch auch eine Hinwendung zur Spiritualität als – häufig unbewusste – Ausflucht bzw. Realitätsflucht ist möglich.

So wird zwar eine unter Umständen schmerzhafte und anstrengende Auseinandersetzung mit negativen Ereignissen, Erfahrungen oder Zuständen durch eine alternative Hinwendung zur Spiritualität oder durch spirituelle Praktiken vermieden. Durch diese Form der Vermeidung können jedoch die psychischen Probleme auch verstärkt werden (Cashwell et al. 2010).

Eine Flucht in Spiritualität und spirituelle Praktiken, um der schmerzhaften Realität zu entkommen, kann in manchen Fällen zu einer regelrechten spirituellen Abhängigkeit führen, welche sogar einer Substanzabhängigkeit (Abschn. 6.4) gleichen kann. Darüber hinaus ist es möglich, in diesen besonderen, vielfältigen spirituellen Erfahrungen wie in einer Art Sackgasse festzustecken: Dies geschieht im Sinne einer Tendenz, in diesen besonderen, vielfältigen Erfahrungen bleiben zu wollen (Scagnetti-Feurer 2004).

Gott, warum hast du mich verlassen? – Spirituelle Krisen

> **?**
>
> Gibt es auch so etwas wie spirituelle Krisen?

Menschen können auch spirituelle Krisen oder spirituelles Ringen erleben bzw. durchleben. Dies äußert sich beispielsweise durch die Infragestellung des Glaubens, durch Zweifel am Glauben an Gott und an der Liebe Gottes. Häufig sind diese Krisen mit psychischen Symptomen wie etwa Ängsten verknüpft. Besonders stark zeigt sich dieser Zusammenhang bei Personen, die mit einer schweren Krankheit konfrontiert sind. Aber auch bei Personen, welche nicht erkrankt sind, können spirituelle Krisen auftreten, die mit Symptomen von Ängsten, Phobien, Depressionen, paranoiden Gedanken, Zwängen und Somatisierungen einhergehen können (Mcconnell et al. 2006). Auch Geistliche können in spirituelle Krisen geraten.

Studien

In einer Untersuchung von Büssing et al. (2013) wurde bei deutschen katholischen Priestern eine sogenannte *spirituelle Trockenheit* vorgefunden, eine Art spirituelle Krise, ausgedrückt durch das Fehlen positiver spiritueller Gefühle und spiritueller Ressourcen. Insgesamt wurden über 400 Priester befragt: Spirituelle Trockenheit wurde von 40 % der Teilnehmer gelegentlich, von 13 % ziemlich oft bzw. regelmäßig verspürt und hing darüber hinaus mit psychischen Symptomen zusammen.

Die Abtei Münsterschwarzach hat ein Recollectio-Haus eingerichtet, ein in Deutschland einmaliges Angebot, bei welchem Priester und kirchliche Mitarbeiter in Zeiten spiritueller Krisen von einem Team aus Geistlichen, Psychotherapeuten und Ärzten begleitet werden (Informationen über www. recollectio-haus.de).

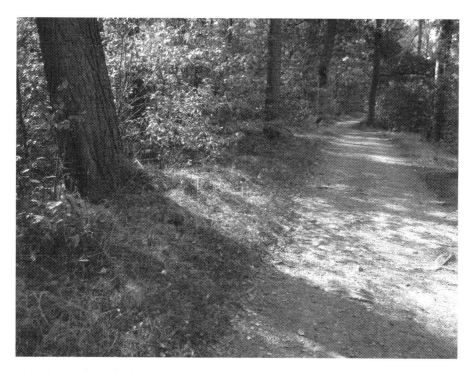

Abb. 8.1 Licht und Schatten begleiten uns auf unserem Weg

Spiritualität ist dementsprechend eine nicht immer einfache und seichte Reise: Krisenhafte, entmutigende und belastende Phasen können genauso dazugehören (Büssing et al. 2013). Viele Untersuchungen zu dieser Thematik wurden jedoch bislang als Querschnittstudie durchgeführt; eine Aussage über Langzeiteffekte ist in solchen Fällen nicht möglich. Vielleicht kann sich im Langzeitverlauf wiederum ein anderes Bild ergeben, zum Beispiel, wenn eine Person ihre spirituelle Krise überwinden kann und im Sinne einer Weiterentwicklung sogar von dieser profitiert (Pargament 2002). So ist es – auch wenn es paradox klingen mag – durchaus möglich, dass durch spirituelle Zweifel schließlich ein tieferer Glaube und aus schweren Krisen ein tiefgreifendes persönliches Wachstum entstehen kann (Tedeschi und Calhoun 2004) (Abschn. 9.5).

Wo Licht ist, ist auch Schatten?

?

Wie weit können die Auswirkungen von bestimmten Überzeugungen gehen?

Schwerwiegende Folgen kann eine Verweigerung medizinischer Behandlungsmaßnahmen aus Glaubensgründen haben. Ein sehr drastisches Bild führen uns hierzu Asser und Swan (1998) vor Augen: Die Autoren identifizierten über 170 Fälle von Kindern, welche im Zeitraum von 1975 bis 1995 verstarben, nachdem ihre Eltern aus religiös motivierten Gründen medizinische Behandlungsmöglichkeiten abgelehnt hatten. Viele der Kinder hätten mit einer geeigneten medizinischen Behandlung gute Überlebenschancen haben können. Es gibt weitere Faktoren wie etwa Schuldgefühle oder stark einnehmende, starre Überzeugungen, die sich potenziell sehr negativ auf das eigene und/oder auf das Wohlbefinden von anderen Menschen auswirken können. Wie weit die Auswirkungen von bestimmten Überzeugungen gehen können, werden wir im weiteren Verlauf dieses Kapitels und vor allem in Abschn. 8.4 erfahren.

So wie es im menschlichen Leben Licht und Schatten gibt, besitzen also auch spirituelle Wege ihre Licht- und Schattenseiten, symbolisch in Abb. 8.1 dargestellt.

8.2 Immer auf dem rechten Weg bleiben? – Schuldgefühle vor dem Hintergrund von Spiritualität und Religiosität

Schuld ist ein Gefühl, welches wir vermutlich alle schon einmal erlebt haben. Wenn ein Kind beim Spielen die Lieblingsvase der Mutter vom Tisch stößt, sich zwei Freunde wegen einer unwichtigen Kleinigkeit furchtbar streiten oder eine Person im Stress den Geburtstag ihres besten Freundes vergisst: Schuldgefühle können vielfältig sein.

> ? Wodurch sind Schuldgefühle gekennzeichnet, und wieso treten diese auf?

> **Schuld** ist ein sehr negatives, unangenehmes Gefühl. Es entsteht, wenn wir denken, dass wir nicht richtig, also wider unsere eigenen Moralvorstellungen oder entgegen eines sozialen Standards gehandelt haben. Emotionstheoretisch betrachtet, gehört Schuld zu den angeborenen Gefühlen; sie enthält Informationen über unser Verhalten und dient dazu, uns auf angemessene Handlungen vorzubereiten und uns zu motivieren (Kugler und Jones 1992).

Schuldgefühle zählen außerdem zu den vergleichsweise häufig auftretenden gedanklichen und gefühlsmäßigen Stressreaktionen; sie sind also eine mögliche Form der Reaktion auf belastende Situationen (Kazula 2007). Schuld kann in sehr unterschiedlicher Form auftreten. Und Schuld kann auch religiöse bzw. spirituelle Wurzeln haben (zum Beispiel Faiver et al. 2000; Kim 2010): so beispielsweise als die Annahme, den eigenen spirituellen Idealen nicht gerecht zu werden bzw. gegen diese gehandelt oder Gottes Gesetze und die Regeln oder Normen der Religion gebrochen zu haben. Bussema und Bussema (2007) fanden in ihrer Studie (Abschn. 6.2) heraus, dass die Überzeugung, vor dem Hintergrund der eigenen Spiritualität und Religiosität selbst nur unzulänglich zu sein, Schuldgefühle bei den Studenteilnehmern verursachte. Dies war beispielsweise der Fall, sofern sie sich selbst als nicht in der Lage dazu sahen zu beten oder sich aufgrund von Suizidgedanken als verdammt betrachteten.

Schuld wird in einigen Religionen sehr konkret thematisiert. So ist beispielsweise das Schuldbekenntnis, gefolgt von einem Vergebungswort durch einen Priester, charakteristisch für katholisch-christliche Traditionen. Im Katholizismus wird der Mensch als Sünder angesehen. Aus diesem Grund bedarf er immer neu einer Vergebung (Tyler-Hitchcock und Esposito 2004). Die Thematik Schuld findet sich auch in religiösen Schriften wie der Bibel wieder. Als sehr bekanntes Beispiel kann das Vaterunser genannt werden: „Und vergib uns unsere Schuld (…)" (Mt. 6, 9–13). Im Islam hingegen wird der Mensch nicht als an sich sündig angesehen; er kann jedoch Sünden begehen und sich somit schuldig machen (Koenig et al. 2012).

Auch Demaria und Kassinove (1988) widmeten sich dieser Thematik und haben in ihrer Studie herausgefunden, dass die Religiosität von katholischen, protestantischen und jüdischen Studenteilnehmern mit Schuldgefühlen verknüpft war. Diese wurden bei den Teilnehmern durch verschiedene Faktoren hervorgerufen: durch eine Verletzung von Normen, mangelnde Selbstbeherrschung und interpersonelles Leid. Ist das Gefühl von Schuld chronisch (also langandauernd), so können Schuldgefühle mit jeweils mehr Symptomen von Depressionen, Somatisierungsstörungen, Zwanghaftigkeit, Unsicherheit im Sozialkontakt, Angst und phobischer Angst, paranoidem Denken, Psychotizismus und Feindseligkeit zusammenhängen (Quiles und Bybee 1997). Schuldgefühle können damit einen nicht zu unterschätzenden Risikofaktor für ein vermindertes Wohlbefinden darstellen. Quälende Schuldgefühle können aber auch ein Zeichen für eine vorliegende Depression sein (Payk 2007). Sollten Gefühle von Schuld zu einer starken Belastung, Leid oder Einschränkungen im alltäglichen Leben führen, kann eine Psychotherapie oder ärztliche Unterstützung angezeigt sein (Davison et al. 2007).

8.3   Liebe(nde)r Gott oder strafender Gott? – Die Ansicht macht den Unterschied

Viele Menschen weltweit glauben an Gott, beispielsweise als höheres Wesen, Beschützergott, Gott der Heilung, Erdgott oder Schöpfergott. Ob sich der Glaube an Gott positiv oder negativ auf das Befinden auswirkt, kann davon abhängen, welche Vorstellungen wir von Gott haben und wie wir Gott subjektiv wahrnehmen, also von unserem individuellen Gottesbild. Ist Gott eher unterstützend und wohlwollend? Hilft er den Menschen und liebt er sie bedingungslos? Ist Gott gütig und vergibt er der Menschheit? Sieht Gott den Menschen sehr kritisch und bestraft ihn sogar für seine Taten? Oder aber ist Gott völlig von der Welt losgelöst und wirkt damit nicht auf das Leben auf der Erde ein? Genau diese stark voneinander abweichenden Ansichten besitzen erstaunliche und vor allem unterschiedliche Auswirkungen auf das psychische Wohlbefinden.

?

Wie unterscheiden sich die subjektiven Wahrnehmungen von Gott? Und welche Konsequenzen entstehen durch verschiedene Gottesbilder?

Studien

In einer Studie von Silton et al. (2014) wurden jeweils die Zusammenhänge von drei verschiedenen Gottesbildern (gütig, strafend oder losgelöst) mit psychischen Symptomen gemessen. Hierzu wurden insgesamt 1426 US-amerikanische Erwachsene befragt. Es zeigte sich, dass ein als *gütig* wahrgenommener Gott mit jeweils weniger Symptomen von sozialer Angst, Verfolgungswahn und Zwangssymptomen einherging. Ein als *strafend* wahrgenommener Gott hingegen hing mit jeweils vermehrten psychischen Symptomen zusammen. Ein von der Welt und den Menschen als *unabhängig* bzw. *losgelöst* empfundener Gott stand nicht im Zusammenhang mit den beschriebenen Symptomen.

Bradshaw et al. (2008) fanden in ihrer Untersuchung heraus, dass die Vorstellung eines gütigen Gottes, gekennzeichnet durch die Attribute liebend, kümmernd oder vergebend, mit jeweils weniger Symptomen von Depressionen, Ängsten, Unsicherheit im Sozialkontakt, phobischen Ängsten, Zwanghaftigkeit, Somatisierungsstörungen, paranoiden Gedanken und Feindseligkeit einherging. Ein als unnahbar empfundener Gott dagegen hing mit all diesen Symptomen (ausgenommen Somatisierung) positiv zusammen, also mit deutlich mehr psychischen Symptomen. Auch bei dieser Studie wurde eine große Stichprobe von insgesamt 1629 US-amerikanischen Erwachsenen befragt.

Wie wir sehen, können sich viele Zusammenhänge zwischen dem individuellen Gottesbild und dem Auftreten von psychischen Symptomen ergeben. Interessanterweise kann das Gottesbild auch mit unserem Vermögen, anderen zu vertrauen, zusammenhängen.

Studien

In einer Studie von Mencken et al. (2009) wurden 1721 US-amerikanische Erwachsene hinsichtlich ihres subjektiven Gottesbildes befragt. Ein liebender, vergebender Gott wurde anhand verschiedener Adjektive gemessen: Die Versuchsteilnehmer sollten auf einer fünfstufigen Skala (von *überhaupt nicht* bis *sehr gut*) angeben, wie sehr die Adjektive vergebend, freundlich, gütig und liebend ihrer Meinung nach auf Gott zutreffen würden. Das Ausmaß des subjektiv wahrgenommenen Zorns und Urteils Gottes wurde hingegen mit Adjektiven wie kritisch, strafend, zornig und streng gemessen. Außerdem wurden die Versuchsteilnehmer gefragt, ob sie zustimmen würden, dass Gott durch die Sünden der Menschen und durch ihre jeweiligen selbst begangenen Sünden verärgert sei. Schließlich wurde noch das empfundene Vertrauen der Teilnehmer untersucht: Wie stark vertrauten diese Personen ihren Nachbarn, ihren Arbeitskollegen, Atheisten oder den Menschen im Allgemeinen?

Es zeigte sich, dass diejenigen Teilnehmer, welche hochreligiös waren (ca. 780) und an einen liebenden Gott glaubten, ihren Nachbarn, Arbeitskollegen und Atheisten vergleichsweise mehr vertrauten. Hochreligiöse Teilnehmer, die hingegen an einen zornigen Gott glaubten, vertrauten ihren Nachbarn, Kollegen und Atheisten dagegen vergleichsweise weniger.

?

Hat ein negatives Gottesbild nur nachteilige Auswirkungen?

Folgen wir einer evolutionären Perspektive, so erhöhen erfolgreiche Verhaltensstrategien, die sich also vorteilhaft auf unsere Nachkommen oder soziale Gruppe auswirken, die Chancen, die eigenen Erbanlagen an eine neue Generation weiterreichen zu können (Pinel 2001). So lässt sich die Frage stellen, ob sich evolutionspsychologisch betrachtet vielleicht sogar gewisse soziale Vorteile durch ein negatives Gottesbild ergeben können.

Ein interessantes Phänomen zeigte sich in einer Untersuchung von Shariff und Norenzayan (2011):

Studien

Shariff und Norenzayan (2011) befragten in Kanada ca. 70 Studierende. Auch in dieser Studie wurde das individuelle Gottesbild der Teilnehmer erhoben. Die Versuchsteilnehmer sollten hierzu auf einer siebenstufigen Skala angeben, wie sehr die im Versuch genannten positiven und negativen Qualitäten ihrer Meinung nach auf Gott zutreffen. Zu den positiven Qualitäten gehörten vergebend, liebend, gütig oder barmherzig. Zu den negativen Qualitäten zählten beispielsweise furchterregend, streng, zornig oder strafend.

Die Probanden befanden sich allein in einem Testungsraum und sollten am Computer Mathematikaufgaben lösen. Da laut dem Versuchsleiter angeblich ein kleiner Fehler im Programm vorlag, sollten die Teilnehmer unmittelbar nach dem Erscheinen der Aufgabe die Leertaste drücken, da ansonsten durch diesen Fehler automatisch die korrekte Lösung der Aufgabe angezeigt würde. Durch das Drücken der Leertaste würde sich hingegen ein kleiner Kasten öffnen, in welchem die Probanden die Aufgabe lösen könnten, ohne dass die Lösung schon vorher zu sehen war. Drückten die Teilnehmer also nicht die Leertaste, so galt dieser Durchlauf als *Schummeln*, da somit die korrekte Lösung bereits durch das Programm angezeigt wurde. Mit diesem Experiment wurde gemessen, wie oft die Teilnehmer bei der Bearbeitung der Mathematikaufgaben die Taste nicht drückten und somit schummelten.

Zwischen dem Verhalten und Gottesbild zeigten sich dabei erstaunliche Zusammenhänge: Zunächst ergab sich zwischen Atheisten und gläubigen Teilnehmern kein Unterschied innerhalb der Häufigkeit des Schummelns – beide Gruppen schummelten also gleich häufig. Interessanterweise konnte aber das jeweilige Gottesbild (positiv/liebend und negativ/strafend) die Häufigkeit des Schummelns vorhersagen: Je stärker die Teilnehmer an einen strafenden Gott glaubten, desto seltener schummelten sie bei der Aufgabe. Bei dieser Auswertung wurden die Effekte von Ethnie, Geschlecht und religiöser Hingabe statistisch kontrolliert.

In einer Folgestudie trennten Shariff und Norenzayan (2011) die Erhebungen von dem Gottesbild und der Mathematikaufgabe noch einmal zeitlich voneinander, um mögliche Wechselwirkungen zwischen den beiden Aufgaben ausschließen zu können. Auch hierbei zeigten sich die gleichen Ergebnisse: Je stärker die Teilnehmer an einen strafenden Gott glaubten, desto weniger schummelten sie. Der allgemeine Glaube an Gott hatte keinen Einfluss auf die Effekte.

Und es zeigte sich ein weiteres interessantes Ergebnis: Auch das positive Gottesbild, also ein als liebend empfundener Gott, ging mit der Häufigkeit des Schummelns einher: Je positiver das subjektive Gottesbild ausgeprägt war, desto häufiger schummelten die Probanden bei der Aufgabe.

Für die Häufigkeit des Schummelns war also nicht maßgeblich, ob und wie stark die Teilnehmer an Gott glaubten, sondern vielmehr, *wie* sie an Gott glaubten – genauer gesagt, an einen strafenden oder an einen liebenden Gott. Diese Aussage ist natürlich sehr provokativ, und um dieses Ergebnis mit Gewissheit bestätigen zu können, sollte dieses Phänomen in weiteren Studien untersucht werden. Den Ergebnissen zufolge könnte also auch ein negatives Gottesbild evolutionspsychologisch betrachtet gewisse Vorteile (beispielsweise für die eigene soziale Gruppe) mit sich bringen.

Wie wir sehen, kann die Art und Weise, wie Gott subjektiv betrachtet und wahrgenommen wird, vielfältige Zusammenhänge mit der psychischen Gesundheit und dem Verhalten aufweisen. So hängt ein negatives Gottesbild auf der einen Seite tendenziell mit mehr psychischen Symptomen zusammen, kann jedoch auf der anderen Seite evolutionspsychologisch betrachtet einige Vorteile mit sich bringen. Ein positives Gottesbild hängt zwar tendenziell mit weniger psychischen Symptomen zusammen, kann dafür jedoch mit einer Neigung zu eher negativem Verhalten im Zusammenhang stehen. Weitere Studien zu diesem Bereich wären also überaus wünschenswert, da vermutlich noch viele andere, bisher unbekannte und wichtige Zusammenhänge mit dem individuellen Gottesbild zu erforschen sind.

8.4 Zu viel des Guten? – Wahnhafte Ideen und extreme Einstellungen

Fester Glaube – starrer Glaube. In Kap. 5, 6 und 7 haben wir die vielen möglichen positiven Auswirkungen von Spiritualität auf die Gesundheit kennengelernt. Folgen wir Hagenmaier (2010), so werden Religion und Religiosität aus pastoralpsychologischer und theologischer Perspektive als heilsam angesehen. Aber können diese durch übermäßigen Eifer vielleicht auch in einen schädigenden Bereich übergehen? Was ist mit überwertigen Ideen, extremen Einstellungen, Fanatismus und Fundamentalismus?

Überwertige Ideen, Zwang und Wahn

Wo beginnt die Grenze zwischen einerseits hohem Eifer und einer großen Engagiertheit und andererseits übermäßigem Eifer, wahnhaften Überzeugungen oder gar fanatischen Einstellungen und Verhaltensweisen?

Hierbei klare Grenzen zu ziehen, erscheint schwierig. Aus klinischer Perspektive wird von inhaltlichen Denkstörungen gesprochen, wenn zwanghafte Gedanken, überwertige Ideen oder wahnhafte Vorstellungen vorliegen – also ein sehr verzerrtes Denken. *Zwang* ist eine Form des Bestimmtwerdens bzw. Beherrschtwerdens von Gedanken, Impulsen oder Handlungen, welche als lästig oder quälend wahrgenommen wird. Eine Unterlassung ist nicht möglich oder führt zu Angst.

Überwertige Ideen können so mächtig werden, dass sie das Leben stark dominieren und eine Person vollkommen einnehmen. Wenn Überzeugungen sehr starr werden, werden gegensätzliche Ansichten häufig nicht mehr beachtet oder nicht gewürdigt; Intoleranz und Unbelehrbarkeit sowie Empfindlichkeit können begleitende Erscheinungen sein. Das alltägliche Leben rückt in den Hintergrund – maßgeblich ist ein missionarischer Eifer.

Beim *Wahn* handelt es sich aus klinischer Sicht um krankhafte, realitätsferne Gedanken mit einer nicht rationalen Gewissheit und einer daraus entstehenden Unbelehrbarkeit. Hierbei wird angenommen, dass die eigenen Überzeugungen absolut richtig sind. Es fehlt eine Realitätskontrolle. Begleitend können weitere psychische Symptome wie Depressivität, Misstrauen oder Angst auftreten. *Religiöser Wahn* kann sich in unkorrigierbaren Überzeugungen äußern. So wird beispielsweise angenommen, berufen zu sein oder über eine spirituell-religiöse Erkenntnis zu verfügen, die sehr besonders ist (Payk 2007). In Abschn. 3.7 haben wir bereits das Phänomen der *psychischen Inflation* kennengelernt.

Fundamentalismus und Fanatismus

Häufig werden lebensbestimmende Leitgedanken, auch Ideologien genannt, von fanatisch oder fundamentalistisch eingestellten, religiös bzw. politisch motivierten Personen vertreten (Payk 2007).

> **?**
>
> Was sind Fundamentalismus und Fanatismus? Welche Folgen können hieraus entstehen?

Fundamentalistische Bewegungen beschäftigen sich laut Almond et al. (2003) mit dem Verlust von Religiosität und der immer unbedeutenderen Rolle der Religion innerhalb der Gesellschaft. Religiöse Inhalte werden von der Bewegung angeblich geschützt und verteidigt. Häufig werden bestimmte religiöse Glaubensinhalte selektiv für die eigenen Zwecke genutzt. Die der fundamentalistischen Bewegung gegenüberstehende äußere Welt wird oftmals als verunreinigt, sündig und dem Untergang geweiht wahrgenommen, die Anhänger werden dagegen als rein bezeichnet. Häufig gibt es einen bestimmten Erlöser oder Erretter und den Anhängern wird oftmals ein Ende des Wartens und Leidens, also eine Erlösung versprochen. Nach Pargament (2002) bleiben in kritischen Darstellungen von Fundamentalismus oftmals die Vorteile für die einzelnen Anhänger unberücksichtigt. Diese können sehr stark sein, wie zum Beispiel einen Orientierungsrahmen für das eigene Leben gestellt zu bekommen (also klare Regeln und Vorgaben über Richtig und Falsch), ein enger Kontakt mit Gleichgesinnten und auch der Glaube, dass Gott die Anhänger unterstützt. Diese Vorteile zu berücksichtigen, ist Pargament (2002) zufolge jedoch nötig, um ein komplexes Bild des Fundamentalismus zeichnen zu können.

Demgegenüber gehört zum *Fanatismus* nach Ansicht von Conzen (2007) eine Vereinnahmung durch sehr starre Überzeugungen, die überaus leidenschaftlich verfolgt und auf die eigene Identität übertragen werden. Intoleranz und mangelnde Kompromissbereitschaft können die Folge sein. Personen, die anders denken und nicht an die eigenen Überzeugungen glauben, werden häufig als Gegner angesehen. Fanatismus, noch mehr als Fundamentalismus, kann so weit gehen, dass der vermeintliche Gegner diffamiert, verfolgt oder gar vernichtet werden soll. Ob religiös oder politisch geleitet, kann Fanatismus somit zu drastischen Folgen wie Terrorismus, Krieg, Intoleranz und Hass führen. Aufseiten der Außenstehenden können dadurch starke Angst und Empörung entstehen. Die fanatischen Handlungen Einzelner können darüber hinaus leider auch zu sehr schockierenden und dramatischen Ereignissen führen (Pargament 2002). Durch Intoleranz und Fanatismus kann der gesamte bisherige soziale Orientierungsrahmen verschoben werden. Auch die vorherigen ethischen Werte können sich stark verändern. Der Glaube an eine besondere oder weitreichendere Erkenntnis begleitet diese Erscheinungen (Payk 2007).

Psychologische Beeinflussungen

Was ist mit gezielten Beeinflussungen? Welche Strukturen können dahinter stehen?

Vor allem Systeme und Systemstrukturen, die Macht und Sinn für sich beanspruchen, können einen Einfluss auf unsere konstruierte Wirklichkeit nehmen (Hagenmaier 2010). Von außen können etwa durch Suggestion, Einschüchterungen, Schulderzeugungen oder Druck *psychologische Beeinflussungen* vorgenommen werden. Häufig entstehen dadurch zunächst Selbstkritik und Verunsicherung, im weiteren Verlauf können dann verzerrte Gedanken und Ideen entstehen, welche wiederum zu einer starken emotionalen Eingenommenheit, dem Gefühl einer neuen Erkenntnis und im Extremfall sogar zu fanatischen Handlungen und Einstellungen führen können (Payk 2007).

Ein Beispiel für Manipulationen ausübende Systeme können Sekten sein. Diese unterscheiden sich von Kirchen dadurch, dass sie oftmals der Welt nicht zugewandt sind, das heißt, sie stellen sich häufig gegen die gesellschaftliche Ordnung, anstatt sie zu stabilisieren. Sekten beanspruchen oft eine Art Monopol für sich und häufig gibt es eine Art religiösen Führer, der für die Anhänger eine charismatische Leitfigur darstellt. Die Regeln innerhalb von Sekten sind oftmals sehr streng. Andere Religionsgruppen werden eher abgelehnt und entsprechen nicht dem eigenen Verständnis von Wahrheit – Sekten werden daher von der Gesellschaft zumeist als abweichend wahrgenommen (Pickel

2011). Auch manche esoterische Zirkel und Gruppen können einen gehirn-wäscheartigen Einfluss auf Menschen ausüben. Dies geschieht beispielsweise durch ideologische Formeln wie spezifische Formen der Bewusstseinserweiterung und Selbstverwirklichung. Solche Systeme bzw. Systemstrukturen können zur Abwendung von der Außenwelt und schließlich zur völligen Veränderung der Einstellungen, des Erlebens und des Verhaltens ihrer Anhänger führen (Payk 2007).

Wege zu Frieden, Toleranz und Dialog

Wie können hingegen ein unvoreingenommenes, offenes Zugehen auf andere, Toleranz und ein friedliches Miteinander gefördert werden?

In vielen spirituellen und religiösen Traditionen stellt ein friedliches Miteinander ein wichtiges Thema dar. Der XIV. Dalai Lama, eine der bedeutendsten Persönlichkeiten des Buddhismus und Friedensnobelpreisträger, benennt Werte wie Toleranz, Weisheit, Moral, Selbstlosigkeit und Redlichkeit als Basis für ein friedliches Miteinander. Jeder Einzelne sollte ihm zufolge seine universale Verantwortung seinen Mitmenschen gegenüber wahrnehmen. Als Grundpfeiler für den Weltfrieden sieht er die heilende Hinwendung zu allen Wesen durch aufrichtiges Mitgefühl an. Demnach sollten wir unsere allumfassende Verbundenheit erkennen und die Tatsache, dass alle Menschen als Wesen gleich sind. Glück erreichen wir nicht nur allein durch inneren Frieden, sondern in Kombination mit äußerem Frieden (in der Welt) und ökonomischer Entwicklung. Materielle und ideologische Ziele dürfen dementsprechend nicht über die Mitmenschlichkeit gestellt werden. Nach dem Dalai Lama streben alle Lebewesen nach Frieden. Zwar wird ihm zufolge eine spirituelle Betrachtungsweise nicht alle politischen Konflikte und Probleme lösen, diese jedoch *überwinden* können (Dalai Lama 1988).

Folgen wir dem Theologen Hans Küng (1990), so hängt der Frieden in der Welt vor allem auch von dem Frieden unter den verschiedenen Religionen ab. Religionen und Kirchen sollten daher ihre Friedensapelle *sowohl nach außen als auch nach innen* richten. Ein Dialog zwischen den Religionen erscheint überaus wichtig, um den anderen, aber auch um sich selbst besser verstehen zu können.

Auch die Psychologie, insbesondere die Friedenspsychologie, beschäftigt sich mit der Frage, wie ein friedliches Miteinander bewahrt werden kann und wie Eskalationen und Kriege verhindert werden können. Hierzu werden unter anderem die Ursachen von falschen Überzeugungen, Fehlern in der Wahrnehmung und Ursachenzuschreibung untersucht (Zimbardo 1995). Der Psychologe David G. Myers (2008) schlussfolgert, dass wir Fortschritte zu einem friedlichen Miteinander machen können, indem wir in Beziehung zueinander treten und durch Kommunikation, Verständnis und Zusammenarbeit Brücken bauen, welche die Kluften zwischen den verschiedenen kulturellen Traditionen überwinden können.

Fazit

Spiritualität wirkt sich aktuellen Forschungsergebnissen zufolge zwar überwiegend positiv auf die Gesundheit aus, jedoch können auch spirituelle Krisen durchlebt und Schuldgefühle hervorgerufen werden, welche beispielsweise durch das Gefühl entstehen, sich Gott gegenüber schuldig gemacht zu haben. Spiritualität kann manchmal auch zu einer regelrechten Realitätsflucht oder gar Abhängigkeit führen. Zudem werden spirituelle Erfahrungen nicht von jedem als positiv wahrgenommen. Auch negative, angsteinflößende spirituelle Erfahrungen sind möglich. Menschen haben sehr unterschiedliche Vorstellungen von Gott. Ein negatives Gottesbild, wie ein als zornig empfundener Gott, kann sich dabei sehr ungünstig auf das Wohlbefinden auswirken. Viele Überzeugungen haben einen zentralen Einfluss auf unser Leben. Problematisch wird es, sofern gewisse, sehr starre, verzerrte Überzeugungen das Leben dominieren oder einen Menschen stark einnehmen und im Extremfall neben Intoleranz gegenüber anderen zu weiteren negativen Konsequenzen führen. Durch ein Bemühen um Werte wie Mitgefühl, Moral, Selbstlosigkeit und vor allem durch eine universale humanitäre Sicht und Respekt kann dem entgegengewirkt und ein Weg hin zur Akzeptanz beschritten werden. Offenheit, eine respektvolle und vorurteilsfreie Haltung, Toleranz und Dialog erscheinen vor allem vor dem Hintergrund des zunehmenden Aufeinandertreffens verschiedenster Kulturen und Religionen immer wichtiger.

Literatur

Almond, G. A., Appleby, R. S., & Sivan, E. (2003). *Strong Religion: The Rise of Fundamentalisms Around the World*. Chicago: University of Chicago Press.

Asser, S. M., & Swan, R. (1998). Child Fatalities From Religion-motivated Medical Neglect. *Pediatrics*, *101*(4), 625–629.

Bradshaw, M., Ellison, C. G., & Flannelly, K. J. (2008). Prayer, God Imagery, and Symptoms of Psychopathology. *Journal for the Scientific Study of Religion*, *47*(4), 644–659. doi:10.1111/j.1468-5906.2008.00432.x.

Bussema, E. F., & Bussema, K. E. (2007). Gilead Revisited: Faith and Recovery. *Psychiatric Rehabilitation Journal*, *30*(4), 301–305. doi:10.2975/30.4.2007.301.305.

Büssing, A., Günther, A., Baumann, K., Frick, E., & Jacobs, C. (2013). Spiritual Dryness as a Measure of a Specific Spiritual Crisis in Catholic Priests: Associations with Symptoms of Burnout and Distress. *Evidence-Based Complementary and Alternative Medicine*. doi:10.1155/2013/246797.

Cashwell, C. S., Glosoff, H. L., & Hammond, C. (2010). Spiritual Bypass: A Preliminary Investigation. *Counseling and Values*, *54*, 162–174.

Conzen, P. (2007). Fanatismus. Psychoanalyse eines unheimlichen Phänomens. *Forum der Psychoanalyse*, *23*, 99–119. doi:10.1007/s00451-007-0310-4.

Dalai Lama (1988). Universale Verantwortung für den Weltfrieden. In J. Haase, & M. von Brück (Hrsg.), *Denn wir sind Menschen voller Hoffnung: Gespräche mit dem XIV. Dalai Lama*. München: Chr. Kaiser Verlag.

Davison, G. C., Neale, J. M., & Hautzinger, M. (2007). *Klinische Psychologie*. Weinheim: Beltz Verlag.

Demaria, T., & Kassinove, H. (1988). Predicting guilt from irrational beliefs, religious affiliation and religiosity. *Journal of Rational-Emotive and Cognitive-Behavior Therapy*, *6*(4), 259–272.

Faiver, C. M., O'Brien, E. M., & Ingersoll, R. E. (2000). Religion, Guilt, and Mental Health. *Journal of Counseling & Development*, *78*(2), 155–161. doi:10.1002/j.1556-6676.2000.tb02573.x.

Hagenmaier, M. (2010). Wahn, Religion, Fundamentalismus. *Wege zum Menschen*, *62*, 46–60.

Kazula, G. (2007). *Gelassen und sicher im Stress*. Heidelberg: Springer Medizin Verlag.

Kim, Y.-T. (2010). An Understanding of Shame and Guilt: Psycho-Socio-Spiritual Meaning. *Torch Trinity Journal*, *13*(2), 218–232.

Koenig, H. G. (2010). Spirituality and Mental Health. *International Journal of Applied Psychoanalytic Studies*, *7*(2), 116–122. doi:10.1002/aps.

Koenig, H. G., Zaben, F. A., & Khalifa, D. A. (2012). Religion, spirituality and mental health in the West and the Middle East. *Asian Journal of Psychiatry*, *5*(2), 180–182. doi:10.1016/j.ajp.2012.04.004.

Kohls, N., Hack, A., & Walach, H. (2008). Measuring the Unmeasurable by Ticking Boxes and Opening Pandora's Box? Mixed Methods Research as a Useful Tool for Investigating Exceptional and Spiritual Experiences. *Archive for the Psychology of Religion*, *30*, 155–187. doi:10.1163/157361208X317123.

Kohls, N., Walach, H., & Lewith, G. (2009). The Impact of Positive and Negative Spiritual Experiences on Distress and the Moderating Role of Mindfulness. *Archive for the Psychology of Religion*, *31*, 357–374. doi:10.1163/008467209X12524724282032.

Kugler, K., & Jones, W. H. (1992). On Conceptualizing and Assessing Guilt. *Journal of Personality and Social Psychology*, *62*(2), 318–328.

Küng, H. (1990). Kein Weltfrieden ohne Religionsfrieden!. In H. Küng (Hrsg.), *Christentum und Weltreligionen*. Frankfurt am Main, Wien: Büchergilde Gutenberg.

Mcconnell, K. M., Pargament, K. I., Ellison, C. G., & Flannelly, K. J. (2006). Examining the Links Between Spiritual Struggles and Symptoms of Psychopathology in a National Sample. *Journal of Clinical Psychology*, *62*(12), 1469–1484. doi:10.1002/jclp.

Mencken, F. C., Bader, C., & Embry, E. (2009). In God We Trust: Images of God and Trust in the United States among the Highly Religious. *Social Perspectives*, *52*(1), 23–38. doi:10.1525/sop.2009.52.1.23.SOP5201.

Myers, D. G. (2008). *Psychologie*. Heidelberg: Springer Medizin Verlag.

Pargament, K. I. (2002). The Bitter and the Sweet: An Evaluation of the Costs and Benefits of Religiousness. *Psychological Inquiry: An International Journal for the Advancement of Psychological Theory*, *13*(3), 168–181. doi:10.1207/S15327965PLI1303_02.

Payk, T. R. (2007). *Psychopathologie. Vom Symptom zur Diagnose*. Heidelberg: Springer Medizin Verlag.

Pickel, G. (2011). *Religionssoziologie*. Wiesbaden: VS Verlag.

Pinel, J. P. J. (2001). *Biopsychologie*. Heidelberg: Spektrum Akademischer Verlag.

Quiles, Z. N., & Bybee, J. (1997). Chronic and Predispositional Guilt: Relations to Mental Health, Prosocial Behavior, and Religiosity. *Journal of Personality Assessment*, *69*(1), 104–126.

Scagnetti-Feurer, T. (2004). *Religiöse Visionen*. Würzburg: Königshausen & Neumann.

Shariff, A. F., & Norenzayan, A. (2011). Mean Gods Make Good People: Different Views of God Predict Cheating Behavior. *International Journal for the Psychology of Religio*, *21*(2), 85–96. doi:10.1080/10508619.2011.556990.

Siddle, R., Haddock, G., & Faragher, E. B. (2002). Religious delusions in patients admitted to hospital with schizophrenia. *Social Psychiatry and Psychiatric Epidemiology*, *37*, 130–138.

Silton, N. R., Flannelly, K. J., Galek, K., & Ellison, C. G. (2014). Beliefs About God and Mental Health Among American Adults. *Journal of Religion and Health*, *53*(5), 1285–1296. doi:10.1007/s10943-013-9712-3.

Tedeschi, R. G., & Calhoun, L. G. (2004). Posttraumatic Growth: Conceptual Foundations and Empirical Evidence. *Psychological Inquiry*, *15*(1), 1–18.

Tucker, J. B. (2008). Children's Reports of Past-Life Memories: A Review. *Explore*, *4*(4), 244–247. doi:10.1016/j.explore.2008.04.001.

Tyler-Hitchcock, S., & Esposito, J. (2004). *Die Weltreligionen. Hinduismus, Buddhismus, Judentum, Christentum und Islam*. Washington D. C.: National Geographic.

Weber, S. R., & Pargament, K. I. (2014). The role of religion and spirituality in mental health. *Current Opinion Psychiatry*, *27*, 358–363. doi:10.1097/YCO.0000000000000080.

Zimbardo, P. G. (1995). *Psychologie*. Berlin, Heidelberg: Springer Verlag.

9

Mit kleinen Steinen anfangen, Berge zu versetzen? – Potenziale und mögliche Wege

Inhalt

© Springer-Verlag Berlin Heidelberg 2015
C. Krause, *Mit dem Glauben Berge versetzen?*, Kritisch hinterfragt, DOI 10.1007/978-3-662-48457-9_9

9.1   Spiritualität im Spannungsfeld zwischen Lebenssinn und Lifestyleprodukt

Sehnsucht Spiritualität: Was ist der Sinn des Lebens? Was wird nach dem Tod geschehen? Wo liegen die Wege zur tiefen, inneren Zufriedenheit? Existenzielle Fragen, die uns Menschen in allen Lebensabschnitten beschäftigen können.

> ?
>
> Tiefe Sehnsucht oder erwerbbares Lifestyleprodukt? Und was hat Spiritualität mit Wellness zu tun?

Der Mensch kann allgemein betrachtet als ein spirituell begabtes Wesen angesehen werden, welches nach dem Geistigen sucht (Götzelmann 2008). Spiritualität stellt ein subjektives, individuelles Bedürfnis bzw. Bestreben dar, ein Suchen nach Sinn, eine sehr persönliche innere Haltung und Praxis bzw. eine subjektive Erfahrung von Transzendenz und Verbundenheit mit dem Heiligen (Kap. 1 und 3). Spiritualität ist von ihrer Konstitution her zweckfrei. So entzieht sie sich mitunter sowohl ihrer Verfügbarkeit als auch einer gezielten Beeinflussung oder Planbarkeit. Spiritualität ist dementsprechend auch nicht mit *Wellness* gleichzusetzen (Götzelmann 2008).

Immer mehr Menschen verspüren ein tiefes Bedürfnis nach Sinn und begeben sich auf die Suche. Die große spirituelle Suchbewegung wird häufig negativ betrachtet, nach Frick (2011) sollte diese, auch außerhalb von Kirchen stattfindende Strömung jedoch nicht abgewertet, sondern vielmehr als Zeichen unserer Zeit angesehen werden.

Auch der Markt reagiert auf diese Suchbewegung. Auf die vielfältigen und zum Teil kommerziellen, unter Umständen dubios anmutenden Angebote in Internet und Co., welche „spirituell" wirken, heilen, unterstützen, lehren, begleiten, anleiten oder fördern sollen, wird in diesem Buch jedoch nicht näher eingegangen. Solche Angebote sollen zwar in diesem Sinne nicht pauschal als Scharlatanerie abgetan werden: Seien Sie jedoch wachsam und hinterfragen Sie diese auch immer ein Stück weit, insbesondere, wenn hierfür hohe Geldsummen von Ihnen verlangt werden, Sie das Gefühl haben sollten, dass sie Ihnen (langfristig) nicht guttun oder nicht Ihren ursprünglichen Bedürfnissen entsprechen. An dieser Stelle sei vielmehr noch einmal auf das Stichwort spiritueller Materialismus bzw. Verzerrung von Spiritualität hingewiesen (Abschn. 3.7), um ein kritisches Hinterfragen solcher Angebote, aber auch der eigenen Motive und Bedürfnisse anzuregen. So können – mitunter sehr subtil – auch auf den persönlichen spirituellen Weg übertragene Sehnsüchte und Bedürfnisse dahinter stehen (Scagnetti-Feurer 2004).

Eine Art *Anleitung* zur Spiritualität bzw. zu spezifischen spirituellen Pfaden ist nicht Sinn dieses Buches. Vielmehr stehen unsere menschlichen Potenziale bzw. Kräfte und einige mögliche, potenziell sehr gesundheitsförderliche Wege, diese zu stärken, im Fokus dieses Kapitels. Die in diesem Kapitel genannten Dimensionen wie Hoffnung, Vergebung und Dankbarkeit sind zwar mit Spiritualität verknüpft, existieren aber auch unabhängig von ihr und sind vielmehr als allgemeine, menschliche Potenziale anzusehen. Bevor wir nun in diese Themen eintauchen werden, an dieser Stelle ein Hinweis für alle passionierten Pessimisten unter Ihnen: Vorsicht, das Kapitel kann Spuren von Hoffnung und Optimismus enthalten!

9.2   Kann ich überhaupt etwas verändern? – Das Anlage-Umwelt-Problem

In diesem Kapitel beschäftigen wir uns vertieft mit den Stärken und Potenzialen, die in allen von uns schlummern, die Sie kennen und mitunter sehr regelmäßig in Ihrem Leben antreffen. Einige Aspekte mögen Ihnen daher bekannt vorkommen, andere werden Sie vielleicht überraschen. Die dargestellten Inhalte ersetzen keine Therapie, mögen Sie aber vielleicht dazu anregen, Ihre eigenen Gedanken und Verhaltensmuster achtsamer wahrzunehmen und kritisch zu hinterfragen. Falls Sie sich mit diesen Themen nicht identifizieren können, so ist das auch gut, denn wir alle sind verschieden, und daher gibt es hierbei auch kein Richtig oder Falsch – es gibt für jeden von uns (s)einen individuellen Weg. Prüfen Sie selbst, was Ihnen guttut und Ihnen weiterhelfen kann, welche Bedürfnisse Sie haben und welche Wege Sie einschlagen möchten – nur Sie selbst entscheiden, welche Steine Sie wegtragen und welche Berge Sie damit vielleicht versetzen wollen und auch, welche davon Sie auch einfach so belassen möchten, wie sie sind.

Doch wo liegen überhaupt die Grenzen des Machbaren? In diesem Abschnitt wollen wir zunächst einige grundlegende Fragen klären: Was können wir überhaupt verändern? Welchen Einfluss nehmen Gene und Umwelt auf uns? Wir beschäftigen uns häufig mit der Frage, wie wir unser Leben besser und gesünder gestalten können. Fitness- und Lifestylekurse wie auch Bücher zu diesen Themen sind so gefragt wie nie. – Doch inwieweit können wir überhaupt etwas (dauerhaft) an uns verändern? Kann uns beispielsweise ein Kochkurs für asiatische Speisen tatsächlich die Kunst der asiatischen Küche etwas näherbringen? Reines Faktenwissen und Fertigkeiten können wir durch Übung und Wiederholung meist recht gut erlernen. Denken Sie zum Beispiel ans Auto- oder Fahrradfahren. Aber wie steht es um erlernte Verhaltensweisen?

So mag ein mit alten Socken dekorierter Singlehaushalt jahrelang niemanden gestört haben – zieht jedoch der Partner mit ein, kann es ungemütlich werden: Durch kräftezehrendes Gegensteuern muss diese – bei manchen geradezu instinkthaft anmutende – Reaktion dann wieder verändert werden. Und wie steht es um Einstellungen oder gar Persönlichkeitseigenschaften?

Wie stabil ist die Persönlichkeit?

Bei unserer Persönlichkeit kommt es auf die Stabilität des jeweiligen Persönlichkeitsbereichs an (Kap. 4). So gilt der IQ als am stabilsten, Temperamentseigenschaften als mittelfristig stabil und als am wenigsten stabil etwa unser allgemeines Selbstwertgefühl und Wohlbefinden. Neben der Stabilität der Umwelt sind auch altersbedingte durchschnittliche Entwicklungsveränderungen wichtig: So nehmen Gewissenhaftigkeit und Verträglichkeit beispielsweise mit dem Alter zu und Neurotizismus eher ab. Von der Kindheit bis ins Erwachsenenalter nimmt die Stabilität von Persönlichkeitseigenschaften tendenziell zu. Ab einem Alter von etwa 50 Jahren gilt die Persönlichkeit zwar als relativ festgelegt, jedoch nicht als völlig unflexibel (Asendorpf 2007).

Werden wir bereits genetisch mit unseren Eigenschaften ausgestattet? Sind unsere Ideen und Verhaltensweisen angeboren, oder erlernen wir diese während unserer Entwicklung?

Die Diskussion, die zu den Einflüssen von Anlage und Umwelt geführt wird, nennt sich die *Anlage-Umwelt-Debatte*. Im Zentrum steht die Frage, ob wir bereits bei unserer Geburt, bestimmt durch unsere Erbanlagen, mit einer gewissen Ausstattung an Eigenschaften und Merkmalen sowie Verhaltensweisen zur Welt kommen oder ob unsere Umwelt diese bestimmt. Schon die alten Griechen diskutierten diese Fragen. Und auch heute noch können sich hitzige Diskussionen darüber entfachen, was und zu welchen Anteilen uns tatsächlich zu dem Menschen macht, der wir sind (Myers 2008). Beeinflusst unsere Umgebung wie etwa Familie, Freunde, Wohnsituation oder Schule unsere Intelligenz und Persönlichkeit oder machen uns die Hormone zu dem Menschen, der wir sind? Welchen Einfluss hat das biologische Geschlecht auf uns, und welche Effekte haben Erfahrungen und Rollenerwartungen, die uns von unserer Umgebung dank unseres biologischen Geschlechts entgegengebracht werden? All dies sind mögliche Fragestellungen, die es zu klären gilt (vgl. Myers 2008).

?

Aber welcher Blickwinkel macht denn nun am meisten Sinn? Die Perspektive der Umwelt, der Gene oder beides? Welche Faktoren spielen noch eine Rolle?

Ein Ansatz, der versucht, all diese Faktoren miteinander zu kombinieren, nennt sich *biopsychosozialer Ansatz*. Hierbei werden biologische Einflüsse wie unsere Gene, psychologische Einflüsse wie erlernte Wahrnehmungsmuster oder Gefühle und soziokulturelle Einflüsse beispielsweise durch unsere Freunde, Familie oder Kultur in einer integrierten Form berücksichtigt. Somit kann untersucht werden, welche Auswirkungen diese verschiedenen Faktoren auf unser Verhalten, unsere Gedanken und unsere Einstellungen haben. Würde man nur eine einzelne Sichtweise beachten, wie etwa nur die der biologischen Einflüsse, so wäre diese Perspektive zwar sehr wertvoll und würde viele wichtige Anhaltspunkte liefern; andererseits wäre diese einseitige Perspektive unvollständig, da die psychologischen und soziokulturellen Einflüsse fehlen würden. Beispielsweise lösen auch bestimmte Umwelten eine bestimmte Aktivität unserer Gene aus (Myers 2008).

Eine gute Methodik, um diese Einflüsse zu untersuchen, sind Studien zur Entwicklung von eineiigen Zwillingen (Abschn. 1.2). Stellen Sie sich vor, eineiige Zwillinge, also Zwillinge mit einem identischen Erbgut, werden zur Adoption freigegeben und wachsen in unterschiedlichen Familien auf. Mithilfe solcher Studien wird beispielsweise die Frage untersucht, ob sich die beiden Geschwister dennoch stark in ihrer Persönlichkeit ähneln und sich auch ähnlich verhalten oder ob die Umwelt einen solch starken Einfluss nehmen konnte, dass die beiden nur wenig vergleichbar sind (Myers 2008). Über Zwillingsstudien ließ sich beispielsweise ableiten, dass die Erblichkeit von Selbsttranszendenz (Abschn. 3.1) ca. 40 % beträgt (Kirk et al. 1999) (Kap. 1 und 3). Und was machen Psychologen, wenn sie selbst Zwillingsnachwuchs bekommen? Ein Kind kommt in die Experimentalgruppe und das andere in die Kontrollgruppe!

?

Was hat einen größeren Einfluss auf unsere Entwicklung – die Umwelt oder die Gene?

Leider lässt sich diese Frage nicht so einfach beantworten. Diese Faktoren zu trennen ist nur wenig sinnvoll (Myers 2008). Ein plastisches Beispiel hierfür wäre etwa ein Pianist, der eine wundervolle Melodie auf seinem Klavier spielt. Sich nach dem gehörten Musikstück die Frage zu stellen, ob der Pianist oder das Klavier den größeren Teil zu den herrlichen Klängen beigetragen hat, wäre nicht besonders hilfreich. So ähnlich verhält es sich auch mit der Frage,

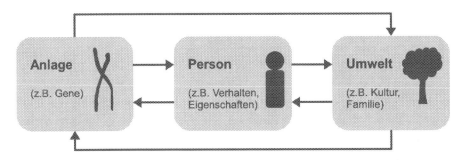

Abb. 9.1 Wechselseitige Einflüsse von Anlage, Umwelt und Person

ob unsere Genetik oder aber unsere Umwelt einen größeren Einfluss auf uns nimmt. Entscheidend ist es vielmehr zu beachten, dass diese Faktoren interagieren und sich wechselseitig beeinflussen. Es ist also sinnvoll, diese Faktoren ergänzend zueinander mit aufzunehmen und zu untersuchen (Myers 2008). Festzuhalten ist jedoch, dass wir generell betrachtet Zeit unseres Lebens mit einem konstanten Genom ausgestattet sind. Ausnahmen hierzu wären vielleicht medizinische Einzelfälle. Unsere Gene können sich auf unser Verhalten und unsere Persönlichkeit auswirken (Asendorpf 2007).

Doch wenn unser Genom stabil ist und sich auf uns als Person auswirkt, sind dann die Möglichkeiten zur Veränderung begrenzt? Befinden wir uns in einer genetisch vorgegebenen Einbahnstraße? Zwar bleibt unser Genom während des ganzen Lebens konstant, jedoch ist die Aktivität unserer Gene variabel. Gene können unser Verhalten beeinflussen und unser Verhalten kann wiederum die Umwelt verändern. Umgekehrt kann auch die Umwelt unser Verhalten verändern, und das Verhalten kann möglicherweise sogar die genetische Aktivität beeinflussen (Asendorpf 2007). Veränderung ist also durchaus möglich (Abschn. 9.3).

Die vorgestellten Theorien zur Anlage-Umwelt-Debatte werden in Abb. 9.1 noch einmal dargestellt.

Theorien zu möglichen Anlage- (ein spirituelles Gen? Kap. 1) und Umweltfaktoren (wie Kultur, Freunde, Familie Kap. 1 und 4) sowie Faktoren der Person (beispielsweise die Persönlichkeit Kap. 4), welche interagieren und in Wechselwirkung mit Spiritualität stehen können, haben wir bereits ausführlich diskutiert. Die Zusammenhänge sind zusammengefasst oftmals sehr komplex (zur Komplexität der Zusammenhänge von Spiritualität, Religiosität und Gesundheit s. Abschn. 10.2). In den Abschn. 9.3, 9.4 und 9.5 werden wir nun von einigen Möglichkeiten erfahren, durch welche wir selbst Einflüsse auf wichtige Bereiche unseres Lebens nehmen können – lassen Sie sich überraschen!

9.3   Ein Weg entsteht, wenn man ihn geht? – Ein paar gute Aussichten zu Möglichkeiten der Veränderung

„Leben heißt Veränderung" sagte der Stein zur Blume, und flog davon. Veränderung ist allgegenwärtig: wechselnde Jahreszeiten, der Prozess des Alterns, Tag und Nacht – Veränderung heißt Leben. Doch in wie fern können wir selbst einen Einfluss darauf nehmen, was können wir verändern?

Manche Menschen leiden stark unter ihren Verhaltensweisen und unter krankmachenden Gedanken. Psychologische Interventionen wie Therapien können diese durchaus sehr wirksam verändern. Stellen wir uns hierzu einmal eine starke Angst vor Spinnen vor: Diese kann beispielsweise mit einer systematischen Desensibilisierung behandelt werden, um die starken Reaktionen der betroffenen Person zu verändern. Angeleitet von einem Therapeuten, stellt sich die Person während eines Zustands der Entspannung Schritt für Schritt eine immer stärker angstauslösende Situation vor. Die Angst kann hierdurch mit der Zeit geringer werden oder sogar verschwinden. Zusätzlich können ein bestimmtes Training oder eine direkte Konfrontation mit dem angstauslösenden Objekt, in unserem Beispiel also mit einer lebenden Spinne, eingesetzt werden. Auch an bestimmten verzerrten, krankmachenden Überzeugungen kann mithilfe von verschiedenen Methoden wie etwa Fragetechniken gearbeitet werden, sodass eine Veränderung der Überzeugungen möglich ist (Davison et al. 2007).

Veränderungsmöglichkeiten sind durchaus vielfältig: Denken Sie selbst einmal einige Jahre zurück, oder auch an Ihre Kindheit: Haben sich Ihre Interessen, Motive, Werte und Einstellungen oder Bedürfnisse verändert? Wenn ja, wie stark? Und versuchen Sie sich einmal daran zu erinnern, was Sie bereits alles in Ihrem Leben erlernt und welche Veränderungen sich hierdurch in Ihrem Leben ergeben haben. Beispielsweise das Lesen! Was haben Sie noch alles gelernt und was hat sich dadurch in Ihrem Leben verändert: Fahrrad- oder Autofahren, ein Handy zu bedienen, zu kochen oder eine andere Sprache zu sprechen?

Ist Veränderung durch Lernen möglich?

Die Psychologie, vor allem die Allgemeine Psychologie beschäftigt sich unter anderem mit dem Lernen, Denken und mit Gedächtnisprozessen von Menschen. Lernen ist vielfältig. So können beispielsweise durch das sogenannte *Klassische Konditionieren* sogar emotionale Reaktionen erlernt werden. Eines der berühmtesten und auch sehr kritisch zu betrachtenden Experimente hierzu war das Experiment mit dem *kleinen Albert* (Koch 2002).

Studien

Der kleine Albert war ein elf Monate altes Kleinkind, welches an einer Studie von Watson und Rayner (1920) teilnahm. Anfangs hatte Albert zwar keine Angst vor Tieren, jedoch vor lauten Geräuschen. Nachdem ihm wiederholt eine weiße Ratte gemeinsam mit einem lauten Geräusch präsentiert wurde (hierzu wurde hinter ihm auf eine Eisenstange geschlagen), fing Albert daraufhin schon an zu weinen, sobald er die Ratte nur sah – ohne das laute Geräusch dabei zu hören. Später reagierte Albert auch bei anderen, ähnlichen Objekts mit Angst, wie etwa einem Kaninchen oder einem Hund, nicht aber bei unähnlichen Objekten wie einem Spielzeug. In der Fachsprache wird dieser Sachverhalt als *Generalisierung* bezeichnet. Alberts Ängste wurden also konditioniert. Heutzutage werden solche als kritisch zu betrachtenden Experimente dank ethischer Standards nicht mehr durchgeführt (Koch 2002).

Natürlich gibt es viele weitere Möglichkeiten zu lernen, etwa auch durch Verstärkung (zum Beispiel durch Belohnung) eines Verhaltens, in der Fachsprache *instrumentelles Lernen* genannt. Hierbei entsteht eine Art Verknüpfung zwischen dem Verhalten und den daraus entstehenden positiven oder auch negativen Konsequenzen. Des Weiteren ist es möglich, durch das Beobachten einer anderen Personen zu lernen (Koch 2002). Vielleicht haben auch Sie schon einmal erlebt, wie ein kleines Kind das Verhalten einer anderen Person, etwa seiner Eltern, nachahmt? Insgesamt verwundert es also nicht, dass, wie wir in Abschn. 1.2 erfahren haben, Freunde und Eltern und ebenso der elterliche Erziehungsstil einen Einfluss auf die Entwicklungsprozesse von Spiritualität nehmen können. Lernen ist im Allgemeinen ein Prozess, bei welchem Erfahrungen zu relativ langfristigen Veränderungen unseres Verhaltens führen können. Wenn die Lernerfahrungen dann zu langfristigen Veränderungen im Gehirn führen, sprechen wir von der *Konsolidierung*. Das Wissen wird dann zum Beispiel im Langzeitgedächtnis abgespeichert (Buchner und Brandt 2002).

So kann das alte Sprichwort, dass ein Weg entsteht, wenn man ihn geht, also durchaus sehr zutreffend sein. Dennoch können wir (zum Teil sinnvollerweise) nicht alles Mögliche erlernen oder jede beliebige Eigenschaft verändern; hierbei gibt es natürlich auch immer Grenzen. In anderen Fällen sollten wir die Hoffnung jedoch, wie wir in Abschn. 9.5 sehen werden, nicht aufgeben und daran denken: Wo ein Wille ist, da ist auch ein Weg.

9.4 Körper und Geist: Können Gedanken unser Wohlbefinden beeinflussen?

Die Kraft der Gedanken – diesen Ausspruch haben Sie bestimmt schon einmal gehört. Doch wie viel Kraft steckt tatsächlich in unseren Gedanken?

?
Beeinflussen Gedanken unsere Gefühle und unser Wohlbefinden?

Vielleicht können Sie die Antwort selbst erahnen, wenn wir einmal folgendes kleines Experiment durchführen: Stellen Sie sich vor, wie eine kleine, gelbe Zitrone vor Ihnen liegt. Sie nehmen diese frische Zitrone in die Hand und riechen zunächst an ihr. Bereits durch die Schale hindurch können Sie den säuerlichen Geruch des Fruchtfleisches wahrnehmen. Nun schneiden Sie mit einem Messer ein Stück aus der Zitrone heraus. Der Zitronensaft quillt dabei hervor und der saure Geruch steigt Ihnen jetzt sehr viel deutlicher in die Nase. Und jetzt beißen Sie einmal herzhaft in das herausgeschnittene, saftige und saure Stück der Zitrone hinein. Spüren Sie, wie sich Ihr Mund zusammenzieht und sich die Speichelproduktion erhöht? Bestimmt haben Sie jetzt auch das Gesicht verzogen! Dabei haben wir uns die Zitrone nur vorgestellt, ohne dass eine reale Zitrone auch nur in der Nähe lag – außer natürlich, Sie lesen am liebsten neben Ihrer Obstschale.

Unsere Gedanken können also erstaunliche Auswirkungen auf uns haben. Die Art und Weise, wie wir Dinge interpretieren oder welche Erinnerungen und Erwartungen wir haben, kann unsere Gefühle stark beeinflussen und sich auch auf unsere körperlichen Prozesse auswirken (Myers 2008).

?
Welchen Einfluss hat die Ausprägung unserer Gedanken auf unser Wohlbefinden?

Dysfunktionale, also negative bzw. nicht hilfreiche Gedanken wie etwa die Vorstellung, dass wir überhaupt nichts an einer schlechten Situation verändern können, oder Gedanken über die Nutz- und Wertlosigkeit der eigenen Person sind nach Ansicht der kognitiven Psychologie die Ursache für negative, krankmachende Emotionen oder Verhaltensweisen. Kognitive Verhaltenstherapien setzen genau an diesen dysfunktionalen Gedanken an und versuchen, diese gezielt mit speziellen Techniken zu verändern (Davison et al. 2007).

Funktionale, also positive bzw. hilfreiche Gedanken hingegen wie etwa positive Gedanken über uns selbst oder über unsere Umwelt können sich förderlich auf unser Wohlbefinden auswirken (Myers 2008). Die psychologische

Forschung hat sich jedoch sehr lange Zeit mit Themen wie psychische Krankheiten, negative Emotionen und Funktionsstörungen befasst. Dabei bedeutet eine Abwesenheit von psychischer Krankheit nicht automatisch, dass wir ein rundum zufriedenes und erfülltes Leben haben und uns immer gut fühlen. Die zusätzliche Auseinandersetzung mit Aspekten wie etwa Hoffnung und Optimismus lässt uns viel differenzierter auf die Mechanismen des Wohlbefindens und der Zufriedenheit schauen (Adler und Fagley 2004).

Genau an diesen Aspekten setzt die *Positive Psychologie* an. So beschäftigt sie sich beispielsweise mit Hoffnung, Optimismus, Mut, Vergebung, Spiritualität und dem Durchhaltevermögen von Menschen (Seligman und Csikszentmihalyi 2000). Welchen Einfluss positive und negative Gedanken bzw. Worte haben können, lässt auch die faszinierende, jedoch mitunter auch sehr skeptisch betrachtete Arbeit des japanischen Forschers Masaru Emoto erahnen:

Studien

Emoto hat verschiedene Wasserproben eingefroren und fotografiert; so stellte er fest, dass Wasser in seiner Kristallstruktur durch gewisse Einflüsse verändert werden kann. Hierbei zeigte beispielsweise Wasser, welches durch einen aufgeklebten, beschrifteten Zettel dem Wort *Danke* ausgesetzt war, nach dem Einfrieren eine schöne Kristallstruktur. Das Wasser, welches hingegen dem Wort *Dummkopf* ausgesetzt wurde, zeigte eine andere Reaktion: Es entstand keine klare Kristallform, sondern vielmehr eine ungeordnete, splitterhafte Ausformung.

Interessanterweise konnte sogar Beten die Struktur des Wassers verändern: Die ursprüngliche Probe einfachen Leitungswassers aus Tokio zeigte einen ähnlichen Kristall wie jenes Wasser, welches dem Wort *Dummkopf* ausgesetzt war. Eine Probe des gleichen Leitungswassers, welches jedoch positive Gebete empfangen hatte, zeigte einen schönen, filigran ausgeformten Kristall. Übrigens: Der menschliche Körper besteht zu etwa 70 % aus Wasser (Emoto 2008).

Stress als Gesundheitskiller Nr. 1? – Wer's glaubt!

Macht Stress uns krank? Oder kann Stress uns vielleicht sogar helfen? Dass die Ansicht auch hierbei sprichwörtlich den Unterschied macht, zeigt sich auf sehr eindrückliche Weise in der Arbeit der Gesundheitspsychologin Kelly McGonigal. Wie auch viele andere hat sie sich lange Zeit damit beschäftigt, wie Stress vermieden werden kann, wie schädlich Stress sei und dass Stress unser Sterberisiko erhöhe. Kurzum: Stress war der Feind. Doch dann begann sie aufgrund von erstaunlichen Studienergebnissen (s. u.) nachzudenken: Ist Stress vielleicht nur dann schädlich, wenn wir gleichzeitig *glauben*, dass Stress schadet (McGonigal 2015)?

Studien

Keller et al. (2012) werteten die Daten von 28.753 US-amerikanischen Probanden aus, welche im Jahre 1998 hinsichtlich ihrer Stresswahrnehmung und Gesundheit befragt wurden. Gemessen wurden unter anderem die subjektiv wahrgenommene Menge an Stress (kein, wenig, moderat oder viel) sowie die wahrgenommene Stärke des Einflusses des Stresses auf die eigene Gesundheit (kein, kaum, etwas oder viel). Von den befragten Probanden verstarben bis zum Jahr 2006 fast 3000 Personen.

Die Analysen zeigten, dass weder die Menge des wahrgenommenen Stresses, noch die Stärke des Einflusses des Stresses auf die Gesundheit für sich allein genommen die Mortalität vorhersagen konnten. Doch es zeigten sich Interaktionseffekte:

Die schlechte Nachricht: Viel Stress zu empfinden *und gleichzeitig* wahrzunehmen, dass dieser einen starken Einfluss auf die eigene Gesundheit ausübt, erhöhte die Wahrscheinlichkeit frühzeitig zu versterben um ganze 43 Prozent.

Die gute – und sehr erstaunliche – Nachricht: Probanden, welche viel Stress empfanden, diesen jedoch *nicht* als gesundheitsschädigend wahrnahmen, hatten hingegen *kein höheres Risiko* frühzeitig zu versterben. Von allen Probanden hatten diese sogar *das geringste Risiko* zu versterben – sogar noch geringer als das derjenigen, die nur sehr wenig Stress hatten (McGonigal 2015)!

Neueren Studienergebnissen zufolge kann ein Umdenken in Bezug auf die Bewertung von Stress alles verändern und uns sogar glücklicher und gesünder machen. Die Art, *wie wir über Stress denken*, beeinflusst demnach unsere kardiovaskuläre Gesundheit bis hin zu unserer Fähigkeit, Sinn im Leben zu finden. Stress kann uns sogar stärker, klüger und erfolgreicher machen und uns dabei helfen zu lernen, zu wachsen, mitfühlender und mutiger zu werden. Kurz gesagt: Der beste Weg, um mit Stress umzugehen, ist, unsere Meinung über Stress zu überdenken und Stress zu akzeptieren bzw. anzunehmen anstatt zu versuchen, diesen zu reduzieren oder zu vermeiden. Mittlerweile beschäftigt sich McGonigal in erster Linie damit, wie wir besser mit Stress leben und dessen Vorteile erkennen und nutzen können (McGonigal 2015).

> ?
>
> Was genau ist mit einem Umdenken in Bezug auf die Bewertung von Stress gemeint? Und welche Auswirkungen haben Neubewertungen?

Stress ist ein allgegenwärtiges Phänomen, welches jedoch typischerweise als negativ empfunden wird. Genau hierbei kann die Coping-Methodik (Kap. 6) der Neubewertung ansetzen. Viele Menschen versuchen, dem Stress und den Stressoren zu entkommen, etwa durch Sport und Urlaub. Mit Entspannungstechniken soll den stressbedingten körperlichen Erregungszuständen entge-

a   b

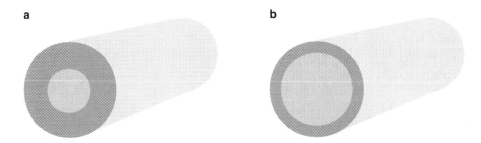

Abb. 9.2 Schematische Darstellung eines verengten (a) und eines entspannten Blutgefäßes (b) unseres Gefäßsystems

gengewirkt werden. Damit wird jedoch das Erleben von Stress an sich nicht verändert. Ein wichtiger Aspekt bei einer Neubewertung ist, dass die mitunter sehr vorteilhaften Reaktionen unseres Körpers bestehen bleiben: Bei einfachen Aufgaben kann Entspannung zwar sehr hilfreich sein, bei anderen Aufgaben, die unsere mentale und körperliche Leistungsfähigkeit benötigen, ist ein funktionaler höherer körperlicher Erregungszustand („Stress") jedoch von Vorteil, da der Körper so mit mehr sauerstoffreichem Blut versorgt wird (Jamieson et al. 2013).

Akute Stresssituationen können wir als Bedrohung oder als Herausforderung wahrnehmen. Wenn wir eine Situation als *bedrohlich* erleben, also denken, dass die Anforderungen unsere Ressourcen übersteigen, wird die Effizienz unseres Herzens gemindert und unser Gefäßsystem verengt sich (Abb. 9.2a), um sich auf mögliche Verletzungen und eine Verteidigung vorzubereiten. Nehmen wir hingegen eine Situation als *Herausforderung* wahr, denken wir also, dass unsere Ressourcen den Anforderungen genügen oder diese übersteigen, so wird die Effizienz unseres Herzens gesteigert und unser Gefäßsystem weitet sich (Abb. 9.2b) (Jamieson et al. 2013).

In Stresssituationen erhöht sich unser körperlicher Erregungszustand; dies äußert sich beispielsweise als Herzrasen. Solche Erscheinungen fassen wir häufig als Angst, Nervosität oder Furcht auf, was uns nur noch darin bestärkt, die Anforderungen der Situation als zu hoch für uns einzuschätzen (Jamieson et al. 2012). Wenn wir also in einer Stresssituation unseren höheren physiologischen Erregungszustand *negativ bewerten*, so führt dies zu einer höheren Wachsamkeit für mögliche Bedrohungen, negativem Affekt, maladaptiven (also dysfunktionalen, nicht hilfreichen) körperlichen Reaktionen und zu einer Einschränkung unserer Leistungsfähigkeit. Wenn wir in einer Stresssituation jedoch unseren erhöhten körperlichen Erregungszustand *positiv bewerten*, also als Ressource betrachten, die unsere Leistungsfähigkeit unterstützt, so führt dies zu einer Verringerung des negativen Affekts, einer geringeren verzerrten Aufmerksamkeit für Bedrohliches, zu adaptiven (also funktionalen, hilfreichen) körperlichen Reaktionen und zu einer besseren Leistungsfähigkeit. Somit kann die Technik der Neubewertung unseren Körper, unsere Aufmerksamkeit und unsere Leistungsfähigkeit in akuten Stresssituationen positiv beeinflussen (Jamieson et al. 2013).

Studien

In einer US-amerikanischen Studie von Jamieson et al. (2012) zeigten diejenigen Probanden, welche gelernt haben, dass ein höherer körperlicher Erregungszustand hilfreich ist und die Leistungsfähigkeit steigert (Neubewertungsgruppe), im Vergleich zu einer Kontrollgruppe und zu Probanden, welche äußere Stressreize ignorieren sollten (Ignorieren-Gruppe), andere Reaktionen bei Stress auslösenden Aufgaben. Alle Probanden mussten hierzu eine kurze Rede halten, wobei sie von zuvor instruierten Personen negatives Feedback erhielten, wie Gähnen, Stirnrunzeln, verschränkte Arme oder skeptische Blicke. Danach mussten die Probanden rückwärts zählen, während sie ebenfalls negatives Feedback erhielten. Schließlich bearbeiteten sie eine Aufgabe, bei welcher Wörter in verschiedenen Farben gezeigt werden. Die Farbe, in der das Wort geschrieben wurde, sollte so schnell und korrekt wie möglich benannt werden. In einer Bedingung dieser Wortaufgabe waren die Wörter bedrohlich (also emotional negativ), in der anderen waren sie neutral. Hierbei wurden die Bearbeitungszeiten (je länger, desto stärker eine Wahrnehmungsverzerrung) und die Fehleranzahl der Durchgänge gemessen.

Es zeigte sich, dass die Personen der Neubewertungsgruppe innerhalb der Wortaufgabe eine geringere verzerrte Wahrnehmung (also eine geringere Aufmerksamkeit) für Negatives hatten als die Probanden der Ignorieren-Gruppe. Dies lag nicht an einer geringeren Bearbeitungsgenauigkeit: In der Bedingung, in welcher bedrohliche Wörter präsentiert wurden, machten die Probanden der Neubewertungsgruppe sogar weniger Fehler als diejenigen der Ignorieren-Gruppe.

Darüber hinaus haben die Probanden der Neubewertungsgruppe vergleichsweise subjektiv mehr verfügbare Ressourcen wahrgenommen und eine bessere kardiovaskuläre Funktionsfähigkeit gezeigt: Ihre Gefäßverengung war geringer, und ihr Herz arbeitete effizienter.

Interessanterweise unterschieden sich die Gruppen nicht innerhalb der subjektiv wahrgenommenen Höhe der Anforderungen der Aufgaben sowie innerhalb des Stressempfindens und ihrer positiven und negativen Gefühle.

Im Zentrum dieser Studie stand also nicht, eine körperliche Entspannungsreaktion in einer Stresssituation hervorzurufen, sondern die Bewertung des körperlichen Erregungszustands gezielt zu verändern. Eine Neubewertung kann zusammengefasst die körperlichen und kognitiven Reaktionen auf Stress in positiver Weise verändern.

Mit unseren Gedanken, genauer gesagt gedanklichen Bewertungen, können wir also negativen Stress in positiven Stress verwandeln (Jamieson et al. 2013)!

Sollten Sie selbst demnächst in eine Situation geraten, die Sie unter Druck und Anspannung setzt, versuchen Sie wahrzunehmen, wie Ihr Körper Sie mit einem Extraschub an Energie versorgt, damit Sie diese Herausforderung meistern können!

Gewissermaßen ist tatsächlich vieles Ansichtssache: Warum also im Regen stehen, wenn wir stattdessen auch unter den Wolken duschen können?

Wir haben in diesem Abschnitt erfahren, wie und wie stark sich unsere Gedanken auf unsere Gesundheit auswirken können. Es erscheint hilfreich, achtsam für unsere Gedanken und Handlungen zu sein und zu versuchen, uns darüber bewusst zu werden, wenn dysfunktionale Denkmuster in uns entstehen. Wie oft denken wir beispielsweise „Ich ärgere mich darüber?" So entgegnete Eckart von Hirschhausen (2009) sehr treffend, sich dann doch einmal selbst zu fragen, wer hier eigentlich wen ärgert – und vor allem, wer damit wieder aufhören kann. Doch auch negative Gedanken gehören zum Leben dazu und können bzw. sollten somit nicht gänzlich verbannt werden (ohne Täler keine Berge!), aber: Sie sollten nicht Überhand gewinnen. Wir sind Zeit unseres Lebens lernfähige Wesen – daher lernen wir das, was wir regelmäßig tun bzw. denken (Abschn. 9.3). Wir können somit auch versuchen, durch *Übung* gezielt *hilfreiches Denken zu erlernen*. Es mag nicht immer einfach sein und nicht sofort gelingen. Manchmal oder nach einiger Übung mag dies aber auch fast wie von selbst geschehen. Achtsamkeit, um sich der eigenen Gedanken und Denkmuster bewusst zu werden, ist bereits ein erster großer Schritt dieses Weges. Nach Anselm Grün (2010) ist es vor allem hilfreich, sich mit den Gedanken dem Heute zuzuwenden, anstatt sich um die Zukunft zu sorgen, denn nur das Heute entscheidet, ob wir leben und ob wir uns auf das Leben einlassen. Auch zu unserem Leben Ja sagen zu können ist ihm zufolge hilfreich: Ja zu dem, der wir sind, mit all unseren Grenzen und Schwächen, und zu alldem, was uns widerfährt.

In einem weiteren Schritt können wir uns selbst fragen, ob unsere Gedanken uns weiterhelfen bzw. ob sie zielführend sind, ob sie uns (langfristig) gesund bzw. gesünder machen, oder ob sie überhaupt realistisch sind. Sollten dysfunktionale Gedanken jedoch ständig auftreten und zu Leid führen, kann fachliche Hilfe angeraten sein. Nach Rogers (2007), dem Begründer der Klientenzentrierten Psychotherapie, liegen die Möglichkeiten bzw. Fähigkeiten zu Wachstum, Entfaltung, Gesundheit, Anpassung und Entwicklung alle in uns – aber manchmal brauchen wir professionelle Unterstützung, die hilfreiche Bedingungen schafft, damit wir uns wieder vorwärts bewegen und mit Problemen besser umgehen können.

In Abschn. 9.5 werden wir uns mit einigen weiteren wichtigen Elementen unseres Denkens, Erlebens und Verhaltens sowie deren Wirkung auf unser Wohlbefinden befassen.

9.5 Welche weiteren Potenziale schlummern auch in mir und wie kann ich diese stärken?

Hoffnung, Vergebung oder Wertschätzung sind Aspekte, die wir alle kennen und denen wir (mal mehr und mal weniger) regelmäßig in unserem Leben begegnen. Im Sinne der Positiven Psychologie werden sie als unsere menschlichen Stärken, Kräfte und Potenziale betrachtet (Seligman und Csikszentmihalyi 2000). Sie sind zwar mit Spiritualität assoziiert (Kap. 3), aber damit nicht ausschließlich auf spirituelle oder religiöse Menschen begrenzt. Daher sollten sie vielmehr als allgemeine menschliche Potenziale angesehen werden, die zumeist sehr förderlich oder gar entscheidend für unsere Gesundheit sind (Kap. 5).

Hoffnung

Alle Dunkelheit der Welt kann das Licht einer einzigen Kerze nicht auslöschen (Chinesische Weisheit).

In Abschn. 3.4 haben wir uns ausführlich dem Thema Hoffnung gewidmet, die vielfältigen positiven Auswirkungen von Hoffnung haben wir in Abschn. 5.4. kennengelernt.

Ist Hoffnung gezielt beeinflussbar? Und weshalb ist Hoffnung für uns so wichtig?

Wie in Abschn. 9.2 und 9.3 erläutert, kann mit psychologischen Interventionen wie der kognitiven Verhaltenstherapie daran gearbeitet werden, die maladaptive subjektive Interpretation der Umwelt zu hinterfragen und gegebenenfalls zu verändern. Da ein Dauerzustand von Hoffnungslosigkeit zu negativen Konsequenzen wie etwa Depressionen führen kann (Abschn. 5.4), sollte bei anhaltenden negativen Denkmustern und empfundenem Leid eine ärztliche oder psychotherapeutische Hilfe in Betracht gezogen werden. In der kognitiven Therapie gilt die Annahme, dass sich Menschen durch ein Umdenken (Abschn. 9.4) aus ihrem Zustand des Leidens auch wieder befreien können. Demnach kann jeder Mensch sein eigenes Denken verändern und für sich entscheiden, wie er seine Welt wahrnimmt (Davison et al. 2007). So können wir, wie Nietzsche es sagte, die Hindernisse und Schwierigkeiten in unserem Leben auch als Stufen ansehen, auf denen wir in die Höhe steigen. Mittlerweile werden auch spezifische Coachings, Workshops und Therapien entwickelt, die dabei helfen sollen, menschliche Stärken wie beispielsweise die Hoffnung zu fördern. Durch gezieltes Training und Interventionen sollen die Teilnehmer dazu befähigt werden, ihre Stärken weiter auszubauen, wobei die Effektivität dieser Interventionen auch nachgewiesen werden konnte. Sie erscheinen bereits sehr vielversprechend, wenn es darum geht, menschliche Potenziale zu fördern und damit präventiv gegen psychische Erkrankungen vorzugehen (Cheavens et al. 2006; Green et al. 2006). Es gibt bereits viele Möglichkeiten, die nachweislich helfen können. Zwar ist nicht alles zu beeinflussen, was uns widerfährt, wie etwa das Verhalten anderer Menschen (der Dalai Lama sagte hierzu einst: „Lass das Verhalten anderer nicht deinen inneren Frieden stören") oder auch schwere Schicksalsschläge. Jedoch können wir versuchen, etwas an unserer Einstellung gegenüber solchen Dingen zu verändern, neue – vielleicht zuvor unbekannte – Wege zu beschreiten und wieder zu neuer Kraft zu finden.

Ein sehr ermutigendes Bild hierzu führen uns Tedeschi und Calhoun (2004) vor Augen: Traumatische Erlebnisse, schwere Krisen und extrem Stress auslösende Ereignisse, etwa eine schwere Erkrankung wie Krebs oder der Verlust eines geliebten Menschen, können uns auf der einen Seite sehr stark beeinträchtigen und zu Reaktionen, wie starker Trauer, Depressivität, Schuld und Wut, führen. Auf der anderen Seite ist jedoch auch eine erstaunliche Entwicklung in eine ganz andere Richtung möglich. So gibt es viele Berichte, aus denen hervorgeht, dass wichtige, entscheidende persönliche Veränderungen durch die erlebte Krise empfunden wurden, eine Weiterentwicklung im Sinne eines tiefgreifenden Fortschritts stattgefunden hat und dass Leid, Not und Schmerz die Quelle einer positiven persönlichen Veränderung dargestellt haben: das *posttraumatische Wachstum*.

Viele Menschen berichten nach erlebten Krisen davon, dass sie für das Leben, für Familie, Freunde und die kleinen Dinge um sie herum viel mehr Dankbarkeit empfinden, tiefere und bedeutsamere Beziehungen mit anderen Menschen führen, sich selbst als stärker als zuvor wahrnehmen, neue Möglichkeiten für ihr eigenes Leben entdecken und existenzielles sowie spirituelles Wachstum empfinden – unabhängig von ihrer Religiostät. Nicht das einschneidende Erlebnis bringt diese Entwicklung hervor, sondern vielmehr der Prozess der Auseinandersetzung einer Person mit diesem Erlebnis. Dies können wir uns wie einen Wiederaufbau nach einem Erdbeben vorstellen, diesmal jedoch mit einem sehr viel stärkeren Fundament als zuvor, so dass zukünftige Erschütterungen nun viel weniger ausrichten können. Es erscheint paradox, aber ein Verlust kann gleichzeitig Gewinn bedeuten und aus spirituellen Zweifeln kann ein tieferer Glaube erwachsen. Dieser Weg der Entwicklung wird seit Jahrtausenden beschrieben, so auch in vielen religiösen und spirituellen Traditionen (Tedeschi und Calhoun 2004).

Wir können also, wie es Johann Wolfgang von Goethe sagte, selbst aus den Steinen, die uns in den Weg gelegt werden, etwas Schönes bauen.

Vergebung

> Willst du einen Augenblick glücklich sein, räche dich. Willst du ein Leben
> lang glücklich sein, schenke Vergebung (Jean Baptiste Henri Lacordaire).

Vergebung, vor allem Vergebung sich selbst und seinen Mitmenschen gegenüber, hat viele positive Auswirkungen sowohl auf unsere psychische als auch
auf die körperliche Gesundheit (Abschn. 5.5). Dauerhafte Wut, Ärger, Schuld-
zuweisungen oder Verbitterung können sehr belastend sein. Sich selbst und
anderen vergeben zu können und das Gefühl zu haben, dass auch Gott einem
vergibt, scheinen also viele gesundheitliche Vorteile mit sich zu bringen.

?

Welche Faktoren wirken eher hinderlich und welche förderlich auf die Fähigkeit zu
vergeben?

Die Fähigkeit anderen zu vergeben wird vor allem durch Faktoren wie Wut
gegenüber einer anderen Person aber auch Gott gegenüber und durch negative Einstellungen erschwert. Förderlich hingegen erscheint es, die negativen
Emotionen durch positive, auf andere Personen bezogene Gefühle zu ersetzen.
Hierbei wurde die Empathie als ein Mediator der Zusammenhänge zwischen
negativen Bewertungsmustern und Vergebung identifiziert (Davis et al. 2014).
Es wurden sogar schon Lehrprogramme entwickelt, welche die Fähigkeit zu
vergeben stärken können.

Studien

Al-Mabuk et al. (1995) testeten ein Lehrprogramm, bei welchem junge Erwachsene dazu befähigt werden sollten, ihren Eltern für nicht gegebene Liebe in ihrer
Kindheit zu verzeihen.

Hierzu wurden einige Schritte durchlaufen: Die Teilnehmer sollten die psychologischen Abwehrmechanismen kennenlernen, wie den Schmerz zu unterdrücken,
sich Wut, Hass und auch Scham bewusst werden und sich bemühen, der Person
zu vergeben.

Auch Umdeutungen bzw. die Person in einem größeren Kontext zu sehen, wie
zu erkennen, dass manche Eltern selbst eine schwere Kindheit hatten, und zu versuchen, Mitgefühl für die Person zu entwickeln, gehörten dazu. Zudem sollten
die Probanden versuchen, den Schmerz zu akzeptieren und zu realisieren, dass sie
selbst auch schon Fehler gemacht haben und Vergebung benötigten. Sie sollten
sich auch bemühen zu akzeptieren, dass sie sich selbst möglicherweise durch die
erlebten Verletzungen verändert haben.

Weitere Bestandteile des Programms waren die Wahrnehmung der nach und
nach aufkommenden Gefühle von Vergebung – mögen sie auch noch so gering

gewesen sein – und die Empfindung einer inneren und gefühlsmäßigen Befreiung durch den Prozess der Vergebung.

Im Vergleich zur Kontrollgruppe entwickelte die Lerngruppe mehr Hoffnung und einen größeren Willen zu vergeben. Sie zeigte auch eine stärkere tatsächlich eingetretene Vergebung. Die Teilnehmer der Lerngruppe hatten darüber hinaus eine bessere Einstellung gegenüber ihren Eltern entwickelt und zeigten eine bessere psychische Gesundheit nach der Intervention.

Die Autoren betonen, dass derjenige, der vergibt, nicht als schwach, sondern als *stark* – und vor allem *gesund* – anzusehen ist.

Vor diesem Hintergrund erscheint es hilfreich, sich die Zeit für diesen mitunter sehr schwierigen Verarbeitungsprozess zu nehmen, um wieder inneren Frieden zu empfinden. Ebenso förderlich erscheint es, sich der eigenen Gefühle bewusst zu werden und zu versuchen, ein empathisches Verständnis zu entwickeln. Zu ignorieren oder zu verleugnen, welcher Schmerz einem zugefügt wurde, ist dabei nicht gemeint, sondern vielmehr zu versuchen, eine Person nicht nur einzig und allein danach zu bewerten, was diese getan hat (Al-Mabuk et al. 1995). Keine nötige Voraussetzung muss es hierbei sein, den Kontakt zu einer Person wieder aufzunehmen, wieder gute Freunde zu werden oder das Geschehene gutzuheißen oder zu vergessen. Es mag bestimmt nicht immer einfach sein, aber der innere Frieden, der durch diesen Prozess ermöglicht werden kann, erscheint sehr heilsam. Negative Empfindungen kosten uns Kraft – wenn wir das loslassen können, was uns belastet, sind wir wieder frei für das, was ist und das, was kommen mag (Grün 2010).

Wertschätzung und Dankbarkeit

> Ärgere dich nicht darüber, dass der Rosenstrauch Dornen trägt, sondern freue dich darüber, dass der Dornenstrauch Rosen trägt (Arabische Weisheit).

Wie wir in Abschn. 3.4 erfahren haben, ist die Aufmerksamkeit gegenüber den Menschen und Dingen in unserem Leben (also der Fokus, auf das, was wir haben) ein wesentlicher Faktor für das Empfinden von Wertschätzung, welche wiederum wichtig für unser Wohlbefinden ist (Abschn. 5.6).

?

Wie kann ich mehr Wertschätzung und Dankbarkeit in mein Leben integrieren?

Es gibt viele mögliche Wege, auf die positiven Dinge in unserem Leben aufmerksam zu werden. Vielleicht hilft es Ihnen, sich an schöne Erlebnisse des Tages oder in der Vergangenheit zu erinnern, die ein gutes Gefühl in Ihnen hervorrufen. Sie könnten versuchen, einmal gezielt auf die kleinen guten Erfahrungen, die Sie alltäglich machen, zu achten. Lächeln Sie doch einfach einmal auf der Straße eine fremde Person an; höchstwahrscheinlich werden Sie zum Dank ein Lächeln zurückerhalten. Auch gegenüber solchen „kleinen" Dingen können wir aufmerksam sein, diese bewusst wahrnehmen und wertschätzen. Vor allem die Art und Weise, wie wir die Dinge wahrnehmen und wie wir denken, ist sehr entscheidend (Abschn. 9.4) – auch für unsere Fähigkeit diese wertzuschätzen. Gehen Sie in die Natur und genießen Sie die Ruhe, atmen Sie die frische Luft ein oder erfreuen Sie sich an einem schönen Sonnenuntergang. Versuchen Sie, die Menschen und Aspekte in Ihrem Leben, die Sie *haben*, bewusst wahrzunehmen, Menschen und Dinge, die Ihnen guttun und welche Ihr Leben bereichern (Abschn. 3.4). Oder tun Sie anderen Menschen etwas Gutes, auch dies könnte Ihr Bewusstsein für Wertschätzung und Dankbarkeit erhöhen. So ist es ein Geschenk, wenn wir anderen etwas geben (Berndt und Koller 2010).

Vielleicht mögen Sie auch eine dieser drei kleinen Übungen ausprobieren: Stecken Sie sich am Morgen einige (zum Beispiel fünf) Münzen, Knöpfe oder Steinchen in die linke Hosentasche. Jedes Mal, wenn Sie ein positives Erlebnis haben – Sie etwa beim Einkaufen an der Kasse vorgelassen werden, in der Natur das Rauschen der Blätter wahrnehmen, Sie eine fremde Person freundlich anlächelt oder Sie einen Anruf eines guten Freundes erhalten –, nehmen Sie eines hiervon aus der linken Tasche und legen es in die rechte Hosentasche. Sie werden erstaunt sein festzustellen, wie schnell diese Steinchen von der einen zur anderen Hosentasche gewandert sind und wie viele kleine und große Erlebnisse Sie hatten, für die Sie Dankbarkeit und Wertschätzung empfinden konnten!

Eine weitere kleine Übung zur Steigerung unserer Wertschätzung schlagen Berndt und Koller (2010) vor: Wenn Sie beim Aufräumen Dinge aussortieren, so halten Sie bevor Sie diese wegwerfen für einen kleinen Moment inne und erinnern Sie sich daran, wie jeder dieser Gegenstände Ihr Leben bereichert hat. So üben Sie sich darin, den Wert der Dinge in Ihrem Leben zu schätzen und dankbar für diese zu sein.

Oder aber Sie mögen vielleicht Folgendes erproben: Nehmen Sie sich am Abend vor dem Einschlafen ein paar Minuten Zeit und schreiben Sie sich bis zu fünf kleine (oder große) Erlebnisse und Dinge des Tages auf, für die Sie Wertschätzung und Dankbarkeit empfinden: ein gutes Mittagessen mit einem Kollegen, eine Situation, in welcher Sie sich heute vor Lachen gekrümmt haben, oder ein schöner Spaziergang. Die Möglichkeiten sind vielfältig, und Sie werden sehen, dass auch Sie heute viele solcher positiven Dinge erlebt haben. Eine Art Dankbarkeits-Tagebuch kann nachweislich die Stimmung verbessern und sich positiv auf unsere Gesundheit auswirken (Emmons und McCullough 2003).

Studien

Emmons und McCullough (2003) führten einige Experimente durch, um die Auswirkungen verschiedener Formen von Tagebüchern zu untersuchen. In der ersten Studie führten 192 US-amerikanische Studenten zehn Wochen lang per Zufallsentscheid entweder ein Dankbarkeits-Tagebuch (wofür war ich dankbar?), ein Stress- bzw. Problem-Tagebuch (was hat mich verärgert oder gestresst?) oder ein Tagebuch über neutrale Erlebnisse (welche Ereignisse hatten einen Einfluss auf mich?) der vergangenen Woche. Es sollten jeweils bis zu fünf Dinge genannt werden.

Verglichen zu den beiden anderen Gruppen berichteten die Teilnehmer der Dankbarkeits-Tagebuch-Gruppe von einer positiveren Wahrnehmung ihres Lebens im Allgemeinen, einer optimistischeren Sichtweise auf die jeweils kommende Woche und von weniger Symptomen körperlicher Erkrankungen. Erstaunlicherweise machte diese Gruppe auch vergleichsweise mehr Sport (eineinhalb Stunden mehr) pro Woche.

In einer Folgestudie führten 157 US-amerikanische Studenten zwei Wochen lang täglich entweder ein Dankbarkeits-Tagebuch, ein Stress- bzw. Problem-Tagebuch oder ein Tagebuch zum sozialen Vergleich. Die Probanden in der Gruppe des sozialen Vergleichs sollten aufschreiben, in welchen Lebensbereichen es ihnen selbst besser gehe als anderen Personen.

Teilnehmer aus der Dankbarkeits-Tagebuch-Gruppe berichteten im Vergleich zu den anderen beiden Gruppen von mehr positivem Affekt und davon, häufiger jemand anderem geholfen bzw. ihn unterstützt zu haben, was für eine Steigerung der prosozialen Motivation durch die gesteigerte Dankbarkeit spricht. Beim Auftreten körperlicher Symptome und beim Gesundheitsverhalten zeigten sich keine Unterschiede. Hierbei nehmen die Autoren an, dass dies an dem kürzeren Beobachtungszeitraum von nur zwei Wochen gelegen haben könnte. Ein anderer Grund könnte auch gewesen sein, dass der soziale Vergleich einen möglichen Weg zur Dankbarkeit darstellte, wobei dieser den Autoren zufolge jedoch nicht nur positive Konsequenzen habe.

Dankbarkeit kann Emmons und McCullough (2003) zufolge zwar Überschneidungen mit positivem Denken aufweisen, ist jedoch hiervon unabhängig. Die Technik eines Dankbarkeits-Tagebuchs erscheint ihnen zusammengefasst als sehr förderlich für das Wohlbefinden.

Interessanterweise führte bei Personen mit neuromuskulären Erkrankungen das tägliche Führen eines Dankbarkeits-Tagebuchs über einen Zeitraum von drei Wochen im Vergleich zu einer Kontrollgruppe zu einer höheren Zufriedenheit mit dem Leben im Allgemeinen, zu gesteigertem positivem Affekt und vermindertem negativem Affekt. Darüber hinaus konnten bei dieser Gruppe sogar Schlafqualität und Schlafdauer verbessert und ihr Optimismus sowie Gefühle der Verbundenheit mit anderen Menschen gestärkt werden (Emmons und McCullough 2003).

Neueren Erkenntnissen zufolge kann das regelmäßige Schreiben eines Dankbarkeits-Tagebuchs, welches in einer Studie über einen Zeitraum von acht Wochen experimentell untersucht wurde, vermutlich sogar die Gesundheit von Patienten mit Herzerkrankungen (Herzinsuffizienz Stufe B) verbessern (Mills et al. 2015a). Eine Stufe B-Herzinsuffizienz ist eine asymptomatische (Symptome einer Herzinsuffizienz liegen also noch nicht vor), strukturelle Herzerkrankung, welche mit spezifischen Herzdysfunktionen und Entzündungsprozessen assoziiert ist. Diese Stufe stellt einen wichtigen Zeitraum für Interventionen in Bezug auf das Fortschreiten der Erkrankung und zur Verbesserung der Lebensqualität dar. Bei US-amerikanischen Patienten mit einer solchen asymptomatischen Herzinsuffizienz Stufe B hing eine höhere allgemeine Dankbarkeit mit einer besseren Stimmung, besserem Schlaf, einer höheren wahrgenommenen Selbstwirksamkeit in Bezug auf die Erkrankung, einer geringeren Müdigkeit und einer geringeren Konzentration von biologischen Entzündungsmarkern im Blut der Patienten zusammen. Ein höheres spirituelles Wohlbefinden war ebenfalls mit diesen Faktoren (außer den Entzündungsmarkern) assoziiert. Hierbei erklärte Dankbarkeit die gesundheitsförderlichen Effekte von spirituellem Wohlbefinden auf den Schlaf und die Stimmung sowie teilweise die Auswirkungen von spirituellem Wohlbefinden auf die Müdigkeit und die Selbstwirksamkeit (Mills et al. 2015b).

Ein Dankbarkeits-Tagebuch anzulegen ist also eine erstaunlich einfache und dennoch potenziell äußerst effektive Technik, die unsere Dankbarkeit steigern und viele positive Effekte auf unser Wohlbefinden und unsere Gesundheit nehmen kann.

Praktiken und Naturaufenthalte

Die größte Offenbarung ist die Stille (Laotse).

Wie in Kap. 7 beschrieben, gibt es eine Vielzahl spiritueller Praktiken, welche sich auf unsere Gesundheit auswirken können. Möglicherweise interessieren Sie sich für eine oder mehrere dieser Praktiken und möchten diese selbst anwenden.

Kann ich Praktiken wie die Meditation erlernen?

Viele Praktiken werden heutzutage in verschiedenen Kursen angeleitet oder in Fachbüchern erläutert. Das Angebot ist vielfältig; falls Sie sich beispielsweise für Meditation interessieren, können Sie meist entsprechende professionelle Kurse finden. Überprüfen Sie dabei, inwieweit solche Kursangebote Ihren

Vorstellungen, Bedürfnissen und Interessen entsprechen, ob Ihnen diese guttun und seriös erscheinen. Da Meditation beispielsweise ungünstige Einflüsse bei Psychosen nehmen kann (Abschn. 7.3), sollten Personen, welche in ihrem Leben bereits solche oder andere psychische Episoden erlebt haben, zunächst mit einem Arzt oder Psychotherapeuten sprechen. Auch private Praktiken wie Beten oder Lesen spiritueller Schriften können Sie bei Interesse je nach Ihren eigenen Bedürfnissen durchführen und gestalten. Prüfen Sie, was Ihnen selbst guttut, wofür Sie sich interessieren und bei welchen Praktiken Sie sich wohlfühlen.

Auch der Aufenthalt in der Natur kann einen Ausgleich für uns darstellen. Wie Snell und Simmonds (2012) feststellten, können Erfahrungen in der Natur unser Wohlbefinden verbessern. Dabei traten spirituelle Erfahrungen häufiger in der vom Menschen unberührten Natur als in urbanen Umgebungen auf. Die in der Natur aufgekommenen Gefühle wurden dabei als sehr positiv beschrieben. In den vom Menschen geschaffenen Umgebungen (wie in Städten) wurde hingegen häufiger von negativen Gefühlen wie Angst, Stress oder Frustration berichtet. Auch nach Adler und Fagley (2004) können Naturschauspiele wie ein Sonnenaufgang oder der Blick auf das Meer Gefühle von Ehrfurcht in uns hervorrufen. Somit scheint die Natur einen positiven oder, wie es Snell und Simmonds (2012) nennen, *therapeutischen* Einfluss auf uns zu haben und uns auf besondere Weise berühren zu können.

Fazit

Zwar kommen wir mit einer gewissen genetischen Grundausstattung zur Welt, doch auch unsere Umwelt und unser soziales Umfeld haben Einfluss auf unsere Entwicklung. Wir sind Zeit unseres Lebens lernfähige Wesen und durchaus dazu in der Lage, gewisse Verhaltens- und Sichtweisen sowie Einstellungen zu verändern – sofern wir es wünschen und wollen.

In diesem Kapitel haben wir einiges über das Lernen erfahren: So ist dieser Prozess auf sehr vielfältige Weise möglich, beispielsweise durch Beobachtung, Verstärkung oder Übung, und kann durchaus zu langfristigen Veränderungen führen. Zudem haben wir gesehen, dass die Ansicht tatsächlich den Unterschied machen kann: Unsere Gedanken können sich in vielfältiger Weise auf unser Wohlbefinden auswirken. Die Art, wie wir denken, beeinflusst unsere Gesundheit und wie wir uns fühlen.

Hoffnung, Vergebung und Wertschätzung werden als wichtige menschliche Stärken angesehen, die sich sehr positiv auf unsere Gesundheit auswirken können. Diesen Stärken begegnen wir in unserem Leben manchmal sehr häufig, manchmal jedoch auch sehr selten. Die gute Nachricht dabei ist: Wir können diese Potenziale gezielt fördern und stärken. Natürlich gibt es noch eine Reihe weiterer menschlicher Kräfte, wie Optimismus, Mut, Altruismus oder Toleranz, um nur einige zu nennen.

Lange Zeit hat sich die Psychologie vor allem mit den negativen, krankmachenden Aspekten des Lebens beschäftigt. Mittlerweile stehen aber auch die menschlichen Stärken, die uns vor psychischen Erkrankungen schützen können – mit bereits sehr vielversprechenden Resultaten – vermehrt im Fokus der psychologischen Forschung.

Literatur

Adler, M. G., & Fagley, M. S. (2004). Appreciation: Individual Differences in Finding Value and Meaning as a Unique Predictor of Subjective Well-Being. *Journal of Personality*, *73*(1), 79–114.

Al-Mabuk, R. H., Enright, R. D., & Cardis, P. A. (1995). Forgiveness Education with Parentally Love-deprived Late Adolescents. *Journal of Moral Education*, *24*(4), 427–444.

Asendorpf, J. B. (2007). *Psychologie der Persönlichkeit*. Heidelberg: Springer Medizin Verlag.

Berndt, J. C., & Koller, C. (2010). *50 einfache Wege zum Glück*. Frankfurt am Main: Westend.

Buchner, A., & Brandt, M. (2002). Gedächtniskonzeptionen und Wissensrepräsentationen. In J. Müsseler, & W. Prinz (Hrsg.), *Allgemeine Psychologie* (S. 493–543). München: Spektrum akademischer Verlag.

Cheavens, J. S., Feldman, D. B., Gum, A., Michael, S. T., & Snyder, C. R. (2006). Hope Therapy in a community Sample: A pilot Investigation. *Social Indicators Research*, *77*, 61–78. doi:10.1007/s11205-005-5553-0.

Davis, D. E., Van Tongeren, D. R., Hook, J. N., Davis, E. B., Worthington, E. L., & Foxman, S. (2014). Relational Spirituality and Forgiveness: Appraisals That May Hinder Forgiveness. *Psychology of Religion and Spirituality*, *6*(2), 102–112. doi:10.1037/a0033638.

Davison, G. C., Neale, J. M., & Hautzinger, M. (2007). *Klinische Psychologie*. Weinheim: Beltz Verlag.

Emmons, R. A., & McCullough, M. E. (2003). Counting Blessings Versus Burdens: An Experimental Investigation of Gratitude and Subjective Well-Being in Daily Life. *Journal of Personality and Social Psychology*, *84*(2), 377–389. doi:10.1037/0022-3514.84.2.377.

Emoto, M. (2008). *Wasserkristalle. Was das Wasser zu sagen hat*. Burgrain: KOHA-Verlag.

Frick, S. J. (2011). „Keine Transfusion aus der Sinn-Konserve". Ein Gespräch über „Spiritual Care" mit dem Mediziner Eckhard Frick SJ. *Herder Korrespondenz*, *65*, 125–129.

Götzelmann, A. (2008). Auf der Suche nach Religion. Spirituelle Bedarfe diakonischer Bildung. In J. Eurich, & C. Oelschlägel (Hrsg.), *Diakonie und Bildung. Heinz Schmidt zum 65. Geburtstag*. (S. 210–226). Stuttgart: Kohlhammer.

Green, L. S., Oades, L. G., & Grant, A. M. (2006). Cognitive-behavioral, solution-focused life coaching: enhancing goal striving, well-being, and hope. *Journal of Positive Psycholy*, *1*, 142–149. doi:10.1080/17439760600619849.

Grün, A. (2010). *Jeder Tag ein Weg zum Glück*. Freiburg: Herder Verlag.

Jamieson, J. P., Nock, M. K., & Mendes, W. B. (2012). Mind over Matter: Reappraising Arousal Improves Cardiovascular and Cognitive Responses to Stress. *Journal of Experimental Psychology: General*, *141*(3), 417–422. doi:10.1037/a0025719.

Jamieson, J. P., Mendes, W. B., & Nock, M. K. (2013). Improving Acute Stress Responses: The Power of Reappraisal. *Current Directions in Psychological Science*, *22*(1), 51–56. doi:10.1177/0963721412461500.

Keller, A., Litzelman, K., Wisk, L. E., Maddox, T., Cheng, E. R., Creswell, P. D., & Witt, W. P. (2012). Does the Perception that Stress Affects Health Matter? The Association with Health and Mortality. *Health Psychology*, *31*(5), 677–684. doi:10.1037/a0026743.

Kirk, K. M., Eaves, L. J., & Martin, N. G. (1999). Self-transcendence as a measure of spirituality in a sample of older Australian twins. *Twin Research*, *2*, 81–87.

Koch, I. (2002). Konditionieren und implizites Lernen. In J. Müsseler, & W. Prinz (Hrsg.), *Allgemeine Psychologie* (S. 387–431). München: Spektrum akademischer Verlag.

McGonigal, K. (2015). *The Upside of Stress. Why Stress is good for You, and how to get good at it*. New York: Penguin Random House.

Mills, P. J., Redwine, L., & Chopra, D. (2015a). A Grateful Heart May Be a Healthier Heart. *Spirituality in Clinical Practice*, *2*(1), 23–24. doi:10.1037/scp0000063.

Mills, P. J., Redwine, L., Wilson, K., Pung, M. A., Chinh, K., Greenberg, B. H., Lunde, O., Raisinghani, A., Wood, A., & Chopra, D. (2015b). The Role of Gratitude in Spiritual Well-Being in Asymptomatic Heart Failure Patients. *Spirituality in Clinical Practice*, *2*(1), 5–17. doi:10.1037/scp0000050.

Myers, D. G. (2008). *Psychologie*. Heidelberg: Springer Medizin Verlag.

Rogers, C. (2007). *Die nicht-direktive Beratung*. Frankfurt am Main: Fischer Verlag.

Scagnetti-Feurer, T. (2004). *Religiöse Visionen*. Würzburg: Königshausen & Neumann.

Seligman, M. E. P., & Csikszentmihalyi, M. (2000). Positive Psychology. An introduction. *The American Psychologist*, *55*(1), 5–14. doi:10.1037/0003-066X.55.1.5.

Snell, T. L., & Simmonds, J. G. (2012). "Being in That Environment Can Be Very Therapeutic": Spiritual Experiences in Nature. *Ecopsychology*, *4*(4), 326–335. doi:10.1089/ECO.2012.0078.

Tedeschi, R. G., & Calhoun, L. G. (2004). Posttraumatic Growth: Conceptual Foundations and Empirical Evidence. *Psychological Inquiry*, *15*(1), 1–18.

Von Hirschhausen, E. (2009). *Glück kommt selten allein*. Reinbek: Rowohlt.

Watson, J. B., & Rayner, R. (1920). Conditioned emotional reactions. *Journal of Experimental Psychology*, *3*(1), 1–14.

10

Der Weg ist das Ziel – und jeder Schritt zählt!

Inhalt

© Springer-Verlag Berlin Heidelberg 2015
C. Krause, *Mit dem Glauben Berge versetzen?*, Kritisch hinterfragt, DOI 10.1007/978-3-662-48457-9_10

10.1   Wo wir heute stehen – ein kritisch hinterfragendes Fazit

Spiritualität kann zwar sehr unterschiedlich verstanden werden, bildet aber zugleich eine menschliche Gemeinsamkeit ab – ein Begriff, der ein Stück weit die tiefe menschliche Sehnsucht nach Erfüllung und Sinn enthält (Götzelmann 2008). Spiritualität kann als Suche nach Sinn und Bedeutung im Leben verstanden werden und zeichnet sich durch Individualität und Offenheit aus. Sie kann sowohl durch die subjektive Wahrnehmung des Heiligen und durch Gefühle der Verbundenheit mit anderen, dem Heiligen und der Umgebung als auch durch religiöse Elemente gefunden werden und individuellen, pluralistischen Glauben bedeuten. Spiritualität wird auch bei Ablehnung von institutionalisierter Religiosität (Büssing 2010b) gefunden, erlebt bzw. gelebt. Vor allem in westlichen Regionen ist ein Trend hin zur Individualisierung des Glaubens bzw. zur Entwicklung neuer spiritueller Formen und in Richtung einer Abkehr von institutionalisierter Religiosität vorzufinden (Büssing 2010a). Spiritualität ist für viele Menschen ein sehr wichtiger, zentraler Lebensbestandteil (Kashdan und Nezlek 2012). Sie ist ein grundlegendes Attribut, welches allen Menschen zugeschrieben werden kann (Büssing 2010b).

Spiritualität auf Rezept?
In den vorherigen Kapiteln haben wir die vielen möglichen positiven Auswirkungen von Spiritualität und ihrer Elemente auf unser psychisches und körperliches Wohlbefinden kennengelernt.

> Doch stellt Spiritualität damit eine Art Allheilmittel dar und sollten wir diese deshalb am besten gleich *auf Rezept* erhalten?

Drei Einheiten Spiritualität am Morgen und eine vor dem Schlafengehen? Frick (2011) verdeutlicht es auf eine sehr anschauliche Weise: Dies wäre in etwa so, als würde es eine Art Sinn-Konzentrat geben, welches wir einfach per Transfusion verabreicht bekommen könnten. Obgleich Spiritualität potenziell sehr viele positive Auswirkungen haben kann – sie als eine Art (All-)Heilmittel darzustellen, würde zu weit und auch in eine sehr fragwürdige Richtung gehen (Kap. 3, 9 und Abschn. 10.2). Daher sollte man sich der Gefahren einer Instrumentalisierung und Simplifizierung bewusst werden. Spiritualität ist vor allem nicht mit Wellness gleichzusetzen bzw. nicht als solche zu verstehen. Darüber hinaus ist Spiritualität von ihrem Wesen her zweckfrei (Götzelmann 2008). Sie stellt ein sehr persönliches und individuelles Bedürfnis oder Bestreben, eine innere Haltung und Einstellung, eine subjektiv empfundene Verbundenheit bzw. Erfahrung dar und wird um ihrer selbst willen gelebt und erlebt (Kap. 1 und 3). Eine Darstellung von Spiritualität als Allheilmittel würde darüber hinaus zu hohen und falschen Erwartungen führen: Spiritualität und Religiosität bergen zwar potenziell gesundheitsförderliche Effekte in sich – aber auch spirituelle und religiöse Menschen werden krank und/oder können in schwere (spirituelle) Krisen geraten.

Und: Nicht jeder Mensch fühlt sich mit Spiritualität oder Religiosität verbunden oder zu diesen Elementen hingezogen – aber hofft, fühlt mit, vergibt, liebt, ist krank und leidet oder ist glücklich, fühlt sich mit anderen verbunden und führt ein gesundes, erfülltes Leben. Jeder Mensch ist auf seine Weise – im positiven Sinne – anders, bringt seine eigene Lebensgeschichte, seine eigenen Bedürfnisse, Wünsche, Ziele und Träume mit. Wie es der XIV. Dalai Lama (1988) ausdrückt, sollten wir erkennen, dass alle Menschen als Wesen gleich sind. Die Einteilung in spirituell/religiös und in nichtspirituell/nichtreligiös sollte dementsprechend auch nicht im Sinne einer Wertung (also nicht als gut und nicht gut, besser und schlechter) verstanden werden und auch nicht das Ziel sein. Auch wenn Hoffnung, Wertschätzung, (soziale) Verbundenheit, Sinn und Vergebung etc. wichtige Elemente von Spiritualität darstellen (Kap. 3) und sich positive Verbindungen zur Gesundheit nachweisen lassen (Kap. 5, 6, 7 und 9), heißt dies im Umkehrschluss nicht, dass diese Elemente bei nichtspirituellen bzw. nichtreligiösen Menschen nicht oder weniger ausgeprägt sind.

Licht und Schatten

Zudem sollten wir immer beachten: Wo Licht ist, ist auch Schatten. Einige dieser „Schatten" haben wir in Kap. 8 kennengelernt: So kann Spiritualität beispielsweise auch als beängstigend und unangenehm erlebt werden oder als eine Form von Realitätsflucht gesundheitsschädigend wirken. Spiritualität ist also nicht immer eine einfache Reise: Krisenhafte, entmutigende und belastende Phasen können ebenso dazu gehören (Büssing et al. 2013a). Spiritualität und Religiosität sind zentrale Themen, die Menschen aus allen Teilen der Welt beschäftigen, und zwar im Spannungsfeld einer positiven Weise bis leider auch hin zu einer gefährlichen Form wie etwa Fanatismus (Götzelmann 2008). Des Weiteren sollte die Diskussion über diese Thematik nicht zu sehr simplifiziert werden, da die Interpretation von Studienergebnissen auch immer davon abhängt, welche Aspekte von Spiritualität in den jeweiligen Studien untersucht werden (Büssing 2010b). Und die Ergebnislage ist, wie wir in den vorherigen Kapiteln gesehen haben, nicht immer einheitlich.

Folgen wir der Mehrzahl der Studienergebnisse, so birgt Spiritualität ein nicht zu unterschätzendes, gesundheitsförderliches Potenzial in sich. Spiritualität kann potenziell viele Aspekte der Gesundheit unterstützen, vor bestimmten psychischen Symptomen schützen und einen positiven Einfluss auf den Alterungsprozess nehmen (Kap. 5). Sie kann eine wichtige Ressource im Umgang mit psychischen Krisen wie Depressionen, Stress und Burnout darstellen und Menschen in Zeiten von chronischen, belastenden Erkrankungen wie Krebs oder HIV helfen (Kap. 6). Vor allem spirituelle Praktiken sind für viele Menschen ein wichtiger, fester Lebensbestandteil und können sich aktuellen Forschungsergebnissen zufolge zumeist sehr förderlich auf Psyche und Körper auswirken (Kap. 7).

Erforschung von Spiritualität

Wie ist der aktuelle Stand zur Erforschung von Spiritualität? Was sind Stärken und Schwächen aktueller und früherer Studien?

Sowohl Spiritualität als auch Religiosität werden zunehmend wissenschaftlich erforscht. Sie sind multidimensionale Konstrukte mit komplexen Bestandteilen und Elementen; wissenschaftliche Abbildungen bzw. Messungen solch individueller und subjektiver Phänomene erscheinen daher schwierig (Kap. 2). Im Zusammenhang mit der Interpretation von Studienergebnisse sind auch Stichworte wie die Berücksichtigung von Kontrollvariablen und Überlagerungen von Effekten durch andere mögliche Einflüsse zu nennen. Ein weiteres Problem ist die Tatsache, dass nicht signifikante und negative Befunde im Allgemeinen seltener veröffentlicht werden (Seeman et al. 2003), was eine differenziertere Sichtweise erschwert. Darüber hinaus bringen Forscher und praktisch Tätige jeweils eigene Werte und Vorstellungen mit, welche ihre Arbeit immer ein Stück weit beeinflussen. Eine möglichst transparente Vorgehensweise ist daher wichtig (Pargament 2002).

Viele Forscher sind mittlerweile der Ansicht, dass Spiritualität von der Religiosität als Konstrukt zwar zu trennen ist (zum Beispiel Büssing 2008; Hill und Pargament 2008), dennoch weisen sie Überschneidungen auf. Die frühere, traditionelle Sichtweise hat Spiritualität noch der Religiosität untergeordnet, sie war demnach Teil der Religiosität. In modernen Modellen beinhaltet Spiritualität hingegen Religiosität und geht über diese hinaus. Hierdurch ist es möglich, dass Menschen sich selbst als *spirituell aber nichtreligiös* bezeichnen. Dennoch gilt das Konstrukt Spiritualität bis heute noch als vergleichsweise nebulös. Dies macht es auch innerhalb der Forschung schwierig, diejenigen Personen zu identifizieren, welche sich selbst der Kategorie *spirituell* zuschreiben würden (Koenig 2008). Eine Generalisierbarkeit der bisherigen Forschungsergebnisse wird dadurch eingeschränkt (Abschn. 1.4 und 4.3), dass bislang vor allem hauptsächlich westliche und christliche Populationen untersucht worden sind.

Zusammenfassend kann festgestellt werden, dass sich die Thematik Spiritualität mittlerweile zunehmend in wissenschaftlichen Diskussionen etabliert hat. Es gibt bereits viele Messinstrumente, die sich auf unterschiedliche Bereiche von Spiritualität beziehen – von individuellen Verhaltensweisen bis hin zu subjektiven Überzeugungen (Abschn. 2.4). Doch es fehlt noch immer ein Konsens hinsichtlich der Definitionen, Messinstrumente und Skalenentwicklungen. Bisherige Instrumente haben jeweils ihre Stärken und Schwächen. Letztendlich muss jede Forschergruppe selbst entscheiden, welches Instrument bzw. welche Auffassung von Spiritualität für ihre Forschungszwecke am besten geeignet ist (Kapuscinski und Masters 2010). Zwei Dimensionen sind den Autoren in diesem Zusammenhang jedoch wichtig: Transzendenz und spirituelle Verhaltensweisen.

Spiritualität war – vor allem von der Psychologie – ein lange Zeit unbeachtetes Konstrukt. Erst seit den 1990er-Jahren besteht unter Fachleuten ein zunehmendes Interesse an diesem wichtigen Element des Menschseins. Das Verständnis der Rolle von Spiritualität in Bezug auf unsere Gesundheit steht also erst am Anfang (Wills 2007).

10.2   Viele Wege führen nach Rom? – Ein Ausblick

Spiritualität ist ein Thema, das viele Menschen beschäftigt und für viele einen wichtigen, zentralen Stellenwert im Leben einnimmt. Trotz der, vor allem in westlichen Regionen, rückgängigen Anhängerzahlen ist jedoch auch der Einfluss von Religiosität auf unser alltägliches Leben nicht zu unterschätzen (Kap. 1). Spiritualität ist nicht nur in den Medien zunehmend prominent: Auch in verschiedenen Forschungsdisziplinen wie der Psychologie, Soziologie oder im Bildungsbereich hat sie bereits Einzug gefunden (Moberg 2002). Und ebenso in der modernen Medizin hat sich die Thematik mittlerweile etabliert, mit einem großen Forschungszweig zu Themen wie Spiritualität und Gesundheit (Ostermann und Büssing 2007).

Spiritualität im Gesundheitskontext

Welche Rolle spielt Spiritualität bislang innerhalb unseres Gesundheitssystems? Wie wichtig ist ein solcher Einbezug?

Zwar werden sowohl Spiritualität als auch Religiosität als zwei wichtige menschliche Grundhaltungen mittlerweile als potenzielle Präventivfaktoren und Ressourcen für das Wohlbefinden angesehen, ein Einbezug in Psychotherapien und vor allem in die Verhaltenstherapie hat bislang jedoch nur in sehr geringem Maße stattgefunden (Harnack 2007). Hierbei scheinen sich die vorliegenden Probleme zu bedingen: Del Rio und White (2012) verdeutlichen, dass Spiritualität nicht adäquat in das Gesundheitssystem integriert werden kann, solange keine definitive Konzeption vorhanden ist und sie nicht klar von der Religiosität getrennt wird. Obwohl sich hierbei natürlich auch die Frage stellen lässt, ob es nicht auch *Vorteile* mit sich bringen kann, wenn keine klare Definition vorliegt. So führen Definitionen häufig zu einer reduzierten oder eingeengten Wiedergabe von komplexen Inhalten (Hill et al. 2000). Durch eine Vielfalt an Definitionen und Bedeutungen ist es möglich, den Begriff Spiritualität mit einer gewissen Offenheit zu gebrauchen (Götzelmann 2008).

Vom derzeitigen Standpunkt aus halten Larimore et al. (2002) einen Einbezug der positiven Spiritualität in die klinische Praxis zumindest für sinnvoll, da sie ein potenziell sehr wertvolles, hilfreiches Element für viele Menschen darstellt. Zudem haben viele Patienten spirituelle Bedürfnisse, vor allem auch bei Vorliegen von schweren bzw. chronischen Erkrankungen (Büssing und Koenig 2010). Dies zeigte sich unabhängig von der Ausprägung der Religiosität der Gesellschaft, in welcher die Patienten leben. Selbst Patienten, welche angaben, nicht an eine höhere Kraft zu glauben, äußerten gewisse spirituelle Bedürfnisse, wie das Bedürfnis zu beten oder an öffentlichen religiösen Praktiken teilzunehmen. Spirituelle Bedürfnisse sind hierbei nicht notwendigerweise als von Krankheitssymptomen oder einer geringen Lebenszufriedenheit abhängig anzusehen, sondern vermutlich eher von den individuellen Einstellungen und Ansichten der Patienten (Büssing et al. 2013b).

Bislang erscheint es jedoch so, dass man den spirituellen Bedürfnissen von Patienten innerhalb unserer Versorgungssysteme nicht in ausreichendem Maße gerecht wird. Ein Einbezug von Spiritualität in die interdisziplinäre Versorgung erscheint notwendig – hierbei ist jedoch nicht nur die Berücksichtigung spiritueller Bedürfnisse vonseiten der Patienten wichtig, sondern auch von deren Angehörigen, die oftmals ebenfalls sehr stark durch die Situation belastet sind (Büssing und Surzykiewicz 2014).

Wie ein Einbezug stattfinden und wer dafür zuständig sein könnte bzw. kann, wird aktuell diskutiert. Dennoch sollte auch vor diesem Hintergrund die Gefahr einer Instrumentalisierung von Spiritualität nicht außer Acht gelassen werden. So erscheint eine offene, unterstützende, achtsame und wertschätzende Haltung gegenüber den spirituellen Bedürfnissen von Patienten gegenüber wichtig. Dies bedeutet, diese auch dann respektvoll zu behandeln und ernst zu nehmen, sofern diese Bedürfnisse und Überzeugungen nicht von einem selbst geteilt werden – ein Verschreiben oder Anordnen (vor allem ohne Rücksicht auf entsprechende Bedürfnisse vonseiten der Patienten) wirkt bei einem solch persönlichen, subjektiven und individuellen Aspekt menschlichen

Erlebens jedoch eher deplatziert. Die Diskussion bewegt sich daher zwischen verschiedenen Extremen: Einerseits den Glauben zu Heilungszwecken einzusetzen und andererseits die Thematik zu tabuisieren, um individuelle Bedürfnisse, Autonomie und Ansichten von Patienten nicht zu verletzen. Es bestehen hierbei auch Zuständigkeits- und Autoritätsfragen. Zusammengefasst ist ein Ausklammern von Spiritualität mindestens genauso kritisch zu betrachten wie eine Reduzierung auf ihre Nützlichkeit. In diesem Kontext erscheint also ein offenes Interesse wichtiger anstelle von klaren Vorgaben (Frick 2011). Es ist also in gewisser Weise ein schmaler Grat zwischen *Integration* und *Instrumentalisierung*.

Perspektiven für die Zukunft

Wo zeigen sich Perspektiven?

Viele grundlegende Fortschritte wurden bislang innerhalb der Psychologie, aber auch Soziologie, Psychiatrie, Sozialarbeit und Neurowissenschaften hinsichtlich der Untersuchung von Spiritualität in Verbindung mit Gesundheit gemacht. Vor allem für Genesungsprogramme scheint Spiritualität eine sehr fruchtbare Dimension darzustellen (Russinova und Blanch 2007). So erscheint ein Einbezug von Spiritualität in Präventionsprogramme zur Versorgung von Veteranen und militärischem Personal, beispielsweise bei erhöhtem Suizidrisiko sehr wertvoll (Currier et al. 2015). Auch im Bereich der Integration von Spiritualität in Behandlungskonzepte (Koenig 2010), wie beispielsweise bei der Behandlung von degenerativen Erkrankungen wie Demenz (Agli et al. 2015), können Fortschritte gemacht werden. Doch Fortschritt bleibt nicht ohne Risiken: So müssen bei einem Einbezug von Spiritualität in Rehabilitationsprogramme die Gefahren und Herausforderungen bedacht und ebenfalls erforscht werden (Russinova und Blanch 2007). Bei der Untersuchung von Spiritualität stehen wir erst am Anfang. Eine genaue Erforschung der Effekte von Spiritualität und Religiosität unter Berücksichtigung verschiedener Religionszugehörigkeiten und Kontexte (wie Zeiten von Krankheit oder Gesundheit) erscheint überaus wichtig und notwendig (Büssing 2010b).

Wo wird und kann die Reise noch hingehen? Vor allem eine interdisziplinäre Auseinandersetzung von Psychologie, Religionswissenschaft, Medizin, Kulturwissenschaft etc. mit der Thematik Spiritualität erscheint sehr fruchtbar und wichtig. In den Bereichen der sozialen Arbeit (Husain und Sherr 2015) und Individual- und Organisationsfaktoren in der Arbeitswelt (Benefiel et al. 2014) zeigen sich neue und wichtige Wege eines Einbezugs von Spirituali-

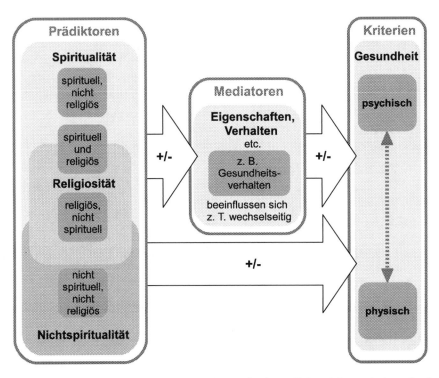

Abb. 10.1 Beispiel für ein Modell, welches indirekte Effekte (über miteinander interagierende Mediatoren vermittelt) und direkte Effekte von (Nicht-)Spiritualität und (Nicht-)Religiosität auf die Gesundheit berücksichtigt (vereinfachte Darstellung)

tät. Weitere Fortschritte können vor allem innerhalb der Forschung gemacht werden, insbesondere bei der Messung von Spiritualität (Koenig 2008).

Wie wirkt Spiritualität?
Die Frage nach dem „wie" Spiritualität wirken kann, ist noch nicht gänzlich geklärt, so können beispielsweise Fortschritte bei der Aufklärung der Zusammenhänge von Spiritualität und Gesundheit im Hinblick auf Mediatoren (Hill und Pargament 2008) gemacht werden. Durch einen solchen Einbezug verschiedener Komponenten werden die Forschungsmodelle entsprechend komplexer.

?

Wie können solche komplexeren Modelle aussehen? Und wie können diese dabei helfen herauszufinden, wie Spiritualität wirkt?

In einem komplexeren Modell unter Einbezug von Mediatoren (Abschn. 5.2) werden unterschiedliche mögliche Effektpfade zwischen Prädiktoren und Kriterien berücksichtigt (Abb. 10.1, schematische Darstellung; Größenverhältnisse und Anordnungen von (Nicht-)Spiritualität und (Nicht-)Religiosität entsprechen daher keiner Wertung). Solche Mediatormodelle erscheinen also vor dem Hintergrund von Spiritualität und Gesundheit als sehr wichtig, um die genauen Zusammenhänge aufklären zu können.

Aldwin et al. (2014) haben verschiedene bestehende Modelle und Forschungsergebnisse zu direkten und indirekten Effekten von Spiritualität und Religiosität zusammengetragen und ein neues, komplexes Modell mit verschiedenen Komponenten vorgeschlagen, welches jedoch noch zu überprüfen ist:

Studien

Zu dem Modell von Aldwin et al. (2014) gehören die folgenden Komponenten: 1. *Prädiktoren*: Spiritualität, Religiosität und negatives religiöses Coping, 2. *Mediatoren*: emotionale Selbstregulation (also die Regulation von Gefühlen), behaviorale Selbstregulation (also die Regulation des Verhaltens), soziale Unterstützung, regulierte physiologische Prozesse (zum Beispiel des Nervensystems) und positives Gesundheitsverhalten (beispielsweise nicht oder wenig zu rauchen), 3. *Kriterien*: Morbidität (zum Beispiel Entzündungsprozesse im Körper) und Mortalität.

Dieses Modell besagt, dass Spiritualität und Religiosität zwar zusammenhängen, aber auf unterschiedlichen Wegen und über verschiedene Mediatoren vermittelt die Gesundheit beeinflussen:

Hierbei wirke Spiritualität verstärkend auf die emotionale Selbstregulation, welche wiederum die behaviorale Selbstregulation, das positive Gesundheitsverhalten und physiologische Prozesse günstig beeinflusse. Diese reduzieren die Häufigkeiten von Erkrankungen und damit auch von Mortalität. Spiritualität fördere zudem die soziale Unterstützung, welche einen weiteren Teil der positiven Wirkung von Spiritualität auf die Gesundheit erkläre.

Religiosität verstärke die behaviorale Selbstregulation, welche wiederum das positive Gesundheitsverhalten verstärke. Hierdurch werden die Häufigkeiten von Erkrankungen und damit auch der Mortalität verringert. Auch die soziale Unterstützung könne durch die Religiosität gefördert werden und damit ebenfalls einen weiteren Teil der positiven Wirkung der Religiosität auf die Gesundheit erklären. Als Ausnahme nennen die Autoren spezifische Formen von Religiosität wie Sekten, welche einen schädlichen Einfluss auf die Gesundheit nehmen können.

Das negative religiöse Coping als dritter Pfad habe hingegen schädliche Auswirkungen auf die Gesundheit, beispielsweise vermittelt über eine erhöhte emotionale Dysregulation oder den vermehrten Gebrauch von Alkohol und Nikotin.

Bei diesem Modell liegt der Fokus also vor allem auf der Selbstregulation, welche bislang wenig Beachtung innerhalb der Forschung zu Spiritualität und Religiosität gefunden hat. Die Autoren des Modells betonen jedoch, dass wir noch vieles erforschen und lernen müssen, um die genauen Zusammenhänge erschließen zu können.

Potenzielle Mediatoren der Zusammenhänge von Spiritualität, Religiosität und Gesundheit zu identifizieren, erscheint somit überaus wichtig, um die Fragen danach, *wie und warum* Spiritualität wirkt, beantworten zu können. So nehmen beispielsweise Kohls et al. (2009) an, dass Spiritualität *nicht direkt* zu einer besseren psychischen Gesundheit führt, jedoch ein *spirituelles Nichtpraktizieren* als wichtiger Risikofaktor für unsere Gesundheit anzusehen ist. Andere Forscher nehmen an, dass Spiritualität und Religiosität auf *direktem* Wege über komplexe Glaubensinhalte und über gesundheitsförderliche physiologische Prozesse sowie auf *indirektem* Wege über adaptives Gesundheitsverhalten, adaptives Coping, soziale Verbundenheit und Unterstützung auf die Gesundheit wirken können (Fetzer Institute, National Institute on Aging Working Group 2003) (Kap. 5).

Die hohe Komplexität des Zusammenwirkens vieler verschiedener Komponenten und Dimensionen im Hinblick auf die menschliche Gesundheit, welche wir unter anderem am Beispiel des biopsychosozialen Modells der Krankheit und Gesundheit (Engel 1977) – und in Erweiterung des biopsychosozio-*spirituellen* Modells (Unterrainer et al. 2012) – kennengelernt haben (Abschn. 5.2), wird jedenfalls deutlich. Viele wichtige Komponenten von Spiritualität wurden bereits identifiziert (Kap. 3). Zwar gibt es keine Instrumente, mit welchen wir beispielsweise paranormale Erfahrungen oder die Existenz von Gott messen können, aber wir können zumindest menschliche Erfahrungen und Einstellungen erheben und die Effekte von subjektiv erlebten Phänomenen und Glaubensinhalten untersuchen (Pargament 2002).

Spiritualität damals, heute und in der Zukunft – ein Resümee

In vielen Bereichen steht die Forschung zur Spiritualität erst am Anfang, bisherige Ergebnisse erscheinen jedoch wegweisend und sind nicht zu vernachlässigen. Dies unterstreicht vor allem noch einmal die weitreichende Bedeutsamkeit dieser wichtigen Dimension.

Mit der Zeit wird ein genaueres Bild dieser Elemente, aber auch über die Auswirkungen und Mechanismen sowie Entwicklung von Spiritualität und Religiosität sichtbar werden (Mills 2002). Hierbei können vor allem auch qualitative Studien aufschlussreich sein (MacKinlay 2015), wie beispielsweise offene Interviews, in welchen keine Antworten vorgegeben beziehungsweise keine standardisierten Fragebögen auszufüllen sind. Obgleich Spiritualität bereits in vielen Bereichen einen Einzug gefunden hat: Die Vielfalt der möglichen Wege wird sich uns wohl erst in Zukunft eröffnen – entsprechende Ergebnisse bleiben also noch abzuwarten. Kapuscinski und Masters (2010) sehen hierbei eine aufregende Zeit auf uns zukommen, wenn es um die Erforschung von Spiritualität geht!

Spiritualität – auch das *Herz* des menschlichen Seins (MacKinlay 2015) genannt – begleitet uns Menschen seit unserem Anbeginn. Sinn, Trost, Hoffnung, Dankbarkeit, Schutz, Sicherheit, Verstehbarkeit und Verfügbarkeit, aber auch Nichtverstehbarkeit und Nichtverfügbarkeit, Zeiten von Krisen, Zeiten von Wachstum, Glaubensinhalte, Aktivität, Individualität, Einheit, Verbundenheit, Erfahrung, Praxis und Transzendenz – all dies sind mögliche Elemente, Wirkungen, Ausdrucksformen und/oder Quellen von Spiritualität.

In diesem Buch haben wir uns mit vielen Fragen, den möglichen und von Mensch zu Mensch variierenden Inhalten, potenziell positiven Auswirkungen und potenziell schädlichen Effekten von Religiosität und vor allem von Spiritualität befasst. Das Buch soll hierbei jedoch nicht als allumfassendes Werk, sondern vielmehr als Überblick mit einigen inhaltlichen Vertiefungen dienen. Es wird kein Anspruch auf Vollständigkeit erhoben, da ein Einbezug sämtlicher veröffentlichter Theorien und Forschungsergebnisse durch deren Vielzahl nicht möglich war. Ihnen soll mit diesem Buch auch keine Anleitung, also kein bestimmter (spiritueller) Weg, keine spezifische (spirituelle) Entwicklung und keine religiös motivierte Glaubensrichtung vorgegeben oder angeraten werden. Das Kap. 9 ist daher als ein Impuls aufzufassen, falls bei Ihnen selbst ein Interesse an bestimmten Themen vorliegt, und auch nur, sofern Sie selbst das Bedürfnis haben, etwas zu verändern. Mit diesem Buch sollen vielmehr – möglichst objektiv – bisherige wissenschaftliche Forschungsergebnisse zu Spiritualität und ihre möglichen Dimensionen und Teilbereiche wiedergegeben und einige Anregungen für ihren eigenen Weg gegeben werden.

Ich hoffe, dass die dargestellten Inhalte Ihnen viele (neue) Einblicke geben, aber auch Diskussionen, Wege und Reflexionen zu dieser Thematik anregen können. Ein Spagat zwischen Wissenschaft und Spiritualität ist natürlich sehr schwierig und kann nicht jedem gerecht werden (so wäre auch die Frage legitim, ob etwas so Persönliches wie Spiritualität überhaupt wissenschaftlich untersucht werden kann oder sollte). Vor allem hoffe ich, dass Ihnen dieses Buch Freude beim Lesen, kritischen Hinterfragen sowie Stöbern gemacht hat und es viele Ihrer Fragen beantworten konnte. Vielleicht hat es Sie nicht nur zum Nachdenken anregen können, sondern auch fruchtbare, neue Impulse für Ihr eigenes Leben angeboten: Bleiben Sie achtsam in Bezug auf Ihre Gedanken, denn diese können eine große Kraft entfalten!

Und denken Sie noch einmal an das eingangs vorgestellte Zitat von Konfuzius: *Der Mensch, der den Berg versetzte, war derselbe, der anfing, kleine Steine wegzutragen.* – Auch das kleine, piksende Steinchen im Schuh kann manchmal der erste dieser Steine sein, die wir wegtragen! In diesem Sinne: Der Weg ist das Ziel, und jeder Schritt zählt!

Literatur

Agli, O., Bailly, N., & Ferrand, C. (2015). Spirituality and religion in older adults with dementia: a systematic review. *International Psychogeriatrics, 27*(5), 715–725. doi:10.1017/S1041610214001665.

Aldwin, C. M., Park, C. L., Jeong, Y.-J., & Nath, R. (2014). Differing Pathways Between Religiousness, Spirituality, and Health: A Self-Regulation Perspective. *Psychology of Religion and Spirituality, 6*(1), 9–21. doi:10.1037/a0034416.

Benefiel, M., Fry, L. W., & Geigle, D. (2014). Spirituality and Religion in the Workplace: History, Theory, and Research. *Psychology of Religion and Spirituality, 6*(3), 175–187. doi:10.1037/a0036597.

Büssing, A. (2008). Spiritualität – inhaltliche Bestimmung und Messbarkeit. *Prävention, 2,* 35–37.

Büssing, A., & Koenig, H. G. (2010). Spiritual Needs of Patients with Chronic Diseases. *Religions, 1,* 18–27. doi:10.3390/rel1010018.

Büssing, A. (2010a). Spirituality as a Resource to Rely on in Chronic Illness: The SpREUK Questionnaire. *Religions, 1,* 9–17. doi:10.3390/rel1010009.

Büssing, A. (2010b). The SpREUK-SF10 questionnaire as a rapid measure of spiritual search and religious trust in patients with chronic diseases. *Journal of Chinese Integrative Medicine, 8*(9), 832–841. doi:10.3736/jcim20100906.

Büssing, A., & Surzykiewicz, J. (2014). Spirituelle Bedürfnisse chronisch Kranker. *Imago Hominis, 21*(1), 17–23.

Büssing, A., Günther, A., Baumann, K., Frick, E., & Jacobs, C. (2013a). Spiritual Dryness as a Measure of a Specific Spiritual Crisis in Catholic Priests: Associations with Symptoms of Burnout and Distress. *Evidence-Based Complementary and Alternative Medicine.* doi:10.1155/2013/246797.

Büssing, A., Janko, A., Baumann, K., Hvidt, N. C., & Kopf, A. (2013b). Spiritual Needs among Patients with Chronic Pain Diseases and Cancer Living in a Secular Society. *Pain Medicine, 14*(9), 1362–1373. doi:10.1111/pme.12198.

Currier, J. M., Kuhlman, S., & Smith, P. N. (2015). Empirical and Ethical Considerations for Addressing Spirituality Among Veterans and Other Military Populations at Risk for Suicide. *Spirituality in Clinical Practice, 2*(1), 68–73. doi:10.1037/scp0000057.

Dalai Lama (1988). Universale Verantwortung für den Weltfrieden. In J. Haase, & M. Von Brück (Hrsg.), *Denn wir sind Menschen voller Hoffnung: Gespräche mit dem XIV. Dalai Lama.* München: Chr. Kaiser Verla.

Del Rio, C. M., & White, L. J. (2012). Separating Spirituality From Religiosity: A Hylomorphic Attitudinal Perspective. *Psychology of Religion and Spirituality, 4*(2), 123–142. doi:10.1037/a0027552.

Engel, G. (1977). The need for a new medical model: A challenge for biomedicine. *Science, 196,* 129–136. doi:10.1126/science.847460.

Fetzer Institute, & National Institute on Aging Working Group (2003). *Multidimensional Measurement of Religiousness, Spirituality for Use in Health Research. A Report of a National Working Group. Supported by the Fetzer Institute in Collaboration with the National Institute on Aging.* Kalamazoo, MI: Fetzer Institute. http://www.fetzer.org/sites/default/files/images/resources/attachment/%5Bcurrent-date%3Atiny%5D/Multidimensional_Measurement_of_Religousness_Spirituality.pdf

Frick, S. J. (2011). „Keine Transfusion aus der Sinn-Konserve". Ein Gespräch über „Spiritual Care" mit dem Mediziner Eckhard Frick SJ. *Herder Korrespondenz, 65*, 125–129.

Götzelmann, A. (2008). Auf der Suche nach Religion. Spirituelle Bedarfe diakonischer Bildung. In J. Eurich, & C. Oelschlägel (Hrsg.), *Diakonie und Bildung. Heinz Schmidt zum 65. Geburtstag.* (S. 210–226). Stuttgart: Kohlhammer.

Harnack, E. W. (2007). Transpersonale Verhaltenstherapie – Religiosität als Gegenstand von Verhaltenstherapie. *Verhaltenstherapie & Verhaltensmedizin, 28*(4), 503–518.

Hill, P. C., & Pargament, K. I. (2008). Advances in the conceptualization and measurement of religion and spirituality: Implications for physical and mental health research. *Psychology of Religion and Spirituality, S*(1), 3–17. doi:10.1037/0003-066X.58.1.64.

Hill, P. C., Pargament, K. I., Hood, R. W., McCullough, M. E., Swyers, J. P., Larson, D. B., & Zinnbauer, B. J. (2000). Conceptualizing Religion and Spirituality: Points of Commonality, Points of Departure. *Journal for the Theory of Social Behaviour, 30*(1), 51–76.

Husain, A., & Sherr, M. E. (2015). Introduction: Religion and Spirituality in Competency-Based Social Work Practice. *Social Work & Christianity, 42*(1), 3–6.

Kapuscinski, A. N., & Masters, K. S. (2010). The Current Status of Measures of Spirituality: A Critical Review of Scale Development. *Psychology of Religion and Spirituality, 2*(4), 191–205. doi:10.1037/a0020498.

Kashdan, T. B., & Nezlek, J. B. (2012). Whether, When, and How Is Spirituality Related to Well-Being? Moving Beyond Single Occasion Questionnaires to Understanding Daily Process. *Personality and Social Psychology Bulletin, 38*(11), 1523–1535. doi:10.1177/0146167212454549.

Koenig, H. G. (2008). Concerns About Measuring "Spirituality" in Research. *Journal of Nervous and Mental Disease, 196*(5), 349–355. doi:10.1097/NMD.0b013e31816ff796.

Koenig, H. G. (2010). Spirituality and Mental Health. *International Journal of Applied Psychoanalytic Studies, 7*(2), 116–122. doi:10.1002/aps.

Kohls, N., Walach, H., & Lewith, G. (2009). The Impact of Positive and Negative Spiritual Experiences on Distress and the Moderating Role of Mindfulness. *Archive for the Psychology of Religion, 31*, 357–374. doi:10.1163/008467209X12524724282032.

Larimore, W. L., Parker, M., & Crowther, M. (2002). Should Clinicans Incorporate Positive Spirituality Into Their Practices? What Does the Evidence Say? *Annals of Behavioral Medicine, 24*(1), 69–73.

MacKinlay, E. (2015). Spirituality and religion in older adults: building knowledge in an emerging discipline. *International Psychogeriatrics, 27*(5), 701–703. doi:10.1017/S1041610214002762.

Mills, P. J. (2002). Spirituality, Religiousness, and Health: From Research to Clinical Practice. *Annals of Behavioral Medicine, 24*(1), 1–2.

Moberg, D. O. (2002). Assessing and Measuring Spirituality: Confronting Dilemmas of Universal and Particular Evaluative Criteria. *Journal of Adult Development, 9*(1), 47–60.

Ostermann, T., & Büssing, A. (2007). Spirituality and Health: Concepts, Putting into Operation, Study Findings. *Musiktherapeutische Umschau, 28*, 217–230.

Pargament, K. I. (2002). The Bitter and the Sweet: An Evaluation of the Costs and Benefits of Religiousness. *Psychological Inquiry: An International Journal for the Advancement of Psychological Theory, 13*(3), 168–181. doi:10.1207/S15327965PLI1303_02.

Russinova, Z., & Blanch, A. (2007). Supported Spirituality: A New Frontier in the Recovery-Oriented Mental Health System. *Psychiatric Rehabilitation Journal, 30*(4), 247–249. doi:10.2975/30.4.2007.247.249.

Seeman, T. E., Fagan Dubin, L., & Seeman, M. (2003). Religiosity/Spirituality and Health: A Critical Review of the Evidenve for Biological Pathways. *American Psychologist, 58*(1), 53–63. doi:10.1037/0003-066X.58.1.53.

Unterrainer, H. F., Lewis, A. J., & Fink, A. (2012). Religious/Spiritual Well-Being, Personality and Mental Health: A Review of Results and Conceptual Issues. *Journal of Religion and Health.* doi:10.1007/s10943-012-9642-5.

Wills, M. (2007). Connection, Action, and Hope: An Invitation to Reclaim the "Spiritual" in Health Care. *Journal of Religion and Health, 46*(3), 423–436. doi:10.1007/s10943-006-9106-x.

Sachverzeichnis

© Springer-Verlag Berlin Heidelberg 2015
C. Krause, *Mit dem Glauben Berge versetzen?*, Kritisch hinterfragt, DOI 10.1007/978-3-662-48457-9

Printed in the United States
By Bookmasters